全国科学技术名词审定委员会

公　布

运 动 医 学 名 词

CHINESE TERMS IN SPORTS MEDICINE

2019

医学名词审定委员会

运动医学名词审定分委员会

国家自然科学基金资助项目

科 学 出 版 社

北 京

内 容 简 介

　　本书是全国科学技术名词审定委员会审定公布的运动医学名词,内容包括:运动解剖、运动生理、运动创伤、运动生化、运动营养、医务监督、运动康复、中医药应用、反兴奋剂,共 9 个部分,合计 2094 条。书末附有英汉、汉英两种索引,以便读者检索。本书公布的名词是科研、教学、生产、经营以及新闻出版等部门应遵照使用的医学规范名词。

图书在版编目(CIP)数据

运动医学名词/医学名词审定委员会,运动医学名词审定分委员会审定.
—北京:科学出版社,2019.11
ISBN 978-7-03-062850-3

Ⅰ.①运… Ⅱ.①医… ②运… Ⅲ.①运动医学–名词术语 Ⅳ.①R87-61

中国版本图书馆 CIP 数据核字(2019)第 240214 号

责任编辑:霍春雁　马晓伟　张玉森/责任校对:郑金红
责任印制:肖　兴/封面设计:时代世启

科学出版社出版
北京东黄城根北街 16 号
邮政编码:100717
http://www.sciencep.com

中国科学院印刷厂印刷
科学出版社发行　各地新华书店经销

*

2019 年 11 月第　一　版　　开本:787×1092 1/16
2019 年 11 月第一次印刷　　印张:16
字数:365 000

定价:118.00 元
(如有印装质量问题,我社负责调换)

全国科学技术名词审定委员会
第七届委员会委员名单

特邀顾问：路甬祥　许嘉璐　韩启德

主　　任：白春礼

副 主 任：黄　卫　杜占元　张宏森　李培林　刘　旭　何　雷　何鸣鸿
　　　　　裴亚军

常　　委 (以姓名笔画为序)：

戈　晨　田立新　曲爱国　刘会洲　沈家煊　宋　军　张　军
张伯礼　林　鹏　饶克勤　袁亚湘　高　松　黄向阳　崔　拓
康　乐　韩　毅　雷筱云

委　　员 (以姓名笔画为序)：

卜宪群　王　军　王子豪　王同军　王建军　王建朗　王家臣
王清印　王德华　尹虎彬　邓初夏　石　楠　叶玉如　田　森
田胜立　白殿一　包为民　冯大斌　冯惠玲　毕健康　朱　星
朱士恩　朱立新　朱建平　任　海　任南琪　刘　青　刘正江
刘连安　刘国权　刘晓明　许毅达　那伊力江·吐尔干　孙宝国
孙瑞哲　李一军　李小娟　李志江　李伯良　李学军　李承森
李晓东　杨　鲁　杨　群　杨汉春　杨安钢　杨焕明　汪正平
汪雄海　宋　彤　宋晓霞　张人禾　张玉森　张守攻　张社卿
张建新　张绍祥　张洪华　张继贤　陆雅海　陈　杰　陈光金
陈众议　陈言放　陈映秋　陈星灿　陈超志　陈新滋　尚智丛
易　静　罗　玲　周　畅　周少来　周洪波　郑宝森　郑筱筠
封志明　赵永恒　胡秀莲　胡家勇　南志标　柳卫平　闻映红
姜志宏　洪定一　莫纪宏　贾承造　原遵东　徐立之　高　怀
高　福　高培勇　唐志敏　唐绪军　益西桑布　黄清华　黄璐琦
萨楚日勒图　龚旗煌　阎志坚　梁曦东　董　鸣　蒋　颖
韩振海　程晓陶　程恩富　傅伯杰　曾明荣　谢地坤　赫荣乔
蔡　怡　谭华荣

第四届医学名词审定委员会委员名单

主　　任：陈　竺

副 主 任：饶克勤　刘德培　贺福初　郑树森　王　宇　罗　玲

委　　员（以姓名笔画为序）：

于　欣　王　辰　王永明　王汝宽　李兆申　杨伟炎

沈　悌　张玉森　陈　杰　屈婉莹　胡仪吉　徐建国

曾正陪　照日格图　魏丽惠

秘 书 长：张玉森（兼）

运动医学名词审定分委员会委员名单

主　　任：李国平

副 主 任：敖英芳　谢敏豪　励建安　陈佩杰　张　勇　苏全生

宋吉锐　伊木清　吴侔天

委　　员（以姓名笔画为序）：

王　成　王　健　王　煜　王人卫　王永健　王启荣

方子龙　冯炜权　江　东　关英凝　庄　洁　刘　洵

刘无逸　孙延林　张春华　严　翊　罗　浩　周丽丽

侯乐荣　高　虹　徐　雁　钱金华　梅　宇　谢　兴

詹　晖　熊若虹　鞠晓东

编写人员（以姓名笔画为序）：

王海军　刘玉雷　肖明珠　杨　杨　程　序　蒋艳芳

白春礼序

科技名词伴随科技发展而生，是概念的名称，承载着知识和信息。如果说语言是记录文明的符号，那么科技名词就是记录科技概念的符号，是科技知识得以传承的载体。我国古代科技成果的传承，即得益于此。《山海经》记录了山、川、陵、台及几十种矿物名；《尔雅》19篇中，有16篇解释名物词，可谓是我国最早的术语词典；《梦溪笔谈》第一次给"石油"命名并一直沿用至今；《农政全书》创造了大量农业、土壤及水利工程名词；《本草纲目》使用了数百种植物和矿物岩石名称。延传至今的古代科技术语，体现着圣哲们对科技概念定名的深入思考，在文化传承、科技交流的历史长河中作出了不可磨灭的贡献。

科技名词规范工作是一项基础性工作。我们知道，一个学科的概念体系是由若干个科技名词搭建起来的，所有学科概念体系整合起来，就构成了人类完整的科学知识架构。如果说概念体系构成了一个学科的"大厦"，那么科技名词就是其中的"砖瓦"。科技名词审定和公布，就是为了生产出标准、优质的"砖瓦"。

科技名词规范工作是一项需要重视的基础性工作。科技名词的审定就是依照一定的程序、原则、方法对科技名词进行规范化、标准化，在厘清概念的基础上恰当定名。其中，对概念的把握和厘清至关重要，因为如果概念不清晰、名称不规范，势必会影响科学研究工作的顺利开展，甚至会影响对事物的认知和决策。举个例子，我们在讨论科技成果转化问题时，经常会有"科技与经济'两张皮'""科技对经济发展贡献太少"等说法，尽管在通常的语境中，把科学和技术连在一起表述，但严格说起来，会导致在认知上没有厘清科学与技术之间的差异，而简单把技术研发和生产实际之间脱节的问题理解为科学研究与生产实际之间的脱节。一般认为，科学主要揭示自然的本质和内在规律，回答"是什么"和"为什么"的问题，技术以改造自然为目的，回答"做什么"和"怎么做"的问题。科学主要表现为知识形态，是创造知识的研究，技术则具有物化形态，是综合利用知识于需求的研究。科学、技术是不同类型的创新活动，有着不同的发展规律，体现不同的价值，需要形成对不同性质的研发活动进行分类支持、分类评价的科学管理体系。从这个角度来看，科技名词规范工作是一项必不可少的基础性工作。我非常同意老一辈专家叶笃正的观点，他认为："科技名词规范化工作的作用比我们想象的还要大，是一项事关我国科技事业发展的基础设施建设工作！"

科技名词规范工作是一项需要长期坚持的基础性工作。我国科技名词规范工作已经有110年的历史。1909年清政府成立科学名词编订馆，1932年南京国民政府成立国立编译馆，是为了学习、引进、吸收西方科学技术，对译名和学术名词进行规范统一。中华人民共和国成立后，随即成立了"学术名词统一工作委员会"。1985年，为了更好地促进我国科学技术的发展，推动我国从科技弱国向科技大国迈进，国家成立了"全国自然科学名词审定委员会"，主要对自然科学领域的名词进行规范统一。1996年，国家批准将"全国自然科学名词审定委员会"改为"全国科学技术名词审定委员会"，是为了响应科教兴国战略，促进我国由科技大国向科技强国迈进，而将工作范围由自然科学技术领域扩展到工程技术、人文社会科学等领域。科学技术发展到今天，信息技术和互联网技术在不断突进，前沿科技在不断取得突破，新的科学领域在不断产生，新概念、新名词在不断涌现，科技名词规范工作仍然任重道远。

110年的科技名词规范工作，在推动我国科技发展的同时，也在促进我国科学文化的传承。科技名词承载着科学和文化，一个学科的名词，能够勾勒出学科的面貌、历史、现状和发展趋势。我们不断地对学科名词进行审定、公布、入库，形成规模并提供使用，从这个角度来看，这项工作又有几分盛世修典的意味，可谓"功在当代，利在千秋"。

在党和国家重视下，我们依靠数千位专家学者，已经审定公布了65个学科领域的近50万条科技名词，基本建成了科技名词体系，推动了科技名词规范化事业协调可持续发展。同时，在全国科学技术名词审定委员会的组织和推动下，海峡两岸科技名词的交流对照统一工作也取得了显著成果。两岸专家已在30多个学科领域开展了名词交流对照活动，出版了20多种两岸科学名词对照本和多部工具书，为两岸和平发展作出了贡献。

作为全国科学技术名词审定委员会现任主任委员，我要感谢历届委员会所付出的努力。同时，我也深感责任重大。

十九大的胜利召开具有划时代意义，标志着我们进入了新时代。新时代，创新成为引领发展的第一动力。习近平总书记在十九大报告中，从战略高度强调了创新，指出创新是建设现代化经济体系的战略支撑，创新处于国家发展全局的核心位置。在深入实施创新驱动发展战略中，科技名词规范工作是其基本组成部分，因为科技的交流与传播、知识的协同与管理、信息的传输与共享，都需要一个基于科学的、规范统一的科技名词体系和科技名词服务平台作为支撑。

我们要把握好新时代的战略定位，适应新时代新形势的要求，加强与科技的协同发展。一方面，要继续发扬科学民主、严谨求实的精神，保证审定公布成果的权威性和规范性。科技名词审定是一项既具规范性又有研究性，既具协调性又有长期性的综合性工作。在长期的科技名词审定工作实践中，全国科学技术名词审定委员会积累了丰富的经验，形成了一套完整的组织和审定流程。这一流程，有利于确立公布名词的权威性，有利于保证公布名词的规范性。但是，我们仍然要创新审定机制，高质高效地完成科技名词审定公布任务。另一方面，在做好科技名词审定公布工作的同时，我们要瞄准世界科技前沿，服务于前瞻性基础研究。习总书记在报告中特别提到"中国天眼"、"悟空号"暗物质粒子探测卫星、"墨子号"量子科学实验卫星、天宫二号和"蛟龙号"载人潜水器等重大科技成果，这些都是随着我国科技发展诞生的新概念、新名词，是科技名词规范工作需要关注的热点。围绕新时代中国特色社会主义发展的重大课题，服务于前瞻性基础研究、新的科学领域、新的科学理论体系，应该是新时代科技名词规范工作所关注的重点。

未来，我们要大力提升服务能力，为科技创新提供坚强有力的基础保障。全国科学技术名词审定委员会第七届委员会成立以来，在创新科学传播模式、推动成果转化应用等方面作了很多努力。例如，及时为113号、115号、117号、118号元素确定中文名称，联合中国科学院、国家语言文字工作委员会召开四个新元素中文名称发布会，与媒体合作开展推广普及，引起社会关注。利用大数据统计、机器学习、自然语言处理等技术，开发面向全球华语圈的术语知识服务平台和基于用户实际需求的应用软件，受到使用者的好评。今后，全国科学技术名词审定委员会还要进一步加强战略前瞻，积极应对信息技术与经济社会交汇融合的趋势，探索知识服务、成果转化的新模式、新手段，从支撑创新发展战略的高度，提升服务能力，切实发挥科技名词规范工作的价值和作用。

使命呼唤担当，使命引领未来，新时代赋予我们新使命。全国科学技术名词审定委员会只有准确把握科技名词规范工作的战略定位，创新思路，扎实推进，才能在新时代有所作为。

是为序。

白春礼

2018 年春

路 甬 祥 序

我国是一个人口众多、历史悠久的文明古国,自古以来就十分重视语言文字的统一,主张"书同文、车同轨",把语言文字的统一作为民族团结、国家统一和强盛的重要基础和象征。我国古代科学技术十分发达,以四大发明为代表的古代文明,曾使我国居于世界之巅,成为世界科技发展史上的光辉篇章。而伴随科学技术产生、传播的科技名词,从古代起就已成为中华文化的重要组成部分,在促进国家科技进步、社会发展和维护国家统一方面发挥着重要作用。

我国的科技名词规范统一活动有着十分悠久的历史。古代科学著作记载的大量科技名词术语,标志着我国古代科技之发达及科技名词之活跃与丰富。然而,建立正式的名词审定组织机构则是在清朝末年。1909 年,我国成立了科学名词编订馆,专门从事科学名词的审定、规范工作。到了新中国成立之后,由于国家的高度重视,这项工作得以更加系统地、大规模地开展。1950 年政务院设立的学术名词统一工作委员会,以及 1985 年国务院批准成立的全国自然科学名词审定委员会(现更名为全国科学技术名词审定委员会,简称全国科技名词委),都是政府授权代表国家审定和公布规范科技名词的权威性机构和专业队伍。他们肩负着国家和民族赋予的光荣使命,秉承着振兴中华的神圣职责,为科技名词规范统一事业默默耕耘,为我国科学技术的发展做出了基础性的贡献。

规范和统一科技名词,不仅在消除社会上的名词混乱现象,保障民族语言的纯洁与健康发展等方面极为重要,而且在保障和促进科技进步,支撑学科发展方面也具有重要意义。一个学科的名词术语的准确定名及推广,对这个学科的建立与发展极为重要。任何一门科学(或学科),都必须有自己的一套系统完善的名词来支撑,否则这门学科就立不起来,就不能成为独立的学科。郭沫若先生曾将科技名词的规范与统一称为"乃是一个独立自主国家在学术工作上所必须具备的条件,也是实现学术中国化的最起码的条件",精辟地指出了这项基础性、支撑性工作的本质。

在长期的社会实践中,人们认识到科技名词的规范和统一工作对于一个国家的科技发展和文化传承非常重要,是实现科技现代化的一项支撑性的系统工程。没有这样一个系统的规范化的支撑条件，不仅现代科技的协调发展将遇到极大困难，而且在科技日益渗透人们生活各方面、各环节的今天，还将给教育、传播、交流、经贸等多方面带来困难和损害。

全国科技名词委自成立以来，已走过近20年的历程，前两任主任钱三强院士和卢嘉锡院士为我国的科技名词统一事业倾注了大量的心血和精力，在他们的正确领导和广大专家的共同努力下，取得了卓著的成就。2002年，我接任此工作，时逢国家科技、经济飞速发展之际，因而倍感责任的重大；及至今日，全国科技名词委已组建了60个学科名词审定分委员会，公布了50多个学科的63种科技名词，在自然科学、工程技术与社会科学方面均取得了协调发展，科技名词蔚成体系。而且，海峡两岸科技名词对照统一工作也取得了可喜的成绩。对此，我实感欣慰。这些成就无不凝聚着专家学者们的心血与汗水，无不闪烁着专家学者们的集体智慧。历史将会永远铭刻着广大专家学者孜孜以求、精益求精的艰辛劳作和为祖国科技发展做出的奠基性贡献。宋健院士曾在1990年全国科技名词委的大会上说过："历史将表明，这个委员会的工作将对中华民族的进步起到奠基性的推动作用。"这个预见性的评价是毫不为过的。

科技名词的规范和统一工作不仅仅是科技发展的基础，也是现代社会信息交流、教育和科学普及的基础，因此，它是一项具有广泛社会意义的建设工作。当今，我国的科学技术已取得突飞猛进的发展，许多学科领域已接近或达到国际前沿水平。与此同时，自然科学、工程技术与社会科学之间交叉融合的趋势越来越显著，科学技术迅速普及到了社会各个层面，科学技术同社会进步、经济发展已紧密地融为一体，并带动着各项事业的发展。所以，不仅科学技术发展本身产生的许多新概念、新名词需要规范和统一，而且由于科学技术的社会化，社会各领域也需要科技名词有一个更好的规范。另外，随着香港、澳门的回归，海峡两岸科技、文化、经贸交流不断扩大，祖国实现完全统一更加迫近，两岸科技名词对照统一任务也十分迫切。因而，我们的名词工作不仅对科技发展具有重要的价值和意义，而且在经济发展、社会进步、政治稳定、民族团结、国家统一和繁荣等方面都具有不可替代的特殊价值和意义。

最近，中央提出树立和落实科学发展观，这对科技名词工作提出了更高的要求。我们要按照科学发展观的要求，求真务实，开拓创新。科学发展观的本质与核心是以人为本，我们要建设一支优秀的名词工作队伍，既要保持和发扬老一辈科技名词工作者的优良传统，坚持真理、实事求是、甘于寂寞、淡泊名利，又要根据新形势的要求，面向未来、协调发展、与时俱进、锐意创新。此外，我们要充分利用网络等现代科技手段，使规范科技名词得到更好的传播和应用，为迅速提高全民文化素质做出更大贡献。科学发展观的基本要求是坚持以人为本，全面、协调、可持续发展，因此，科技名词工作既要紧密围绕当前国民经济建设形势，着重开展好科技领域的学科名词审定工作，同时又要在强调经济社会以及人与自然协调发展的思想指导下，开展好社会科学、文化教育和资源、生态、环境领域的科学名词审定工作，促进各个学科领域的相互融合和共同繁荣。科学发展观非常注重可持续发展的理念，因此，我们在不断丰富和发展已建立的科技名词体系的同时，还要进一步研究具有中国特色的术语学理论，以创建中国的术语学派。研究和建立中国特色的术语学理论，也是一种知识创新，是实现科技名词工作可持续发展的必由之路，我们应当为此付出更大的努力。

当前国际社会已处于以知识经济为走向的全球经济时代，科学技术发展的步伐将会越来越快。我国已加入世贸组织，我国的经济也正在迅速融入世界经济主流，因而国内外科技、文化、经贸的交流将越来越广泛和深入。可以预言，21世纪中国的经济和中国的语言文字都将对国际社会产生空前的影响。因此，在今后10到20年之间，科技名词工作就变得更具现实意义，也更加迫切。"路漫漫其修远兮，吾将上下而求索"，我们应当在今后的工作中，进一步解放思想，务实创新、不断前进。不仅要及时地总结这些年来取得的工作经验，更要从本质上认识这项工作的内在规律，不断地开创科技名词统一工作新局面，做出我们这代人应当做出的历史性贡献。

2004 年深秋

卢 嘉 锡 序

科技名词伴随科学技术而生，犹如人之诞生其名也随之产生一样。科技名词反映着科学研究的成果，带有时代的信息，铭刻着文化观念，是人类科学知识在语言中的结晶。作为科技交流和知识传播的载体，科技名词在科技发展和社会进步中起着重要作用。

在长期的社会实践中，人们认识到科技名词的统一和规范化是一个国家和民族发展科学技术的重要的基础性工作，是实现科技现代化的一项支撑性的系统工程。没有这样一个系统的规范化的支撑条件，科学技术的协调发展将遇到极大的困难。试想，假如在天文学领域没有关于各类天体的统一命名，那么，人们在浩瀚的宇宙当中，看到的只能是无序的混乱，很难找到科学的规律。如是，天文学就很难发展。其他学科也是这样。

古往今来，名词工作一直受到人们的重视。严济慈先生60多年前说过，"凡百工作，首重定名；每举其名，即知其事"。这句话反映了我国学术界长期以来对名词统一工作的认识和做法。古代的孔子曾说"名不正则言不顺"，指出了名实相副的必要性。荀子也曾说"名有固善，径易而不拂，谓之善名"，意为名有完善之名，平易好懂而不被人误解之名，可以说是好名。他的"正名篇"即是专门论述名词术语命名问题的。近代的严复则有"一名之立，旬月踟蹰"之说。可见在这些有学问的人眼里，"定名"不是一件随便的事情。任何一门科学都包含很多事实、思想和专业名词，科学思想是由科学事实和专业名词构成的。如果表达科学思想的专业名词不正确，那么科学事实也就难以令人相信了。

科技名词的统一和规范化标志着一个国家科技发展的水平。我国历来重视名词的统一与规范工作。从清朝末年的科学名词编订馆，到1932年成立的国立编译馆，以及新中国成立之初的学术名词统一工作委员会，直至1985年成立的全国自然科学名词审定委员会(现已改名为全国科学技术名词审定委员会，简称全国名词委)，其使命和职责都是相同的，都是审定和公布规范名词的权威性机构。现在，参与全国名词委领导工作的单位有中国科学院、科学技术部、教育部、中国科学技术协会、国家自然科学基金委员会、新闻出版署、国家质量技术监督局、国家广播电影电视总局、国家知识产权局和国家语言文字工作委员会，这些部委各自选派了有关领导干部担任全国名词委的领导，有力地推动科技名词的统一和推广应用工作。

全国名词委成立以后，我国的科技名词统一工作进入了一个新的阶段。在第一任主任委员钱三强同志的组织带领下，经过广大专家的艰苦努力，名词规范和统一工作取得了显著的成绩。1992年三强同志不幸谢世。我接任后，继续推动和开展这项工作。在国家和有关部门的支持及广大专家学者的努力下，全国名词委 15 年来按学科共组建了 50 多个学科的名词审定分委员会，有 1800 多位专家、学者参加名词审定工作，还有更多的专家、学者参加书面审查和座谈讨论等，形成的科技名词工作队伍规模之大、水平层次之高前所未有。15 年间共审定公布了包括理、工、农、医及交叉学科等各学科领域的名词共计 50 多种。而且，对名词加注定义的工作经试点后业已逐渐展开。另外，遵照术语学理论，根据汉语汉字特点，结合科技名词审定工作实践，全国名词委制定并逐步完善了一套名词审定工作的原则与方法。可以说，在 20 世纪的最后 15 年中，我国基本上建立起了比较完整的科技名词体系，为我国科技名词的规范和统一奠定了良好的基础，对我国科研、教学和学术交流起到了很好的作用。

在科技名词审定工作中，全国名词委密切结合科技发展和国民经济建设的需要，及时调整工作方针和任务，拓展新的学科领域开展名词审定工作，以更好地为社会服务、为国民经济建设服务。近些年来，又对科技新词的定名和海峡两岸科技名词对照统一工作给予了特别的重视。科技新词的审定和发布试用工作已取得了初步成效，显示了名词统一工作的活力，跟上了科技发展的步伐，起到了引导社会的作用。两岸科技名词对照统一工作是一项有利于祖国统一大业的基础性工作。全国名词委作为我国专门从事科技名词统一的机构，始终把此项工作视为自己责无旁贷的历史性任务。通过这些年的积极努力，我们已经取得了可喜的成绩。做好这项工作，必将对弘扬民族文化，促进两岸科教、文化、经贸的交流与发展做出历史性的贡献。

科技名词浩如烟海，门类繁多，规范和统一科技名词是一项相当繁重而复杂的长期工作。在科技名词审定工作中既要注意同国际上的名词命名原则与方法相衔接，又要依据和发挥博大精深的汉语文化，按照科技的概念和内涵，创造和规范出符合科技规律和汉语文字结构特点的科技名词。因而，这又是一项艰苦细致的工作。广大专家学者字斟句酌，精益求精，以高度的社会责任感和敬业精神投身于这项事业。可以说，全国名词委公布的名词是广大专家学者心血的结晶。这里，我代表全国名词委，向所有参与这项工作的专家学者们致以崇高的敬意和衷心的感谢！

审定和统一科技名词是为了推广应用。要使全国名词委众多专家多年的劳动成果——规范名词，成为社会各界及每位公民自觉遵守的规范，需要全社会的理解和支持。国务院和 4 个有关部委［国家科委(今科学技术部)、中国科学院、国家教委(今教育部)和新闻出版署］已分别于 1987 年和 1990 年行文全国，要求全国各科研、教学、生产、经营以及新闻出版等单位遵照使用全国名词委审定公布的名词。希望社会各界自觉认真地执行，共同做好这项对于科技发展、社会进步和国家统一极为重要的基础工作，为振兴中华而努力。

值此全国名词委成立 15 周年、科技名词书改装之际，写了以上这些话。是为序。

卢嘉锡

2000 年夏

钱 三 强 序

科技名词术语是科学概念的语言符号。人类在推动科学技术向前发展的历史长河中，同时产生和发展了各种科技名词术语，作为思想和认识交流的工具，进而推动科学技术的发展。

我国是一个历史悠久的文明古国，在科技史上谱写过光辉篇章。中国科技名词术语，以汉语为主导，经过了几千年的演化和发展，在语言形式和结构上体现了我国语言文字的特点和规律，简明扼要，蓄意深切。我国古代的科学著作，如已被译为英、德、法、俄、日等文字的《本草纲目》、《天工开物》等，包含大量科技名词术语。从元、明以后，开始翻译西方科技著作，创译了大批科技名词术语，为传播科学知识，发展我国的科学技术起到了积极作用。

统一科技名词术语是一个国家发展科学技术所必须具备的基础条件之一。世界经济发达国家都十分关心和重视科技名词术语的统一。我国早在 1909 年就成立了科学名词编订馆，后又于 1919 年中国科学社成立了科学名词审定委员会，1928 年大学院成立了译名统一委员会。1932 年成立了国立编译馆，在当时教育部主持下先后拟订和审查了各学科的名词草案。

新中国成立后，国家决定在政务院文化教育委员会下，设立学术名词统一工作委员会，郭沫若任主任委员。委员会分设自然科学、社会科学、医药卫生、艺术科学和时事名词五大组，聘任了各专业著名科学家、专家，审定和出版了一批科学名词，为新中国成立后的科学技术的交流和发展起到了重要作用。后来，由于历史的原因，这一重要工作陷于停顿。

当今，世界科学技术迅速发展，新学科、新概念、新理论、新方法不断涌现，相应地出现了大批新的科技名词术语。统一科技名词术语，对科学知识的传播，新学科的开拓，新理论的建立，国内外科技交流，学科和行业之间的沟通，科技成果的推广、应用和生产技术的发展，科技图书文献的编纂、出版和检索，科技情报的传递等方面，都是不可缺少的。特别是计算机技术的推广使用，对统一科技名词术语提出了更紧迫的要求。

为适应这种新形势的需要，经国务院批准，1985 年 4 月正式成立了全国自然科学名词审定委员会。委员会的任务是确定工作方针，拟定科技名词术语审定工作计划、实施方案和步骤，组织审定自然科学各学科名词术语，并予以公布。根据国务院授权，委员会审定公布的名词术语，科研、教学、生产、经营以及新闻出版等各部门，均应遵照使用。

全国自然科学名词审定委员会由中国科学院、国家科学技术委员会、国家教育委员会、中国科学技术协会、国家技术监督局、国家新闻出版署、国家自然科学基金委员会分别委派了正、副主任担任领导工作。在中国科协各专业学会密切配合下，逐步建立各专业审定分委员会，并已建立起一支由各学科著名专家、学者组成的近千人的审定队伍，负责审定本学科的名词术语。我国的名词审定工作进入了一个新的阶段。

这次名词术语审定工作是对科学概念进行汉语订名，同时附以相应的英文名称，既有我国语言特色，又方便国内外科技交流。通过实践，初步摸索了具有我国特色的科技名词术语审定的原则与方法，以及名词术语的学科分类、相关概念等问题，并开始探讨当代术语学的理论和方法，以期逐步建立起符合我国语言规律的自然科学名词术语体系。

统一我国的科技名词术语，是一项繁重的任务，它既是一项专业性很强的学术性工作，又涉及到亿万人使用习惯的问题。审定工作中我们要认真处理好科学性、系统性和通俗性之间的关系；主科与副科间的关系；学科间交叉名词术语的协调一致；专家集中审定与广泛听取意见等问题。

汉语是世界五分之一人口使用的语言，也是联合国的工作语言之一。除我国外，世界上还有一些国家和地区使用汉语，或使用与汉语关系密切的语言。做好我国的科技名词术语统一工作，为今后对外科技交流创造了更好的条件，使我炎黄子孙，在世界科技进步中发挥更大的作用，做出重要的贡献。

统一我国科技名词术语需要较长的时间和过程，随着科学技术的不断发展，科技名词术语的审定工作，需要不断地发展、补充和完善。我们将本着实事求是的原则，严谨的科学态度做好审定工作，成熟一批公布一批，提供各界使用。我们特别希望得到科技界、教育界、经济界、文化界、新闻出版界等各方面同志的关心、支持和帮助，共同为早日实现我国科技名词术语的统一和规范化而努力。

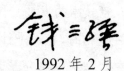

1992 年 2 月

前　言

2007 年 5 月，中华医学会运动医疗分会成立刚满月，即受全国科学技术名词审定委员会和中华医学会医学名词审定委员会委托，承担起《运动医学名词》的编写与审定工作。迄今为止，几经修改，数易其稿，终于迎来了正式公布。

《运动医学名词》以反映运动医学学科特点、构成运动医学概念体系的运动医学专业名词为基础，兼顾生物学、预防医学、基础医学、临床医学、康复医学、中医药学等与运动医学密切相关的名词；名词按运动医学的分支学科专业分为运动解剖学、运动生理学、运动创伤学、运动生物化学、运动营养学、医务监督、运动康复学、中医药应用、反兴奋剂等九大类。各分支学科专业名词再根据自身学科体系或者按专业内容涵盖领域分类编排。

感谢全国科学技术名词审定委员会和中华医学会医学名词审定委员会的信任与支持。对于我们，科学名词编写与审定是一项没有经验的工作。从整个编写审定工作流程与规范要求、名词撰写原则与方法，到具体稿件的审查与修改，都得到了全国科学技术名词审定委员会领导和编审人员的直接指导与帮助，特别是 2013 年 4 月，全国科学技术名词审定委员会组织召开《运动医学名词》审稿会，有关领导和编审人员会同名词编写与审定专家，逐条分析存在问题，讲解修改要求与方法。之后编审人员又认真审阅了修改稿，对稿件中存在的细节问题做了细致的标注，对保证名词质量起到了把关作用。

感谢各分支学科专业负责人的无私奉献与同心协力！他们是：运动解剖学宋吉锐教授、运动生理学张勇教授、运动创伤学敖英芳教授、运动生物化学谢敏豪教授、运动营养学伊木清教授、医务监督陈佩杰教授、运动康复学励建安教授、运动中医药苏全生教授、反兴奋剂吴侔天教授。他们积极参加审稿会，勾画本学科/专业体系或涵盖领域，制定名词条目清单，亲自组织、带领学科专家编写词条并多次反复修改。

《中国运动医学杂志》编辑人员于 2008 年 6 月至 9 月，对《运动医学名词》第二稿进行了逐条修改和统稿，并于 10 月形成了《运动医学名词》送审稿。在后续的第三稿、第四稿、第五稿形成过程中，也做了大量整理、统稿工作。

感谢中华医学会医学名词审定委员会张玉森主任对《运动医学名词》编写工作的鼎力推动。

运动医学正在快速发展之中，加上有些相关学科名词尚未公布、编者水平局限，因此《运动医学名词》不可避免地存在差错，敬请同行专家、读者指正，以便日后修订。

愿《运动医学名词》能为我国运动医学的发展起到一定促进作用。

运动医学名词审定分委员会

2019 年 6 月

编 排 说 明

一、本书公布的是运动医学名词，共 2094 条，每条名词均给出了定义或注释。

二、本书分 9 部分：运动解剖、运动生理、运动创伤、运动生化、运动营养、医务监督、运动康复、中医药应用、反兴奋剂。

三、正文按汉文名所属学科的相关概念体系排列。汉文名后给出了与该词概念相对应的英文名。

四、每个汉文名都附有相应的定义或注释。定义一般只给出其基本内涵，注释则扼要说明其特点。当一个汉文名有不同的概念时，则用(1)、(2)等表示。

五、一个汉文名对应几个英文同义词时，英文词之间用"，"分开。

六、凡英文词的首字母大、小写均可时，一律小写；英文除必须用复数者，一般用单数形式。

七、"[ ]"中的字为可省略的部分。

八、主要异名和释文中的条目用楷体表示。"全称""简称"是与正名等效使用的名词；"又称"为非推荐名，只在一定范围内使用；"俗称"为非学术用语；"曾称"为被淘汰的旧名。

九、正文后所附的英汉索引按英文字母顺序排列；汉英索引按汉语拼音顺序排列。所示号码为该词在正文中的序码。索引中带"*"者为规范名的异名或在释文中出现的条目。

目　录

正文

01. 运 动 解 剖

01.01 人体运动的结构基础

01.001 细胞 cell
人体生命和运动的基本结构和功能单位。通常由细胞膜、细胞质和细胞核构成。

01.002 细胞膜 cell membrane
曾称"质膜"。泛指包围细胞质和细胞器的界膜。由磷脂双层和相关蛋白质以及胆固醇和糖脂组成。

01.003 细胞质 cytoplasm
又称"胞浆"。细胞核之外、细胞膜之内的原生质。包括基质、细胞器和包含物。细胞内各种代谢过程和生理功能主要由其实现。

01.004 基质 matrix
又称"细胞液"。细胞质中除去颗粒部分后剩下的均一性物质。

01.005 细胞器 organelle
细胞质内具有一定形态结构和生理功能的小器官。具有特殊的化学组成，有的能进行自我复制。在细胞生命活动中起重要作用。

01.006 细胞核 nucleus
细胞的主要组成部分。由核膜、核仁、核基质和染色质组成，是遗传信息储存、复制和转录的场所。细胞缺少核即不能正常生长和繁殖，新陈代谢也会受到严重影响。

01.007 组织 tissue
构成人体各个器官的基本成分。由来源相同、形态结构和功能相似的细胞与细胞间质共同构成。人体的基本组织可分为上皮组织、结缔组织、肌组织和神经组织。

01.008 结缔组织 connective tissue
由细胞和大量细胞外基质构成的一种基本组织。不同类型结缔组织所含细胞数量、形态结构和功能不同。狭义的指固有结缔组织，包括疏松结缔组织、致密结缔组织、脂肪组织和网状组织。广义的还包括血液、淋巴、软骨和骨组织。

01.009 致密结缔组织 dense connective tissue
主要由排列紧密、排列方向与所受张力方向一致的纤维构成，细胞数量及种类均较少的结缔组织。绝大多数以胶原纤维为主体，如肌腱、韧带、腱膜、皮肤的真皮以及一些器官的被膜等；仅少数以弹性纤维为主体，如椎弓间的黄韧带、项韧带和声带等。

01.010 网状组织 reticular tissue
由网状细胞和网状纤维构成的结缔组织。是构成造血器官和淋巴器官的基本成分。分布于骨髓、淋巴结、脾、胸腺和肝的窦状隙等处，为血细胞发生、淋巴细胞发育提供适宜的微环境。

01.011 脂肪组织 adipose tissue
简称"脂肪"。由大量脂肪细胞聚集而成的结缔组织。根据结构和功能不同，可分为黄色脂肪组织和棕色脂肪组织两类。

01.012 软骨组织 cartilage tissue
简称"软骨"。由软骨细胞和固态细胞外基质构成的一种特殊结缔组织。由胚胎时期的间充质分化而来，是一种具有支持保护作用和特殊分化的结缔组织。软骨细胞包埋在软骨基质中，具有产生基质的能力。

01.013　胶原纤维　collagen fiber
由胶原蛋白构成的、胶原分子有序排列并相互交联而构成的纤维。纤维粗细不等，在组织中大都成束排列，方向多与该组织所受张力方向一致。是细胞间质的主要成分，也是构成肌腱和腱膜的主要成分。物理特性是韧性大，柔软易弯曲，抗张力强度大。

01.014　弹性纤维　elastic fiber
主要由弹性蛋白构成的具有弹性的纤维。纤维较细，且分支彼此交织成网。主要分布于椎弓间韧带、项韧带、声带、肺泡壁、弹性软骨和弹性动脉等处。

01.015　网状纤维　reticular fiber
主要由Ⅲ型胶原蛋白构成的纤维。纤维很细，分支多，并彼此交织成网。主要分布在疏松结缔组织中。

01.016　软骨膜　perichondrium
分布在软骨表面(关节面软骨除外)的一层致密结缔组织膜。分内外两层：内层较疏松，含有丰富的血管和神经，保证软骨实现物质交换，紧贴软骨处还有骨原细胞，能够进一步分化为软骨细胞，对软骨生长发育和再生修复起重要作用；外层纤维成分多，比较致密，与周围结缔组织相连，起保护作用。

01.017　透明软骨　hyaline cartilage
在新鲜状态下呈淡蓝色，半透明，有一定弹性的软骨。在成人体内主要分布于肋软骨、喉、气管和关节面等处。

01.018　弹性软骨　elastic cartilage
在新鲜状态下略呈黄色，不透明，具有较大的伸展性和弹性的软骨。基质中含有大量的弹性纤维，相互交织成网。主要分布于耳郭、咽鼓管、外耳道、会厌、楔状软骨、杓状软骨和小角软骨等处。

01.019　纤维软骨　fibrocartilage
在新鲜状态下呈乳白色，不透明，具有一定伸展性的软骨。基质中含有大量的呈平行或交叉排列的胶原纤维束。分布于椎间盘、耻骨联合、关节盘以及某些肌腱和韧带附着于骨的部位。

01.020　骨组织　osseous tissue
由细胞和钙化的细胞外基质构成的一种特殊结缔组织。是全身各骨的主要成分。具有年龄性变化的特征，可随其承受的压力和张力等进行改建，从而保证骨骼对机体的支持、负重、运动和保护等作用。

01.021　骨基质　bone matrix
骨组织中的细胞间质钙化后形成的坚硬骨板。由有机物和无机物组成，二者的比例随年龄而改变，从而影响骨的物理特性。

01.022　骨板　bone lamella
呈分层排列的致密骨组织纤维束与基质共同构成的板状结构。

01.023　外环骨板　outer circumferential lamella
位于骨干表面，并与其平行排列的骨板。约数层，其中有与骨干垂直的孔道，穿行于骨板层之间，骨外膜的小血管由此进入骨内对其产生营养作用。

01.024　内环骨板　inner circumferential lamella
数层不完整的、位于骨髓腔面并与腔面平行排列的骨板。骨板层可因骨髓腔面的凹凸而呈不规则排列。

01.025　哈弗斯骨板　Haversian lamella
骨单位中围绕中央管同心圆排列的多层骨板。

01.026　间骨板　interstitial lamella
长骨骨干中位于骨单位之间或骨单位与环

骨板之间的一些形状不规则的平行骨板。

01.027　骨单位　osteon
长骨骨干密质骨的主要结构单位。由多层同心圆排列的骨板围绕中央的小管构成。

01.028　肌组织　muscular tissue
由具有收缩功能的肌细胞和少量结缔组织构成的组织。分为平滑肌、骨骼肌和心肌三类。

01.029　平滑肌　smooth muscle
由排列较规则的平滑肌细胞构成的肌组织。肌纤维细胞呈长梭形,中央有一个杆状或椭圆形的核,无横纹结构。主要分布于消化管、呼吸道、血管等中空性器官的管壁内。

01.030　骨骼肌　skeletal muscle
由骨骼肌细胞构成,借肌腱附着在骨骼上的肌组织。是机体机械运动的动力源。骨骼肌纤维呈长圆柱形,多核,有明暗相间的周期性横纹,由运动神经支配,可产生随意收缩。

01.031　心肌　cardiac muscle
由心肌细胞构成,分布于心壁和邻近心脏的大血管壁上的肌组织。是心脏收缩的动力结构。心肌纤维呈不规则的短圆柱状,有分支,互连成网。多数心肌细胞有一个核,少数有双核。心肌细胞呈明暗相间的周期性横纹。

01.032　神经组织　nervous tissue
神经系统的主要组成成分。由神经细胞和神经胶质细胞组成,在机体内广泛分布。

01.033　神经元　neuron
又称"神经细胞"。神经组织的基本结构和功能单位,是一种高度分化的细胞。具有感受刺激、整合信息和传导冲动的能力。形态多样,可分为胞体、树突和轴突。

01.034　神经胶质细胞　glial cell
又称"神经胶质"。广泛分布于中枢神经系统内,对神经元起着支持、绝缘、营养和保护等作用的所有细胞。数量是神经元的10~50倍,突起无树突、轴突之分,胞体较小,胞质中无神经原纤维和尼氏体,不具有传导冲动的功能。

01.035　神经原纤维　neurofibril
神经元胞质中由成束排列的神经细丝和微管组成的特殊结构。具有支持作用,并与某些物质的运输有关。

01.036　树突　dendrite
从神经元发出的一至多个呈树枝状的突起。内含尼氏体、神经原纤维、线粒体、高尔基复合体和滑面内质网等。作用是接受其他神经元传来的冲动,并将冲动传向胞体。

01.037　轴突　axon
从神经元发出的较大突起。每个神经元只有一个,长短与神经元的种类有关。起始部呈圆锥状,称轴丘;其余部分粗细较恒定,表面光滑,分支少,末端分支较多,称为终末分支。与其他神经元的树突或胞体形成突触或直接到达效应器。

01.038　感觉神经元　sensory neuron
又称"传入神经元(afferent neuron)"。位于外周感觉神经节内的假单极或双极神经元。其周围突接受内外界环境的各种刺激,将冲动经胞体和中枢突传至中枢。

01.039　运动神经元　motor neuron
又称"传出神经元(efferent neuron)"。位于脑、脊髓的运动核内或周围自主神经节内的多极神经元。能将冲动从中枢传至肌肉或腺体等效应器。

01.040　突触　synapse
神经元之间或神经元与效应器细胞之间传递信息的结构。也是一种细胞连接方式,较常见的是一个神经元的轴突终末与另一个神经元的树突、树突棘或胞体连接，分别形成轴–树突触、轴–棘突触或轴–体突触。分为化学突触和电突触两类。

01.041　神经纤维　nerve fiber
由轴突或感觉神经元的长树突与包绕在它们外面的膜鞘组成的结构。其中枢神经系统内组成各种传导束，在周围神经系统内则集合为分布于全身各组织和器官的脑神经、脊神经和自主神经。根据膜鞘结构的组成成分和层次，可分为有髓神经纤维和无髓神经纤维；而按存在的部位，可分为中枢神经纤维和周围神经纤维；根据功能和传导冲动的方向，可分为传入(感觉)神经纤维和传出(运动)神经纤维。

01.042　有髓神经纤维　myelinated nerve fiber
有髓鞘包绕的神经纤维。由内向外分别是轴突、髓鞘和施万鞘(神经膜)三部分。髓鞘和施万鞘均有节段性，相邻节段之间由环状缩窄的缝隙分开，此处的轴突呈半裸露状态，神经纤维的侧支由此发出。

01.043　无髓神经纤维　unmyelinated nerve fiber
无髓鞘包绕的神经纤维。很细，轴突外面直接由神经膜包绕。其传导神经冲动的速度比有髓神经纤维慢。

01.044　神经末梢　nerve ending
周围神经纤维的终末部分。分布于全身各部的组织和器官，形成多种多样的末梢装置。根据形态结构和生理功能不同，可分为感觉神经末梢和运动神经末梢两类。

01.045　感觉神经末梢　sensory nerve ending
感觉神经元周围突的末端。通常和其他组织共同构成感受器，把感受到的内外刺激转化为神经冲动，传至中枢，产生感觉。

01.046　外感受器　exteroceptor
一种分布在体表皮肤，感受外来的各种刺激(如冷、热、痛、触和压等)的特殊的组织结构。

01.047　内感受器　interoceptor
一种分布于内脏器官和血管壁，感受来自内脏和血管刺激的特殊的组织结构。

01.048　本体感受器　proprioceptor
一种分布于肌肉、肌腱和关节等处，感受来自这些部位刺激的特殊的组织结构。

01.049　运动神经末梢　motor nerve ending
运动神经元的轴突在肌组织和腺体的终末结构。分为躯体运动神经末梢和内脏运动神经末梢两类。支配肌纤维的收缩，调节腺细胞的分泌。

01.050　运动终板　motor end plate
分布在骨骼肌纤维表面并与之紧密相贴的运动神经末梢装置。是躯体效应器的典型结构，呈卵圆形板状隆起。大小与肌纤维的粗细有关。

01.051　解剖学姿势　anatomical position
又称"标准解剖学姿势"。身体直立，两眼向前平视，两脚并拢，足尖向前，上肢下垂于躯干两侧，手掌向前的人体姿势。在阐述人体各部分结构的位置关系时，均以此姿势作为标准。

01.052　垂直轴　vertical axis
上下方向贯穿身体，与身体长轴平行，垂直相交于水平面的轴。

01.053　冠状轴　frontal axis
又称"额状轴(coronal axis)"。左右方向贯穿身体，与水平面平行，与垂直轴和矢状轴垂直相交的轴。

01.054　矢状轴　sagittal axis
前后贯穿身体，与水平面平行，与垂直轴和冠状轴垂直相交的轴。

01.055　矢状面　sagittal plane
前后方向将人体分为任意左、右两部分的切面。与水平面和冠状面垂直。

01.056　冠状面　frontal plane
又称"额状面(coronal plane)"。左右方向将人体分为任意前、后两部分的切面。与矢状面和水平面垂直。

01.057　水平面　horizontal plane
又称"横切面(transverse plane)"。与地平面相平行，与矢状面和冠状面相互垂直，将人体分为任意上、下两部分的切面。

01.02　人体运动执行体系

01.058　长骨　long bone
呈长管状的骨。分为一体和两端。两端膨大部分称为骺，以保证关节能稳定地运动并为肌肉附着提供基础。骺表面光滑，活体状态时有关节软骨覆盖。主要分布于四肢，如肱骨、股骨。

01.059　短骨　short bone
一种呈立方体的骨。内部为骨松质，表面被以薄层骨密质。多成群地分布于承受压力又需要灵活活动的部位，如腕骨、跗骨。一般具有多个关节面，运动幅度较小。

01.060　扁骨　flat bone
一种呈板状的骨。分为内层与外层(内板与外板)，主要由骨密质构成；内外层之间为骨松质。主要构成颅腔、胸腔和盆腔的壁，起保护作用，如颅盖骨、胸骨和肋骨。

01.061　不规则骨　irregular bone
形状不规则的骨。如某些颅骨和椎骨。

01.062　骨密质　compact bone
肉眼观察呈致密如象牙的骨组织。耐压性大，主要配布于骨表面。

01.063　骨松质　spongy bone
呈海绵状，由交织的骨小梁排列而成的骨组织。配布于骨的内部，主要分布在长骨骺、短骨和扁骨内部。

01.064　骨小梁　bone trabecula
由若干层骨板不甚规则地平行排列组成的针状或不规则状的细杆状骨组织。相互交织构成骨松质。按照压力和张力方向排列，因而能承受较大的压力。

01.065　骨膜　periosteum
骨表面除关节外所被覆的坚固的结缔组织包膜。在骨端和肌腱附着部位，非常致密地附着在骨上。其他部位则比较厚，容易从骨上剥离。由两部分构成，外层由胶原纤维紧密结合而成，富有血管、神经，有营养和感觉作用；内层也称形成层，胶原纤维较粗，并含有细胞。

01.066　骨髓　bone marrow
充填于骨髓腔和骨松质的孔隙内的造血组织。分红骨髓和黄骨髓2种，红骨髓能制造红细胞、血小板和各种白细胞。还是重要的免疫器官。

01.067　椎骨　vertebrae
构成脊柱的骨，由前方短圆柱形的椎体和后方板状的椎弓组成。根据其所处位置可分为颈椎、胸椎、腰椎、骶椎和尾椎。

01.068　椎体　vertebral body

椎骨负重的主要部分。呈短圆柱状，内部充满骨松质，表面的骨密质较薄，上、下椎体之间以椎间盘相连，支持体重。

01.069　椎孔　vertebral foramen
椎体后面微凹陷，与椎弓围绕共同构成的孔状结构。

01.070　椎管　vertebral canal
所有椎孔连贯构成的管状结构。容纳脊髓、脊髓被膜、脊神经根、血管及少量结缔组织等。

01.071　椎弓　vertebral arch
由椎体后方两侧发出的弓形骨板。与椎体围成椎孔。

01.072　椎间孔　intervertebral foramen
由 2 个相邻椎骨的上、下切迹围绕构成。内有脊神经和血管通过。

01.073　棘突　spinous process
从椎弓上发出的 7 个突起中向后的 1 个突起。

01.074　横突　transverse process
从椎弓上发出的 7 个突起中向两侧的 1 对突起。

01.075　关节突　articular process
从椎弓上发出的 7 个突起中向上和向下的 2 对突起。向上的称上关节突，向下的称下关节突。

01.076　颈椎　cervical vertebra
构成脊柱颈段的椎骨。共 7 个，可分为一般颈椎(第 3~6 颈椎)和特殊颈椎(第 1、2、7 颈椎)。一般颈椎的椎体较小，横切面呈椭圆形，内有椎动脉通过。

01.077　寰椎　atlas
为第 1 颈椎。位于脊柱的最上端，与枕骨相连，呈不规则环形，无椎体、棘突和关节突。

由前弓、后弓和侧块构成。

01.078　枢椎　axis
为第 2 颈椎。形状与其他颈椎相似，特点是椎体上向上伸出一指状突起，称为"齿突(dens)"。

01.079　胸椎　thoracic vertebra
构成脊柱胸段的椎骨。共有 12 个，从上向下，椎体逐渐增大，与负重有关。参与支持肋骨和构成胸廓。

01.080　腰椎　lumbar vertebra
构成脊柱腰段的椎骨。共有 5 个，椎体粗壮，前高后低，呈肾形。椎孔大，呈三角形。关节突呈矢状位，棘突为四方形的骨板，水平地凸向后。横突短而薄，伸向后外方。

01.081　骶骨　sacrum
由 5 块骶椎合成的近似三角形的扁骨。位于盆腔的后上部，上承腰椎，下接尾椎。

01.082　骶管裂孔　sacral hiatus
骶骨骶正中嵴的下端，为骶管的下面，由下部骶骨的椎弓板在背面未愈合形成。

01.083　骶角　sacral cornu
骶骨骶正中嵴的外侧第 4 骶后孔内侧，第 5 骶椎的下关节突圆而无椎弓，成为下垂的角。

01.084　尾骨　coccyx
呈三角形，由 4 块退化的尾椎融合而成的骨。底朝上接骶骨尖，尖朝下。尾椎无椎弓，无椎管。

01.085　胸骨　sternum
上宽下窄、前凸后凹的长形扁骨。位于胸廓前壁正中。上部和两侧分别与锁骨、上位 7 对肋软骨相连接。从上向下依次分为胸骨柄、胸骨体和剑突三部分。

01.086 肋骨 costal bone
构成胸廓的，弯曲长条状无骨髓腔的扁骨。共 12 对。

01.087 颅 skull
人头部的骨性支架。由 29 块形状、大小不一的骨块组成，位于脊柱上方。分脑颅和面颅两部分。脑颅位于颅的后上部，内有颅腔，容纳脑，对脑起保护和支持作用。面颅位于颅的前下部，包括眶、鼻、口腔等的骨性结构。下颌骨与脑颅间形成下颌关节，使下颌骨参与咀嚼运动。

01.088 额骨 frontal bone
位于颅的前上方的骨。由垂直位的额鳞和水平位的眶部组成。组成颅顶盖的前部、眶顶的大部和颅前窝的底。

01.089 筛骨 ethmoid bone
位于两眶之间，额骨之下，蝶骨之前，为不成对的含气骨。组成颅前窝的底、鼻腔的顶。在额状切面上呈"巾"字形，可分为水平的筛板、垂直板和两侧的筛骨迷路。

01.090 蝶骨 sphenoid bone
位于颅底中部，枕骨的前方，形似蝴蝶的骨。由蝶骨体、大翼、小翼及翼突构成。

01.091 枕骨 occipital bone
位于颅的后下方，呈瓢状的骨。中央的大孔称枕骨大孔，颅腔与椎管经孔相通。

01.092 顶骨 parietal bone
位于颅顶中部，两侧成对，外隆内凹的四边形扁骨。

01.093 下颌骨 mandible
位于面部的前下方，由 1 个居水平位呈马蹄铁状的体和 2 个垂直的支构成的骨。体的上缘为牙槽缘，带有 16 个容纳牙齿的腔；外侧面上有颏孔，系颏血管和颏神经通过之

处。下颌支是四边形，内面有一下颌孔，供下牙槽血管和神经通过。

01.094 舌骨 hyoid bone
呈横位"U"形，借肌肉和韧带悬于颈前正中，介于舌与喉之间的骨。

01.095 犁骨 vomer
位于鼻腔正中，构成骨性鼻中隔的后方，为不成对、不规则的斜方形薄骨板。

01.096 上颌骨 maxilla
位于鼻腔两侧的成对含气骨。有一体四突。体内的空腔为上颌窦。4 个突为颧突、额突、腭突和牙槽突。

01.097 腭骨 palatine bone
位于口腔上部，呈"L"形的骨。由 1 个水平板和 1 个垂直板构成。水平板构成硬腭后部，垂直板位于鼻腔外侧壁的后部。

01.098 鼻骨 nasal bone
位于鼻背的成对的长方形小骨。上厚下薄，支撑着鼻背。上接额骨，下接鼻软骨，外侧接上颌骨，内侧接对侧鼻骨。

01.099 泪骨 lacrimal bone
位于眶内侧壁前方，成对，很薄，长方形的骨。上接额骨，前接上颌骨，后接筛骨。

01.100 颧骨 zygomatic bone
位于眶的外下方，成对，呈菱形，构成眶的外下壁的骨。形成面颊部的骨性突起。有 4 个突：上颌突、额突、眶突和颞突，通过这些突起与相应的骨连结。

01.101 枕外隆凸 external occipital protuberance
颅骨底面正后方枕骨上的骨性隆凸。由项韧带牵拉所至的隆起。

01.102 鼻旁窦 paranasal sinus
又称"副鼻窦"。是鼻腔周围骨壁内的一些含气的腔。内表面覆以黏膜，借小孔通鼻腔。包括额窦、上颌窦、蝶窦和筛窦。

01.103 额窦 frontal sinus
约位于额骨眉弓深面、额骨两层骨板之间，窦口向下后开口于鼻道半月裂孔前部的筛漏斗。

01.104 蝶窦 sphenoidal sinus
蝶骨体内部不规则的空腔。由薄骨板分为左、右两腔。

01.105 上颌窦 maxillary sinus
上颌体内的锥形空腔。尖部向颧突，底部向鼻腔，有上、下、前、后及内侧壁。

01.106 锁骨 clavicle
上肢带的组成部分，为连接肩胛骨与胸骨的"S"形细长骨。横架于胸廓前上方，无骨髓腔，是膜内成骨的骨。

01.107 肩胛骨 scapula
扁薄而不规则的三角形骨板。贴于胸廓后外侧上部，介于第2~7肋骨间。有3个角(上角、下角和外侧角)、3个缘(上缘、内侧缘和外侧缘)和2个面(腹侧面和背侧面)。

01.108 肩胛下窝 subscapular fossa
肩胛骨腹侧面的凹陷。

01.109 肩胛冈 spine of scapula
肩胛骨背侧面一横向的向外上方伸的骨嵴。

01.110 冈上窝 supraspinous fossa
肩胛冈上面的窝。

01.111 冈下窝 infraspinous fossa
肩胛冈下面的窝。

01.112 肩峰 acromion
肩胛冈外端游离的扁平突起。有上、下两面及内、外两缘。是人体测量的一个重要标志。

01.113 喙突 coracoid process
肩胛骨上缘向外突出的指状突起。

01.114 关节盂 glenoid cavity
肩胛骨外侧角上椭圆形关节面。与肱骨头构成肩关节。上下方各有一粗糙隆起，分别称为盂上结节和盂下结节。

01.115 肱骨 humerus
位于上臂，是上肢骨中最长、最大的骨块。上端有半球形的肱骨头与肩胛骨的关节盂组成肩关节；下端与尺骨、桡骨的上端构成肘关节。是典型的长骨。可分为一体两端。

01.116 肱骨头 head of humerus
肱骨的上端粗大，呈半球形的结构。朝内上与肩胛骨的关节盂相关节。

01.117 解剖颈 anatomical neck
肱骨头周围稍细呈环状的部分。为肩关节囊的附着部。

01.118 大结节 greater tubercle
肱骨头外侧的结节状的较大隆起。

01.119 小结节 lesser tubercle
肱骨头下前方的隆起。

01.120 外科颈 surgical neck
肱骨上端与体交界处稍细的部分。解剖颈下2~3cm处，为肱骨骨折易发处。

01.121 三角肌粗隆 deltoid tuberosity
肱骨体中部外侧、大结节下方的三角肌附着处。

01.122 桡神经沟 sulcus for radial nerve
肱骨体后方自上内侧向下外侧螺旋而行的浅沟。是桡神经经过之处。

01.123 肱骨小头 capitulum of humerus
肱骨下端外侧部前面的半球状突起。与桡骨头的关节凹相关节。

01.124 肱骨滑车 trochlea of humerus
肱骨下端内侧部滑车状的关节面。与尺骨滑车切迹相关节。

01.125 桡骨 radius
前臂中靠近拇指一侧的长骨。分两端一体。

01.126 桡骨头 head of radius
桡骨上端的膨大处。圆盘状，头上面的关节凹与肱骨小头相关节；周围的环状关节面与尺骨桡切迹相关节。

01.127 桡骨颈 neck of radius
桡骨头下方的扼细部。

01.128 桡骨粗隆 radial tuberosity
桡骨头下方内侧的粗糙突起。

01.129 桡骨茎突 styloid process of radius
桡骨下端的外侧缘向下突出部。

01.130 尺骨 ulna
前臂内侧的长骨。

01.131 滑车切迹 trochlear notch
尺骨近侧端的一半月形凹陷。

01.132 鹰嘴 olecranon
尺骨滑车切迹上下两端 2 个突起中上方的那个突起。

01.133 冠突 coronoid process
尺骨滑车切迹上下两端 2 个突起中下方的那个突起。

01.134 尺骨粗隆 ulnar tuberosity
尺骨冠突下方的一粗糙隆起。

01.135 尺骨头 head of ulna
尺骨远侧端细小，呈圆盘状的部分。

01.136 尺骨茎突 styloid process of ulna
从尺骨头后内侧发出的一小而圆的突起。位置较桡骨茎突高出 1cm。

01.137 腕骨 carpal bone
手部小型群集短骨。共 8 块，排成 2 列，每列 4 块。近侧列从拇指侧起为手舟骨、月骨、三角骨和豌豆骨，远侧列从拇指侧起为大多角骨、小多角骨、头状骨和钩骨。

01.138 手舟骨 scaphoid bone
呈舟状，上面与桡骨相接，下面与大多角骨和小多角骨相接，内面与月骨和头状骨相接的骨。背面粗糙，有数个滋养孔。掌面有舟骨结节。

01.139 月骨 lunate bone
呈半月形，位于手舟骨与三角骨之间的骨。上面与关节盘相接，下面与钩骨和头状骨相接，内侧与三角骨相接，外侧与手舟骨相接。

01.140 豌豆骨 pisiform bone
形似豌豆，位于腕骨近侧列的最内侧的骨。为腕骨中最小的骨，背侧与三角骨相接。

01.141 大多角骨 trapezium bone
斜方形，位于腕骨远侧列的最外侧，介于舟骨与第 1 掌骨之间的骨。上面与舟骨相接，下面与第 1 掌骨底相接，内侧与第 2 掌骨底和小多角骨相接。

01.142 小多角骨 trapezoid bone
形状近似楔骨，位于大多角骨与头状骨之间

的骨。为远侧列腕骨中最小的骨，上面与手舟骨相接，下面与第 2 掌骨底相接，内侧与头状骨相接，外侧与大多角骨相接。

01.143　头状骨　capitate bone
呈球形膨大，位于腕骨的远侧列钩骨与小多角骨之间的骨。是腕骨中最大的一块，上面与月骨相接，下面与第 2~4 掌骨底相接，内侧与钩骨相接，外侧与舟骨和小多角骨相接。

01.144　钩骨　hamate bone
呈楔形，位于远侧列的内侧缘，介于头状骨与三角骨之间的骨。上面与月骨相接，下面与第 4、5 掌骨底相接，内侧面与三角骨相接，外侧面与头状骨相接。背面粗糙有韧带附着。掌面有弯向外方的扁突，称钩骨钩。

01.145　掌骨　metacarpal bone
介于腕骨与指骨之间的短管状骨。共 5 块，由拇指向小指侧称第 1、2、3、4、5 掌骨。每块掌骨都有一个近侧的底、一个中间的体和一个远侧的头。第 1 掌骨底的关节面呈鞍状，与大多角骨的鞍状关节面构成活动灵活的鞍状关节，其余掌骨底关节面都是平面状。掌骨头呈圆球状。

01.146　指骨　phalanx
手部小的短管状骨。共 14 块，除拇指为 2 块外，其余每指均为 3 块。指骨分近节指骨、中节指骨和远节指骨。

01.147　髋骨　hip bone
由髂骨、耻骨和坐骨 3 块骨组成的骨。在成年前三骨借软骨联合在一起，到成年后，3 块骨在髋臼处愈合。

01.148　髋臼　acetabulum
髋骨外侧面中央的圆形深窝。

01.149　髂骨　ilium
髋骨的上部。分为髂骨体和髂骨翼两部分。

髂骨体构成髋臼的上部。

01.150　髂嵴　iliac crest
髂骨翼的上缘。呈 "S" 形弯曲，前部凹向内方，后部凹向外方，前、后部均较厚，中部较薄。

01.151　髂前上棘　anterior superior iliac spine
髂嵴前端上部的骨性突起。重要的体表标志和常用的穿刺部位。

01.152　髂后上棘　posterior superior iliac spine
髂嵴后端上部的骨性突起。

01.153　髂结节　tubercle of iliac crest
外唇距髂前上棘 5~7cm 处向外突出的部分。

01.154　坐骨大切迹　greater sciatic notch
坐骨棘与髂后下嵴之间的较大凹陷。

01.155　髂窝　iliac fossa
髂骨翼内侧面前部光滑的微凹陷。

01.156　弓状线　arcuate line
髂窝下后方自耳状面下缘走向前下的斜行隆起线。

01.157　坐骨　ischium
髋骨的后下部。呈钩状，分为体与支两部分，构成髋臼的后下部。

01.158　坐骨棘　ischial spine
坐骨体后缘下部的三角形突起。

01.159　坐骨小切迹　lesser sciatic notch
坐骨棘与坐骨结节之间较小的凹陷。

01.160　坐骨结节　ischial tuberosity
坐骨支下端肥厚而粗糙的部分。

01.161 耻骨 pubis
髋骨的前下部。分为体和上支、下支三部分。耻骨体构成髋臼的前下部。耻骨体向前下方延伸的细长骨条为耻骨上支，其内侧以锐角转折移行为耻骨下支。

01.162 耻骨梳 pecten pubis
耻骨上支锐薄的上缘。

01.163 耻骨结节 pubic tubercle
耻骨梳向前终于的小结节。有腹股沟韧带附着。

01.164 耻骨联合面 symphysial surface
耻骨上、下支移行处内侧面上的长圆形粗糙面。

01.165 闭孔 obturator foramen
髋骨外侧面中央下部的大孔。

01.166 股骨 femur
位于大腿部，是人体最长、最结实的长骨。分一体两端。股骨下端有 2 个突向后下方的膨大，分别称"内侧髁（medial condyle）"与"外侧髁（lateral condyle）"。内、外侧髁的侧面均有粗糙隆起，分别称"内上髁（medial epicondyle）"和"外上髁（lateral epicondyle）"。

01.167 股骨头 femoral head
股骨上端向前内上方弯曲、呈球形的部分。其上有光滑的关节面，与髋臼相关节。

01.168 股骨颈 neck of femur
股骨头以下狭细部分。

01.169 大转子 greater trochanter
股骨颈和股骨体连接处上外侧的方形隆起。是多块肌肉附着处。

01.170 小转子 lesser trochanter
股骨颈和股骨体连接处内下方的一个较小的圆锥形隆起。腰大肌附着处。

01.171 臀肌粗隆 gluteal tuberosity
股骨粗线外侧唇向上外移行而形成的粗糙部。有臀大肌附着。

01.172 收肌结节 adductor tubercle
股骨内上髁上方的三角形突起。

01.173 髌骨 patella
包埋于膝关节前方的股四头肌腱内的三角形扁平骨。人体内最大的籽骨。构成膝关节的骨之一，其存在可加大股四头肌的力臂，可为伸膝动作创造良好的力学条件。

01.174 胫骨 tibia
三棱柱形的长管状骨。位于小腿内侧，对支持体质量起重要作用，分一体两端。

01.175 髁间隆起 intercondylar eminence
胫骨内、外侧髁关节面之间的粗糙骨面上向上的隆起。

01.176 胫骨粗隆 tibial tuberosity
胫骨体前缘上端呈"V"形的粗糙隆起。

01.177 内踝 medial malleolus
胫骨远端内侧伸向下方的突起。

01.178 腓骨 fibula
小腿靠近小趾一侧的细长长骨。分一体两端，无承重功能。

01.179 腓骨头 fibular head
腓骨上端膨大形成的圆形结构。

01.180 腓骨颈 neck of fibula
腓骨头下方缩窄的部分。

01.181 外踝 lateral malleolus

腓骨体膨大的下端。

01.182　跗骨　tarsal bone
足骨的组成部分,位于胫骨、腓骨和距骨之间的骨群。共有 7 块,即跟骨、距骨、足舟骨、骰骨和 3 块楔骨。约占足的后 1/3。

01.183　距骨　talus
属短骨,位于胫骨、腓骨和跟骨之间,分头、颈、体三部分。

01.184　跟骨　calcaneus
足骨中最大者,近似长方形,位于距骨的下方。

01.185　足舟骨　navicular bone
位于距骨头和 3 块楔骨之间的舟状骨。

01.186　楔骨　cuneiform bone
位于舟骨之前,第 1~3 跖骨之间的骨。呈楔形,有 3 块,分别为内侧、中间和外侧楔骨。

01.187　骰骨　cuboid bone
在足中部外侧缘,嵌在跟骨与第 4、5 跖骨之间的立方形骨。

01.188　跖骨　metatarsal bone
介于跗骨及趾骨之间的短管状骨,共 5 块。

01.189　趾骨　phalange of toe
足部的短管状骨,共 14 块,属于长骨。踇趾为 2 节,其余 4 趾均为 3 节。

01.190　纤维连结　fibrous joint
骨与骨之间以纤维结缔组织相连结的形式。可分为韧带连结和缝 2 种。

01.191　韧带连结　syndesmosis
两骨间借韧带或结缔组织膜相连结的形式。富有韧性,如椎骨棘突之间的棘间韧带和前臂骨间膜。

01.192　缝　suture
两骨间借少量纤维结缔组织相连结的形式。见于颅骨间,依连结形式不同可分为锯状缝、鳞缝和平缝。

01.193　韧带　ligament
由致密结缔组织构成的结构。位于关节腔周围的称"囊外韧带(extracapsular ligament)",位于关节腔内的称"囊内韧带(intracapsular ligament)",位于关节囊上的即关节囊纤维层增厚部分称"囊韧带(capsular ligament)"。由腹膜皱襞形成的韧带是腹膜壁层与脏层之间或腹膜脏层与脏层之间移行而成的。

01.194　软骨连结　cartilaginous joint
骨与骨之间借软骨相连结的形式,为不动关节的一种。此连结坚固而有弹性,能执行弹簧样功能,如椎骨间的椎间盘、第 1 肋与胸骨之间的软骨结合。

01.195　透明软骨结合　synchondrosis
骨与骨之间借透明软骨相连结的形式。如长骨骨干与骺之间的骺软骨、蝶骨与枕骨的结合等,多见于幼年发育时期,随着年龄的增长,可骨化形成骨性结合。

01.196　纤维软骨结合　symphysis
骨与骨之间借纤维软骨相连结的形式,终身不骨化。如椎骨的椎体之间的椎间盘及耻骨联合等。

01.197　骨性结合　synosteosis
骨与骨之间以骨组织相结合的形式,为不动关节的一种。常见于骶椎之间,尾椎之间,成年人耻骨、坐骨和髂骨之间的结合。

01.198　关节　articulation
骨连结的最高分化形式。具备关节面、关节软骨、关节囊和关节腔,有的还有韧带、关节盘、半月板、关节盂缘(即关节唇)等辅助装置。

01.199 关节面 articular surface
关节中相邻骨的骨面。可以是凸面，也可以是凹面或平面。凸起的为关节头，凹陷的为关节窝。周缘常有浅沟或深沟环绕，沟内为关节囊的附着部；面上还常附有关节软骨。

01.200 关节囊 articular capsule
附着于关节的周围，密封关节腔，由结缔组织构成的膜囊。囊壁有 2 层：外侧为纤维层，厚而坚韧，由致密结缔组织构成，含有丰富的血管和神经；内层为滑膜层，薄而柔润，由疏松结缔组织构成，向关节腔分泌滑液，减少关节中相连骨的摩擦。

01.201 关节腔 articular cavity
滑膜层与关节面所围成的腔隙。形状和大小在不同关节上差别很大。运动度大的关节，关节腔较为宽阔，反之较为狭窄。腔内有滑液，可滑润和营养关节软骨。腔内为负压，可维持关节的稳固性。

01.202 关节盘 articular disc
存在于关节腔中的纤维软骨板。多为圆形，中间薄，周缘厚。将关节腔分为两部分。中央有孔的关节盘称为"关节半月板(articular meniscus)"。关节盘和关节半月板存在于运动频繁而两骨的关节面又不很合适的关节内，使两关节面更为合适，缓冲与减少外力的冲击和震荡。

01.203 关节唇 articular labrum
附着在关节窝周围的纤维软骨环。可加深关节窝并增大关节面。

01.204 单关节 simple joint
仅有两骨参与构成的关节。如肩关节、髋关节等。

01.205 复关节 compound joint
由两块以上的骨参与构成的关节。如肘关节、桡腕关节、膝关节等。

01.206 平面关节 plane joint
相对两骨的关节面平坦而光滑，大小一致，可做轻微滑动或转动的关节，如腕骨间关节。

01.207 球窝关节 ball and socket joint
关节头大呈球形，关节窝小而浅，与关节头接触面小，可做屈、伸、收、展、旋内、旋外和环转运动的关节，如肩关节。

01.208 杵臼关节 spheroidal joint
关节头大呈球形，关节窝较深，包绕大部分关节头，但运动幅度受限的关节。亦属球窝关节，如髋关节。

01.209 椭圆关节 ellipsoid joint
关节头、关节窝均呈椭圆形，可沿冠状轴做屈、伸运动，沿矢状轴做收、展运动，并可做环转运动的关节，如桡腕关节。

01.210 屈戌关节 hinge joint
又称"滑车关节"。关节头为滑车状，另一骨上有相应形状的关节窝的单轴关节。关节头中部有沟，与沟相应的关节窝上有嵴，两者相合限制了关节的侧向运动，只能绕冠状面做屈伸运动，如指关节。

01.211 车轴关节 trochoid joint
关节面位于骨的侧面，关节头呈圆柱状，关节窝凹陷，常与韧带连成环形，可循垂直轴旋转的关节。如桡尺近侧关节。

01.212 鞍状关节 sellar joint
两关节面均呈马鞍形，彼此互成"十"字形交叉接合，每一骨的关节面既是关节头又是关节窝的双轴关节。绕冠状轴可做屈伸运动，绕矢状轴可做内收、外展运动。还可做环转运动，如拇指腕掌关节。

01.213 脊柱 vertebral column
由 24 块椎骨、1 块骶骨和 1 块尾骨以及连结它们的韧带、关节、椎间盘装置构成的结构。作用是保护脊髓及神经根，支持身体，传递重力，参与胸腔、腹腔及盆腔的构成，同时也是一些骨骼肌的附着部。

01.214　胸廓　thoracic cage
由 12 个胸椎、12 对肋骨和肋软骨、1 块胸骨以及关节和韧带装置构成的结构。有上窄、下宽 2 口，3 个径[横(左右)径、矢状(前后)径、垂直(上下)径]和 4 个面。上口有食管、气管及重要的血管和神经通过；胸廓下口被膈肌所封闭。

01.215　椎间盘　intervertebral disc
连结相邻 2 个椎骨椎体的纤维软骨盘(第 1、2 颈椎之间除外)。成年人有 23 个椎间盘。由周围的纤维环和中央的髓核组成，两部分结构逐渐互相移行。

01.216　髓核　nucleus pulposus
椎间盘中央部分的柔软而富有弹性的胶状物质。起支撑与缓冲重力的作用。

01.217　纤维环　annulus fibrosus
椎间盘的周围，由多层纤维软骨环按同心圆排列组成的部分。坚韧而富有弹性，牢固连结各椎体上、下面，保护髓核并限制髓核向周围膨出。

01.218　前纵韧带　anterior longitudinal ligament
上起自枕骨大孔前缘的枕骨咽结节，下止于第 1 或第 2 骶椎前面的纤维束。是人体中最长的韧带。由 3 层并列的纤维构成：浅层纤维可跨越 3~4 个椎体，中层纤维可跨越 2~3 个椎体，深层纤维仅连结相邻 2 个椎体，它与椎间盘和椎体边缘紧密相连，但与椎体之间则连结疏松，可限制脊柱过伸。

01.219　后纵韧带　posterior longitudinal ligament
位于椎管的前壁，椎体后面的、细长而坚韧的韧带。上起第 2 颈椎，与覆膜相续，沿椎体后面下行至骶管，与骶尾骨后部深韧带相移行。该韧带的浅层纤维可越过 3~4 个椎体，深层纤维仅连结相邻 2 个椎体，可限制脊柱过屈和防止椎间盘向后突出。较前纵韧带狭窄，上窄下宽，与椎间盘连结紧密，与椎体连结较为疏松。

01.220　黄韧带　ligamenta flava
又称"弓间韧带"。位于相邻两椎骨的椎弓之间(从上位椎骨的椎弓板下缘和前面到下位椎骨的椎弓板上缘和后面)的韧带。由弹力纤维构成，质坚韧而富有弹性。填充于椎弓之间的间隙内，协助围成椎管。有限制脊柱屈、增加脊柱弹性和维持身体直立姿势的作用。

01.221　棘间韧带　interspinal ligament
使相邻 2 个椎骨的棘突互连的薄而似膜的韧带。向前续黄韧带，向后移行于棘上韧带，有限制脊柱前屈的作用。含有少量弹力纤维，在颈椎部往往发育不好，不甚明显，在胸椎部窄而长，在腰椎部宽而厚，呈四方形。

01.222　棘上韧带　supraspinal ligament
棘间韧带向后移行，连结各椎骨棘突尖的纵行韧带。细长而坚韧。其浅层纤维可跨越 3~4 个椎骨棘突，中层纤维跨越 2~3 个椎骨棘突，深层纤维只连结相邻两个棘突之间，限制脊柱过屈。

01.223　项韧带　ligamentum nuchae
连结颈椎棘突尖的三角形板状韧带。由弹力纤维构成，向上附着于枕外隆凸，其后缘游离，前缘附着于寰椎后结节和下行棘突。主要为肌肉附着处。

01.224　关节突关节　zygapophysial joint
由上位椎骨的下关节突关节面与下位椎骨的上关节突关节面构成的关节。左右各一。

关节面覆盖一层透明软骨,软骨游离缘附着关节囊,关节囊薄而松。属平面关节(微动关节)。左右关节为联合关节。对脊柱运动起一定的调节和限制作用。

01.225 寰枕关节 atlantooccipital joint
由枕髁与寰椎的上关节凹构成的关节。关节囊松弛,是联合关节(有 2 个互相垂直的运动轴)。绕冠状轴可进行头的屈(俯)和伸(仰)运动,绕矢状轴头可进行侧屈(外展、内收)运动。

01.226 寰枢关节 atlantoaxial joint
由 2 个由寰枕侧块的下关节面和枢椎的上关节面构成的关节,以及 1 个由枢椎齿突的前关节面和寰椎前弓后面的齿凹构成的关节,共同构成的关节。关节囊薄而松弛。是车轴关节(只有 1 个运动轴),寰椎与颅一同绕垂直轴做左右回旋运动。

01.227 肋椎关节 costovertebral joint
由肋骨后端与胸椎构成的关节。包括肋头关节和肋横突关节,左右成对。在功能上是联合关节。

01.228 肋头关节 joint of costal head
肋骨后端与胸椎肋凹连结的关节。关节头为肋骨的肋头,关节窝为椎体上的肋凹。关节面均覆盖有纤维软骨,关节囊附着于关节的四周,有肋头辐射韧带、肋头关节间韧带加固。为平面关节,有 3 个运动轴,但不能单独运动,必须与肋横突关节联合运动才能产生肋骨的上提、下降运动。

01.229 胸肋关节 sternocostal joint
肋骨借肋软骨与胸骨连结的关节。由第 1~7 肋的内侧端与胸骨的肋切迹构成。关节囊薄而松弛,关节腔为一窄隙。有胸肋轴状韧带、肋剑突韧带加固。属于微动关节。

01.230 胸锁关节 sternoclavicular joint
由锁骨的胸骨端关节面和胸骨柄的锁骨切迹组成的关节。上肢与躯干之间连结的唯一关节。关节腔内有关节盘。关节囊坚韧,周围有韧带加固。有 3 个运动轴,绕矢状轴可做上下运动;绕垂直轴可做前后运动;绕冠状轴可做回旋运动。

01.231 肩锁关节 acromioclavicular joint
由锁骨的肩峰端关节面与肩胛骨的肩峰关节面构成的关节。关节囊上下有韧带加强。关节面扁平,属于微动关节,活动性很小。

01.232 喙锁韧带 coracoclavicular ligament
肩锁关节囊上部增厚的部分。呈长方形,连于锁骨肩峰端和肩峰之间的上面。

01.233 肩关节 shoulder joint
由肩胛骨的关节盂和肱骨头组成的关节。相连两骨关节面大小相差较大。关节窝周缘有关节唇加深关节盂。关节囊薄弱且松弛,附着在关节盂周缘和肱骨解剖颈之间,关节囊壁内有由滑膜包裹的肱二头肌长头腱通过,此腱有加固肩关节的作用。

01.234 喙肱韧带 coracohumeral ligament
自喙突至肱骨大结节,部分纤维在后上部与关节囊融合,增强关节囊上部,防止肱骨头向上脱位的肩关节主要韧带。

01.235 肘关节 elbow joint
由肱骨远侧端和桡尺骨近端关节面组成的关节。包括 3 个小关节:肱尺关节、肱桡关节及桡尺近侧关节,它们共同包裹在一个关节囊内。

01.236 肱尺关节 humeroulnar joint
由肱骨滑车与尺骨滑车切迹构成的滑车关节。

01.237 肱桡关节 humeroradial joint
由肱骨小头与桡骨头关节凹构成的球窝关

节。由于受尺骨限制，不能做内收外展运动。

01.238 桡尺近侧关节 proximal radioulnar joint
由桡骨的环状关节面与尺骨的桡骨切迹构成的圆柱关节。

01.239 桡尺远侧关节 distal radioulnar joint
由桡骨的尺骨切迹与尺骨小头环状关节面以及尺骨小头与关节盘构成的关节。关节囊很松弛，附着于桡、尺二骨关节面的上方。关节盘呈三角形，由纤维软骨构成。桡尺近、远侧关节在结构上独立，但在机能上却是联合关节，属圆柱状关节，可绕垂直轴做旋前、旋后运动。

01.240 尺侧副韧带 ulnar collateral ligament
在肘关节囊内侧，起自肱骨内上髁，纤维呈扇形分布，止于尺骨滑车切迹前、后缘的韧带。

01.241 桡侧副韧带 radial collateral ligament
位于肘关节囊外侧，起自肱骨外上髁，分成两束，从前后包绕桡骨头，止于尺骨的桡骨切迹前、后缘的韧带。

01.242 桡骨环状韧带 annular ligament of radius
呈环形，由前、后和外侧三面环绕桡骨小头，附着于尺骨的桡骨切迹前、后缘的韧带。

01.243 前臂骨间膜 interosseous membrane of forearm
连结尺骨和桡骨的骨间缘之间的坚韧纤维膜。当前臂旋前或旋后时，此膜松弛，前臂处于半旋前或半旋后时则紧张。有传递力的作用。

01.244 桡腕关节 radiocarpal joint
由桡骨的腕关节面和关节盘组成的关节窝与近侧列腕骨的手舟骨、月骨、三角骨组成的关节头构成的关节。舟骨、月骨、三角骨之间被坚韧的骨间韧带连结在一起，几乎没有活动，可将它们看成一块骨。是典型的椭圆关节，可绕 2 个轴进行运动。绕冠状轴可做屈伸运动，绕矢状轴可做内收外展运动。

01.245 腕骨间关节 intercarpal joint
由近侧列 3 个腕骨(手舟骨、月骨、三角骨)和远侧列 4 个腕骨(大多角骨、小多角骨、头状骨和钩骨)构成的关节。在结构上是独立的，在机能上与桡腕关节一起组成联合关节，后者加大了前者的运动幅度。

01.246 腕中关节 mediocarpal joint
两列腕骨之间的关节。

01.247 腕掌关节 carpometacarpal joint
由远侧列腕骨和 5 个掌骨底构成的关节。除拇指腕掌关节外，其余 4 个腕掌关节包在一个关节囊内，为平面关节，活动范围很小。

01.248 掌骨间关节 intermetacarpal joint
第 2~5 掌骨底相互之间的平面关节。其关节腔与腕掌关节腔交通。

01.249 掌指关节 metacarpophalangeal joint
由掌骨小头与第 1 节指骨底构成的关节。共有 5 个，在形态上近似球窝关节，但机能上因受两侧韧带的限制，第 2~5 掌指关节能做屈、伸、内收、外展及环转运动；第 1 掌指关节仅能做屈伸运动，当关节微屈时，也可做轻微的侧方运动。

01.250 耻骨联合 pubic symphysis
由两侧耻骨的联合面借纤维软骨构成的耻骨间盘结合的结构。2 岁后，在纤维软骨内出现一个矢状位的腔隙，而成为半关节，使耻骨联合增大了弹性，可缓冲运动时的震动。耻骨上方有耻骨上韧带，下方有耻骨弓状韧带，连结两侧耻骨。该联合下面形成角度，男性呈锐角，70°~75°，称耻骨角；女性呈钝角，平均90°~100°，称耻骨弓。

01.251　骶髂关节　sacroiliac joint
由髂骨的耳状面与骶骨的耳状面构成的关节。关节面扁平，彼此对合非常紧密，属平面关节。关节囊紧张，紧贴于关节面周缘。周围有许多强韧的韧带加强，关节腔狭小，呈裂隙状，活动性很小，有利于支持体重和传递重力。老年时部分关节面融合，关节活动基本消失。

01.252　骶结节韧带　sacrotuberous ligament
起自髂后下棘、骶骨下部和尾骨的外侧缘上部，斜向外下方，跨过骶棘韧带的后方，止于坐骨结节内侧缘的韧带。

01.253　坐骨大孔　greater sciatic foramen
由坐骨大切迹、骶结节韧带、骶棘韧带和坐骨棘围成的孔。

01.254　坐骨小孔　lesser sciatic foramen
由坐骨体、坐骨棘、骶棘韧带、骶结节韧带围成的孔。有闭孔内肌腱、闭孔内肌神经、阴部内血管和阴部神经通过。

01.255　髂腰韧带　iliolumbar ligament
肥厚而强韧的三角形韧带。起自第5腰椎横突前面、横突尖后面及第4腰椎横突前面和下缘，横行止于髂嵴后上部的内唇。

01.256　骨盆　pelvis
由骶骨、尾骨和两侧髋骨，以及连结它们的关节、韧带装置构成的结构。具有保护盆腔器官及传递重力的作用。

01.257　界线　terminal line
骨盆由骶骨岬向两侧，经骶翼、髂骨弓状线、耻骨梳、耻骨结节、耻骨嵴至耻骨联合上缘构成的环形界线。

01.258　大骨盆　greater pelvis
位于界线上方及左、右髂窝之间，由第5腰椎及髂骨翼构成的结构。前方开放，下部变窄移行于小骨盆。

01.259　小骨盆　lesser pelvis
位于界线的下方，由骶骨、尾骨、髂骨、坐骨及耻骨构成的结构。可分为骨盆上口、骨盆腔及骨盆下口。

01.260　髋关节　hip joint
由髋骨的髋臼和股骨头的关节面构成的关节。典型的球窝关节。

01.261　髂股韧带　iliofemoral ligament
位于髋关节前面，起自髂前下棘下面，向外下方呈"人"字形分开，止于股骨转子间线的韧带。是人体最强的韧带之一，可限制大腿过度后伸，防止骨盆过分后仰，对维持人体直立姿势起重要作用。

01.262　耻股韧带　pubofemoral ligament
呈三角形，起自髂耻隆起、耻骨上支、闭孔膜等处，斜向外下方，移行于髋关节囊及髂股韧带内侧部的韧带。可限制大腿外展及外旋运动。

01.263　坐股韧带　ischiofemoral ligament
位于髋关节囊的后面，起自髋臼的后部与下部，向外上方，经股骨颈后面，一部分纤维移行于轮匝带，另一部分则止于股骨大转子根部的韧带。可限制大腿内收及内旋运动。

01.264　膝关节　knee joint
由股骨的内、外侧髁与胫骨的内、外侧髁的关节面组成的股胫关节，以及股骨的髌面与髌骨的关节面组成的髌股关节两部分构成的关节。人体内结构最复杂的关节。关节囊广阔松弛，各部厚薄不一，附着于各关节面的周缘，其外侧与腘肌腱相连结，内侧与胫侧副韧带愈合。此外还有一系列的辅助结构，如半月板、髌韧带、交叉韧带、胫侧副韧带和腓侧副韧带等进行加固。

01.265　关节半月板　articular meniscus
位于胫骨内、外侧髁关节面上的一对呈半月形的纤维软骨。分别称为内侧半月板和外侧半月板。每个半月板的外侧缘厚，内侧缘薄；上面微凹，与股骨的两髁相接，下面平坦，平贴于胫骨内、外侧髁上；两端借韧带附着于胫骨髁间隆起。内侧半月板呈"C"形，外侧半月板近似"O"形。两个半月板的前端借膝横韧带相连。当膝关节由屈曲旋转位突然做迅速伸直时，因半月板未能立即复位而受到股骨髁的压迫，可引起内、外侧半月板损伤。

01.266　前交叉韧带　anterior cruciate ligament
上端附着于股骨外侧髁的内侧面，向前下方越过前外侧面，附着于胫骨髁间前窝的韧带。分别与内、外侧半月板的前端愈合。伸膝时紧张，可阻止胫骨前移。

01.267　后交叉韧带　posterior cruciate ligament
上端附着于股骨内侧髁的外侧面，向后下方，附着于胫骨的髁间后窝的韧带。较前交叉韧带短而强，在其两侧包有滑膜。屈膝时紧张，可阻止胫骨后移。

01.268　腓侧副韧带　fibular collateral ligament
位于膝关节外侧，起于股骨外上髁，止于腓骨小头外侧面的索状强韧纤维束。与胫侧副韧带从两侧加固膝关节。当膝关节弯曲和内旋时，腓侧副韧带松弛，即可使小腿在膝关节屈曲状态下做小范围的回旋活动；而当膝关节伸直时，它们拉紧，可防止股骨过度前

伸和旋外。当腓侧副韧带松弛时，膝关节两侧受到过度内收（内翻）暴力的冲击，均可导致腓侧副韧带损伤。

01.269　胫侧副韧带　tibial collateral ligament
位于膝关节囊内侧的扁宽而坚韧的韧带。上方起自股骨内上髁，向下止于胫骨内侧髁及胫骨体的内侧面。韧带的前部与髌内侧支持带愈合，后部则与关节囊及内侧半月板愈合。当屈膝及小腿内旋时，胫侧副韧带松弛，相反，伸膝及小腿外旋时则紧张，因此有限制膝关节过度前伸及外旋的作用。当胫侧副韧带松弛时，受到膝部过度外展（外翻）的暴力，可导致韧带损伤。

01.270　髌韧带　patellar ligament
股四头肌肌腱的延续部分。位于膝关节囊的前面，厚而坚韧。上方起自髌尖和髌关节面的下方，向下止于胫骨粗隆及胫骨前嵴的上部。从前面有加固膝关节囊的作用。

01.271　胫腓关节　tibiofibular joint
由腓骨小头关节面与胫骨的腓关节面构成的关节。关节囊很紧，其周围有腓骨小头前、后韧带加强。属于平面关节，活动性很小。

01.272　足关节　joint of foot
包括距小腿关节、跗骨间关节、跗跖关节、跖骨间关节、跖趾关节、趾骨间关节。

01.273　距小腿关节　talocrural joint
又称"踝关节（ankle joint）"。由胫骨下关节面、内踝关节面、腓骨外踝的外踝关节面和距骨的上面及内外踝关节面构成的滑车关节。

01.274　距腓前韧带　anterior talofibular ligament
位于踝关节外侧，略呈水平位，起自外踝前缘，向前内方，止于距骨外踝关节面前方及距骨颈外侧面的韧带。从外侧加固踝关节，

但在足处于跖屈及内翻剧烈动作时易造成损伤。

01.275　距腓后韧带　posterior talofibular ligament
位于踝关节外侧，起自外踝后缘，水平向后内方，止于距骨后突的韧带。从外侧加固踝关节，有防止胫腓二骨向前脱位的作用。

01.276　跟腓韧带　calcaneofibular ligament
位于踝关节外侧，起自外踝尖，向后下方止于跟骨外侧面中部的韧带。可从外侧加固踝关节，在足内翻时易受损伤。

01.277　距下关节　subtalar joint
由距骨的跟骨关节面和跟骨的后关节面构成的关节。

01.278　足底长韧带　long plantar ligament
位于足底连结跟骨与第 2~5 跖骨底的长而宽阔的韧带。

01.279　足弓　arch of foot
由足的跗骨、跖骨借韧带、肌腱共同组成的一个凸向上方的弓形结构。可分为内侧纵弓和外侧纵弓。呈弓形结构，使足坚固、轻巧和有弹性，可承受较大的压力，缓冲行走、跑、跳时对身体的震动，以及保护足底的血管和神经等免受压迫。

01.280　内侧纵弓　medial longitudinal arch
由跟骨、距骨、舟骨、3 块楔骨及第 1~3 跖骨构成的结构，较高，有较大的弹性，起缓冲震荡的作用。

01.281　外侧纵弓　lateral longitudinal arch
由跟骨、骰骨及第 4、5 跖骨构成的结构。较低，弹性较差，主要与维持身体直立姿势有关。

01.282　肌腹　muscle belly

一块肌肉的中间部分。是肌肉的能收缩部分，主要由骨骼肌纤维组成。靠近起点部分称肌头，靠近止点部分称肌尾。

01.283　肌外膜　epimysium
包被整块肌外面的结缔组织。

01.284　肌内膜　endomysium
包绕在每条肌纤维周围的疏松结缔组织膜。

01.285　肌束膜　perimysium
肌肉中包绕在每条肌纤维束周围的疏松结缔组织膜。

01.286　腱　tendon
肌肉末端的结缔组织纤维索。肌肉借此附着于骨骼或其他结构。

01.287　筋膜　fascia
位于躯干和四肢皮肤深面的结缔组织膜。包绕着肌肉和器官。

01.288　滑膜囊　synovial bursa
关节囊的滑膜层穿过纤维层向外呈囊状的膨出。

01.289　腱鞘　tendinous sheath
套在长肌腱表面的管状滑膜囊。囊壁由纤维层和滑膜层构成，纤维层包着滑膜层。

01.290　肌肉起点　muscle origin
骨骼肌附着在关节近侧(靠近躯干一侧)骨上一端的附着点。

01.291　肌肉止点　muscle insertion
骨骼肌跨过关节。附着在关节远侧(远离躯干一侧)骨上一端的附着点。

01.292　斜方肌　trapezius
位于项部和背部的皮下，一侧呈三角形，左

右两侧相合成斜方形的肌肉。起于枕外隆凸、上项线、项韧带、第 7 颈椎及全部胸椎棘突；止于锁骨外侧 1/3、肩胛冈和肩峰。纤维分上、中、下三部分；近固定时，上部纤维收缩，使肩胛骨上提、上回旋、后缩，中部纤维收缩，使肩胛骨后缩、上回旋，下部纤维收缩，使肩胛骨下降、上回旋；远固定时，一侧收缩，使头向同侧屈和向对侧回旋；两侧收缩，使头和脊柱伸直。受副神经支配。负重直臂侧上举、提拉杠铃耸肩、持哑铃扩胸等辅助练习可发展该肌力量。

01.293　背阔肌　latissimus dorsi

位于腰背部和胸部后外侧的皮下，为全身最大的扁阔肌。上内侧部被斜方肌遮盖。以腱膜起自下位 6 个胸椎和全部腰椎棘突、骶中嵴、髂嵴后 1/3 和第 10~12 肋骨外面，止于肱骨小结节嵴。近固定时，使肱骨伸、旋内、内收；远固定时，可上提躯干，还可辅助吸气。受胸背神经(颈 5~7)支配。引体向上、向后拉拉力器、爬绳、爬竿、拔河等练习都可增强该肌力量。

01.294　肩胛提肌　levator scapulae

位于项部两侧的一对带状长肌。上部位于胸锁乳突肌深面，下部位于斜方肌深面。起自第 1~4 颈椎横突后结节，止于肩胛骨内角和脊柱缘的上部。近固定时，此肌收缩使肩胛骨下回旋、上提；远固定时，一侧收缩使头颈向同侧侧屈、后仰和转向对侧，两侧收缩使颈伸直。受肩胛背神经(颈 2~5)支配。引体向上、双杠支撑屈臂伸等练习可增强该肌力量。

01.295　菱形肌　rhomboideus

位于斜方肌深面的一对呈菱形的扁肌。起自第 6~7 颈椎和第 1~4 胸椎棘突，止于肩胛骨脊柱缘。近固定时，此肌收缩使肩胛骨后缩、下回旋、上提；远固定时，使脊柱颈胸段伸直。受肩胛背神经支配。负重扩胸、爬竿、引体向上等练习可增强该肌力量。

01.296　夹肌　splenius

位于颈部，分别被斜方肌、菱形肌、上后锯肌遮盖，形状似不规则的三角形扁肌。属于深层肌特殊分化的一部分。依其部位不同分为头夹肌和颈夹肌两部分。一侧收缩时，使头转向同侧和侧屈。两侧共同收缩时使头后仰。受颈神经(颈 2、3)后支的外侧支支配。

01.297　竖脊肌　erector spinae

又称"骶棘肌(sacrospinalis)"。被背浅层肌及上、下后锯肌覆盖，充填于棘突与肋角之间的深沟内，从骶骨直至枕骨的一对强大的伸脊柱肌。总束起自骶骨背面、腰椎棘突、髂嵴后部及腰背筋膜，止于肋骨肋角下缘、颈椎和胸椎横突、颞骨乳突及颈椎和胸椎棘突。下固定时，两侧收缩使头和脊柱伸；一侧收缩，使脊柱向同侧侧屈。受颈、胸、腰神经后支支配。提拉杠铃、负重体屈伸、俯卧臂腿上振等练习可发展该肌力量。肌束向上，由内向外逐渐分为并列的 3 个纵行脊柱：外侧为髂肋肌(分为腰髂肋肌、背髂肋肌、项髂肋肌)，中部为最长肌(分为腰背最长肌、颈最长肌、头最长肌)，内侧为棘肌(分为胸棘肌、颈棘肌、头棘肌)。

01.298　胸腰筋膜　thoracolumbar fascia

又称"腰背筋膜(lumbodorsal fascia)"。为腰背部的固有筋膜。分为深浅 2 层，共同围成骶棘肌的肌纤维鞘，包绕骶棘肌和背部深部短肌。在胸背部较薄，呈透明状；在腰部增厚，呈腱膜状，白色而有光泽。浅层居斜方肌、背阔肌和下后锯肌的深侧，遮盖骶棘肌和背深部短肌。深层位于骶棘肌的深面。由于结构的复杂性，过度疲劳易造成劳损。

01.299　胸锁乳突肌　sternocleidomastoid

位于颈部两侧皮下，呈圆柱形隆起的肌肉。起自胸骨柄前面和锁骨的胸骨端，止于颞骨乳突及上项线外侧部。下固定时，一侧收缩，使头颈向同侧倾斜，并转向对侧；两侧收缩使脊柱的颈段屈，头在寰枕关节后仰。上固定时，上提胸廓，辅助吸气。受副神经支配。

01.300　胸大肌　pectoralis major
位于胸前浅层的扇形扁肌。起于锁骨内侧半、胸骨前面半侧和第 1~6 肋软骨以及腹直肌鞘前臂上部，止于肱骨大结节嵴。近固定时，可使上臂屈、内收、旋内；远固定时，拉引躯干向上臂靠拢，还可提肋，是辅助吸气肌。由胸前内侧神经和胸前外侧神经支配。双杠支撑摆动臂屈伸、卧推、引体向上、侧向拉拉力器等辅助练习可发展该肌力量。

01.301　胸小肌　pectoralis minor
在胸大肌深面，起于第 3~5 肋骨的前面及肋间肌表面筋膜，止于肩胛骨喙突的肌肉。可拉肩胛骨向前、下，肩胛骨固定时，可上提肋骨。由胸前内侧神经(颈 8、胸 1)支配。

01.302　前锯肌　serratus anterior
以锯齿状的肌束起于上第 8、9 肋骨的外侧面，止于肩胛骨的脊柱缘和下角的宽大扁肌。近固定时使肩胛骨前伸、上回旋，此肌与斜方肌上部共同作用，使上臂上举到垂直部位；远固定时可提肋，是辅助吸气肌。由胸长神经(颈 5~7)支配。实力推、俯卧撑、推实心球、沙袋等辅助练习可发展该肌力量。

01.303　肋间外肌　intercostales externi
位于肋间隙外面的 11 对肌肉。起于上位肋骨下缘，止于下位肋骨上缘。上固定时，上提肋骨，使胸廓冠状径和矢状径扩大，起到吸气作用。受肋间神经支配。

01.304　肋间内肌　intercostales interni
位于肋间外肌深面的 11 对肌肉。起于下位肋上缘，止于上位肋下缘。下固定时，下降肋骨，使胸廓冠状径和矢状径减小，起呼气作用。受肋间神经支配。

01.305　膈肌　diaphragm
介于胸腹腔之间，圆顶形宽阔的构成胸腔底和腹腔顶的薄肌。不成对，中央为腱性部分，周围为肌性部分。起自腰部、肋部、胸骨部，止于中心腱。有主动脉裂孔、食管裂孔、腔静脉裂孔，为管道和神经通过。既是呼吸肌，亦为腹压肌，受膈神经(颈 3~5)支配。经常从事体育锻炼的人，膈肌比较发达，上下运动幅度也大。深呼吸运动、气功、增大腹压的动作练习都可以增强该肌力量。

01.306　腹外斜肌　obliquus externus abdominis
位于胸下部与腹部外侧皮下的腹肌中最大的一对扁阔肌。外上部以 8 个肌齿起自第 5~12 肋骨外面，后部肌束止于髂嵴前部外唇，中上部肌束移行为腱膜。下固定时，两侧肌肉收缩，使脊柱屈，下拉胸廓；一侧收缩，使脊柱向同侧侧屈和对侧回旋。还有增加腹压的作用。该肌受第 6~12 肋间神经、髂腹股沟神经和髂腹下神经支配。负重体侧屈、负重转体等练习可发展该肌力量。

01.307　腹股沟管浅环　superficial inguinal ring
又称"腹股沟管皮下环"。腹外斜肌腱膜在耻骨结节外上方形成的三角形裂孔。

01.308　腹内斜肌　obliquus internus abdominis
被腹外斜肌遮盖的扁薄宽阔的肌肉。较腹外斜肌厚而小。自后向前起于胸腰(腰背)筋膜、髂嵴前部和腹股沟韧带外侧 1/2，一部分止于第 10~12 肋软骨和肋骨下缘，大部分移行为腱膜，于腹部正中线汇合，构成腹白线；最下部肌纤维贴精索(在女性为子宫圆韧带)前面下行与腹横肌下部肌束汇合，形成睾提肌。下固定时，两侧肌肉收缩，使脊柱屈，下拉胸廓；一侧收缩，使脊柱向同侧侧屈和回旋。还有增加腹压的作用。受第 10~12 肋间神经、髂腹股沟神经和髂腹下神经支配。负重体侧屈、负重转体、仰卧起坐等练习可发展该肌力量。

01.309　腹横肌　transversus abdominis
位于腹内斜肌深面，为腹壁最深层的扁肌。起自下 6 对肋软骨的内面、胸腰筋膜、髂嵴和腹股沟韧带的外侧 1/3，肌束横行向前内，在半月线附近移行为腱膜止于白线。受下 6 对胸神经和第 1 腰神经前支、髂腹股沟神经和髂腹下神经支配。主要作用为增加腹压，使脊柱前屈、侧屈、旋转。在体育运动中，腹肌还参与完成憋气动作。

01.310　腹直肌　rectus abdominis
位于腹前壁正中线两侧，被包埋于腹直肌鞘内，为上宽下窄的带状多腹肌。左右以腹白线相隔，自上而下被横行的腱划(致密结缔组织索)分离，腱划与腹直肌鞘前壁紧密愈合，防止该肌收缩时移位。上端起自第 5~7 肋软骨前面和胸骨剑突，止于耻骨上缘(耻骨结节与耻骨联合之间)。下固定时，两侧肌肉收缩使脊柱前屈；一侧收缩，使脊柱侧屈。上固定时，两侧收缩使骨盆后倾。还有维持腹压，协助呼吸、排便、分娩等作用。受肋间神经(胸 6~10)支配。仰卧举腿、仰卧起坐、直角支撑等练习可发展该肌力量。

01.311　腰方肌　quadratus lumborum
位于腹腔后壁腰椎两侧，居第 12 肋与髂嵴之间的长方形扁肌。起自髂嵴后部，第 2~5 腰椎横突，止于第 12 肋下缘、第 12 胸椎、第 1~4 腰椎横突。两侧肌肉收缩，降第 12 肋，助呼气。一侧肌肉收缩，使脊柱侧屈。还有增强腹后壁的作用。受腰神经丛(胸 12~腰 3)支配。

01.312　腹直肌鞘　sheath of rectus abdomi-nis
位于腹前壁正中线两侧，包藏腹直肌的鞘状结构。由腹壁 3 对阔肌的腱膜移行构成，鞘前壁由腹外斜肌腱膜和腹内斜肌腱膜的前层愈合构成。鞘后壁由腹内斜肌腱膜的后层

和腹横肌腱膜愈合构成。

01.313　腹白线　linea alba
由两侧扁肌腱膜的纤维交织形成。脐以上较宽，1~2cm，坚韧而少血管；自脐以下显著变窄呈线状，分隔左右腹直肌。

01.314　腹股沟管　inguinal canal
位于腹前壁下部，腹股沟韧带内侧半的稍上方，腹前壁各层腹肌之间的一条裂隙。管内有精索(在女性为子宫圆韧带)通过。是腹壁一个薄弱部位，正常时，管腔狭窄；病态时则很大，腹腔内容物经此管突出，形成腹股沟斜疝。经常参加体育锻炼，可增强腹壁肌肉和腱膜的力量及坚韧性，提高对腹压的抵抗能力，从而能防止疝气的发生。

01.315　海氏三角　Hesselbach triangle
又称"腹股沟三角(inguinal triangle)"。位于腹前壁下部，由腹直肌外侧缘、腹股沟韧带和腹壁下动脉围成的三角区。

01.316　三角肌　deltoid
位于肩部皮下，从前、后、外三侧包裹肩关节，形似三角形的多羽肌。起于锁骨外侧半、肩峰和肩胛冈，止于肱骨三角肌粗隆。近固定时，前部纤维收缩，使上臂屈和旋内；中部纤维收缩，使上臂外展；后部纤维收缩，使上臂伸和旋外；三部分纤维同时收缩，使上臂外展。对加固和稳定肩关节还有一定作用。受腋神经(颈 5、6)支配。负重直臂侧举等辅助练习，可发展该肌力量。

01.317　冈上肌　supraspinatus
位于肩胛骨冈上窝内、斜方肌深面的羽肌。起于冈上窝，止于肱骨大结节上部。近固定时可使上臂外展。受肩胛下神经(颈 5、6)支配。负重直臂侧举等练习可以发展该肌力量。

01.318　冈下肌　infraspinatus
位于肩胛骨背面的冈下窝内，被三角肌和斜

方肌部分遮盖的三角形扁肌。起于冈下窝，止于肱骨大结节。中部近固定时，可使上臂旋外、内收和伸。受肩胛下神经(颈 5、6)支配。

01.319　小圆肌　teres minor
位于冈下肌下方，大部分被三角肌遮盖的圆柱形肌。起自肩胛骨外侧缘的背面，止于肱骨大结节的下部。近固定收缩时，可使上臂旋外、内收和伸。受腋神经支配。

01.320　大圆肌　teres major
位于冈下肌和小圆肌的下侧，下缘被背阔肌上缘遮盖的柱状肌。起于肩胛骨下角背面，止于肱骨小结节嵴。收缩能使上臂旋内、内收和伸。受肩胛下神经支配。

01.321　肩胛下肌　subscapularis
位于肩胛下窝内，前面与前锯肌相贴的三角形扁肌。起于肩胛下窝，止于肱骨小结节。近固定时，可使上臂旋内、内收和伸。受肩胛下神经(颈 5、6)支配。

01.322　肱二头肌　biceps brachii
位于上臂前面皮下，上部被三角肌、胸大肌遮盖的肌肉。肌腹呈梭形，有长、短二头。长头起于肩胛骨盂上结节，短头起于肩胛骨喙突，止于桡骨粗隆和前臂筋膜。近固定时，使上臂在肩关节处屈；远固定时，使上臂向前臂靠拢。受肌皮神经(颈 5~7)支配。负重弯举和引体向上等练习有助于发展该肌力量。

01.323　喙肱肌　coracobrachialis
位于肱二头肌上半部的内侧，短头深面的肌肉。起于肩胛骨的喙突，止于肱骨中部内侧。近固定时，使上臂屈和内收，是肩关节水平屈的原动肌。受肌皮神经(颈 5~7)支配。

01.324　肱肌　brachialis
位于上臂前面下半部、肱二头肌深层的羽肌。起于肱骨前面下半部，止于尺骨冠突及尺骨粗隆。近固定时，是屈前臂的主要肌肉；远固定时，使上臂向前臂靠拢。受肌皮神经(颈 5~7)支配。负重弯举、引体向上、爬竿、爬绳等练习可发展该肌力量。

01.325　肱三头肌　triceps brachii
位于上臂后面皮下，有 3 个头(长头、外侧头和内侧头)的肌肉。长头起于肩胛骨盂下结节，外侧头起于股骨体后面桡神经沟外上方，内侧头起于肱骨体后面桡神经沟内下方。3 个头合成 1 个肌腹，以其腱止于尺骨鹰嘴。近固定时，前臂在肘关节处伸，上臂在肩关节处伸，是肘关节伸直的主要肌肉；远固定时，上臂在肘关节处与前臂保持伸直。受桡神经(颈 7、8)支配。负重臂屈伸、双杠支撑摆动臂屈伸、手倒立推起、俯卧撑等辅助练习可发展该肌力量。

01.326　肱桡肌　brachioradialis
位于前臂掌侧面的外侧部皮下长而扁的梭状肌。起自肱骨外上髁上方，止于桡骨茎突。是屈肘的原动肌，受桡神经(颈 5、6)支配。

01.327　旋前圆肌　pronator teres
起于肱骨内上髁、前臂深筋膜和尺骨冠突内侧缘，止于桡骨外侧面中部的肌肉。使前臂旋前、屈肘关节。受正中神经(颈 6、7)支配。

01.328　桡侧腕屈肌　flexor carpi radialis
起于肱骨内上髁及前臂深筋膜，以长腱止于第 2 掌骨底的肌肉。有屈肘、屈腕和使腕外展的作用。受正中神经(颈 6、7)支配。

01.329　掌长肌　palmaris longus
起于肱骨内上髁及前臂深筋膜，连于掌腱膜的肌肉。肌腹小而腱细长。有屈腕和紧张掌腱膜的作用。受正中神经(颈 6、7)支配。

01.330　尺侧腕屈肌　flexor carpi ulnaris
起于肱骨内上髁及前臂深筋膜，止于豌豆骨

的肌肉。有屈腕和使腕内收的作用。受尺神经(颈8、胸1)支配。

01.331　指浅屈肌　flexor digitorum superficialis

起自肱骨内上髁、尺骨和桡骨前面,肌束往下移行为 4 条肌腱,通过腕管和手掌,分别进入第 2~5 指的屈肌腱鞘,每一个腱分为二脚,止于中节指骨体两侧的肌肉。有屈近侧指骨间关节、屈掌指关节和屈腕的作用。受正中神经(颈6、7)支配。

01.332　拇长屈肌　flexor pollicis longus

位于前臂前侧外侧半,起自桡骨前面和前臂骨间膜,以长腱通过腕管和手掌,止于拇指远节指骨底的肌肉。有屈拇指指骨间关节和掌指关节的作用。受正中神经(颈8、胸1)支配。

01.333　指深屈肌　flexor digitorum profundus

位于前臂前侧内侧半,起自尺骨的前面和骨间膜,向下分成 4 条肌腱,经腕管入手掌,在指浅屈肌腱的深面分别进入第 2~5 指的屈肌腱鞘,在鞘内穿经指浅屈肌腱二脚之间,止于远节指骨底的肌肉。外侧半受正中神经支配,内侧半受尺神经支配。

01.334　旋前方肌　pronator quadratus

方形的小肌,贴在桡、尺骨远端的前面,起自尺骨,止于桡骨。作用为使前臂旋前。受正中神经(颈8、胸1)支配。

01.335　桡侧腕长伸肌　extensor carpi radialis longus

位于前臂桡侧缘皮下,近侧部的大部分在肱桡肌与桡侧腕短伸肌间浅面的肌肉。起于肱桡肌,起点的下方起自肱骨外上髁和臂外侧肌间隔,肌纤维向下以其长腱至手背,止于第2掌骨底背面。作用主要为伸腕,还可使腕外展。受桡神经(颈5~7)支配。

01.336　桡侧腕短伸肌　extensor carpi radialis brevis

位于桡侧腕长伸肌的后内侧,起自肱骨外上髁及深筋膜,止于第 3 掌骨底的肌肉。作用为伸腕,还可使腕外展。受桡神经(颈5~8)支配。

01.337　指伸肌　extensor digitorum

起自肱骨外上髁,肌腹向下移行为 4 条肌腱,经手背,分别到第 2~5 指的肌肉。在手背远侧部,掌骨头附近,4 条腱之间有腱间结合相连。作用为伸指和伸腕。受桡神经(颈5~8)支配。

01.338　小指伸肌　extensor digiti minimi

附于指伸肌内侧,肌腱移行为指背腱膜,止于小指中节和远节指骨底的一条细长肌肉。作用为伸小指。受桡神经(颈5~8)支配。

01.339　尺侧腕伸肌　extensor carpi ulnaris

位于前臂背面最内侧皮下的肌肉。内侧由上而下为肘肌和尺骨后缘,外侧为指伸肌和小指伸肌,为一长的梭形肌。起自肱骨外上髁、前臂筋膜和尺骨后缘,肌纤维向下移行于长腱,止于第5掌骨底。作用为伸腕,使腕内收。受桡神经(颈5~8)支配。

01.340　旋后肌　supinator

位于前臂背面上方,起自尺骨近侧、肱骨外上髁,肌纤维斜向下外并向前包绕桡骨,止于桡骨上 1/3 前面的肌肉。作用为使前臂旋后。受桡神经(颈5~8)支配。

01.341　拇长展肌　abductor pollicis longus

位于前臂背面中部,起自桡、尺骨和骨间膜的背面,止于第 1 掌骨底的肌肉。作用为拇指外展。受桡神经(颈5~8)支配。

01.342　拇短伸肌　extensor pollicis brevis

起自桡、尺骨和骨间膜的背面,止于拇指近节指骨底的肌肉。作用为伸拇指。受桡神经

（颈 5~8）支配。

01.343　拇长伸肌　extensor pollicis longus
起自桡、尺骨和骨间膜的背面，止于拇指远节指骨底的肌肉。作用为伸拇指。受桡神经（颈 5~8）支配。

01.344　示指伸肌　extensor indicis
起自桡、尺骨和骨间膜的背面，止于示指的指背腱膜的肌肉。作用为伸示指。受桡神经（颈 5~8）支配。

01.345　鱼际　thenar
手肌外侧群在手掌拇指侧形成的隆起。有拇短展肌、拇短屈肌、拇对掌肌、拇收肌 4 块肌，分浅、深两层排列。可使拇指做展、屈、收和对掌运动。受正中神经和尺神经支配。

01.346　小鱼际　hypothenar
手肌内侧群在手掌小指侧形成的隆起。有小指展肌、小指短屈肌、小指对掌肌 3 块肌，也分浅、深 2 层排列。可使小指做屈、外展和对掌运动。受尺神经支配。

01.347　腋窝　axillary fossa
位于上臂上端内侧和胸廓外侧的圆锥形腔隙。此窝有前、后、内、外 4 个壁以及一尖一底。

01.348　三边孔　trilateral foramen
位于肩胛下肌、大圆肌、肱三头肌长头和肱骨上端之间的两个间隙，肱三头肌长头内侧的间隙中。有旋肩胛动脉通过。

01.349　四边孔　quadrilateral foramen
位于肩胛下肌、大圆肌、肱三头肌长头和肱骨上端之间的两个间隙，肱三头肌长头外侧的间隙中。有旋肱后动脉及腋神经通过。

01.350　肘窝　cubital fossa
位于肘关节的前面，呈三角形，三角形底边

向上，尖向下的结构。窝内主要结构由外向内为肱二头肌肌腱、肱动脉及其分支（桡动脉和尺动脉）、正中神经，以及多量的结缔组织和脂肪组织。

01.351　腕管　carpal canal
位于腕掌侧，由屈肌支持带即腕横韧带和腕骨沟围成的管状结构。管内有指浅屈肌腱、指深屈肌腱、拇长屈肌腱和正中神经通过。

01.352　髂腰肌　iliopsoas
由髂肌和腰大肌合成。作用为使髋关节前屈和旋外，下肢固定时，可使躯干前屈。受腰丛神经分支支配。

01.353　腰大肌　psoas major
位于脊柱腰部两侧，上部居腰方肌内侧，中部居髂肌内侧的肌肉。起自第 12 胸椎体、第 1~5 腰椎体和椎间盘的侧面，以及全部腰椎横突的前面和下缘。

01.354　髂肌　iliacus
位于髂窝内的扇形扁肌。起自髂窝，向下逐渐集中，与腰大肌联合成一个肌腱，止于股骨小转子。作用为近固定使大腿在髋关节处屈、外旋，远固定使躯干和骨盆前屈。

01.355　阔筋膜张肌　tensor fasciae latae
位于大腿上部的前外侧，被包在大腿筋膜鞘内的肌肉。起自髂前上棘，向下在股骨上中 1/3 交界处，移行于髂胫束，止于胫骨外侧髁。收缩时，使阔筋膜紧张并完成髋关节的屈曲及内旋。受臀上神经支配。

01.356　臀大肌　gluteus maximus
位于臀部皮下的不规则四方形扁肌。起自臀后线之后的髂骨背面、骶骨与尾骨的背面、腰背筋膜和骶结节韧带。肌纤维向外下方斜行，上部肌纤维越过大转子，以腱膜移行于髂胫束的深面，下部肌纤维以肥厚的腱板止于股骨臀肌粗隆。近固定时，髋关节完成伸及外展臀大肌。受臀下神经支配。

01.357　臀中肌　gluteus medius
前部位于皮下，后下部在臀大肌深面，且遮盖臀小肌，前方邻接阔筋膜张肌，后方邻接梨状肌的扇形肌肉。起于髂骨外面臀前线与臀后线之间的髂骨背面、髂嵴及阔筋膜，止于股骨大转子尖端的上面和外侧面。使大腿在髋关节处外展和旋外。受臀上神经支配。

01.358　臀小肌　gluteus minimus
位于臀中肌深面，前部肌纤维与臀中肌的肌纤维相附着的肌肉。起自臀前线以下、髋臼以上的髂骨背面，止于股骨大转子。此肌在形态、功能、止点等方面均与臀中肌相同，故可视为臀中肌的一部分，受臀上神经支配，收缩时使髋关节完成外展、外旋、屈或伸。

01.359　梨状肌　piriformis
位于小骨盆的后壁，呈三角形，起自第2~5骶椎前侧面的肌肉。肌纤维向外集中，经坐骨大孔出小骨盆，止于股骨大转子顶端。近固定时，收缩时使大腿外展、外旋和后伸；远固定时，一侧收缩，使骨盆转向同侧；两侧收缩，使骨盆后倾。受骶丛的肌支支配。

01.360　闭孔内肌　obturator internus
位于小骨盆侧壁内面的扁肌。起自闭孔膜内面及其周围骨面，肌束向后逐渐集中，由坐骨小孔出小骨盆，沿孔向外侧作直角弯曲，止于转子窝。收缩时使大腿外旋。与梨状肌受骶丛的肌支支配。

01.361　股方肌　quadratus femoris
位于臀大肌深面的长方形扁肌。起自坐骨结节的外面，向外侧抵止于转子间嵴和大转子。收缩时使髋关节完成外旋和内收。受骶神经丛的肌支支配。

01.362　闭孔外肌　obturator externus

位于耻骨肌和股方肌前方的三角形扁肌。起自闭孔膜外面及闭孔周围的耻骨和坐骨，肌纤维向后外方集中，经髋关节背面，与闭孔内肌并列抵止于转子窝。收缩时使大腿外旋。受闭孔神经(腰3、4)支配。

01.363　缝匠肌　sartorius
位于大腿前面及内侧皮下的细长带状肌。起自髂前上棘，经髋关节的前方，斜向内下方，绕过膝关节，止于胫骨粗隆的内侧部。属于双关节肌，能使髋关节完成外旋、外展和前屈，并使膝关节完成屈和内旋。受股神经(腰2~4)支配。

01.364　股四头肌　quadriceps femoris
位于大腿前面及外侧的皮下，几乎包绕股骨全长，由股内侧肌、股外侧肌、股中间肌和股直肌构成。分别起自髂前下棘，股骨粗线内、外侧唇，股骨体的前面，止于胫骨粗隆。作用为屈髋伸膝。受股神经(腰2~4)支配。

01.365　股直肌　rectus femoris
起自髂前下棘，与股内侧肌、股外侧肌和股中间肌向下形成一腱，包绕髌骨的前面和两侧，向下续为髌韧带，止于胫骨粗隆。是膝关节有力的伸肌，还可屈髋关节。

01.366　股内侧肌　vastus medialis
起自股骨粗线内侧唇，与股直肌、股外侧肌和股中间肌向下形成一腱，包绕髌骨的前面和两侧，向下续为髌韧带，止于胫骨粗隆。是膝关节有力的伸肌。

01.367　股外侧肌　vastus lateralis
起自股骨粗线外侧唇，与股内侧肌、股直肌和股中间肌向下形成一腱，包绕髌骨的前面和两侧，向下续为髌韧带，止于胫骨粗隆。是膝关节有力的伸肌。

01.368　股中间肌　vastus intermedius
起自股骨体的前面，位于股直肌的深面，在

股内、外侧肌之间，与股内侧肌、股外侧肌和股直肌向下形成一腱，包绕髌骨的前面和两侧，向下续为髌韧带，止于胫骨粗隆。是膝关节有力的伸肌。

01.369　耻骨肌　pectineus

位于大腿上部前面皮下，在髂腰肌和长收肌之间，短收肌及闭孔外肌表面的长方形短肌。起自耻骨梳和耻骨上支，肌束向后外下方，抵止于股骨小转子以下的股骨粗线内侧唇。收缩时使髋关节完成屈、内收和外旋。受闭孔神经(腰 3、4)支配。

01.370　长收肌　adductor longus

位于大腿上部前内侧的皮下，耻骨肌的内侧，短收肌和大收肌之前的长三角形扁肌。起自耻骨上支和耻骨体前面，向外下方逐渐扩展，止于股骨粗线内侧唇的中 1/3。收缩时使髋关节完成外旋和内收。受闭孔神经(腰 3、4)支配。

01.371　股薄肌　gracilis

位于大腿最内侧皮下的带状长肌。以宽而薄的腱起自耻骨下支的前面。肌纤维向下移行于长腱，下行，经股骨内上髁和膝关节后面的内侧，止于胫骨粗隆的内侧部。近固定收缩时，使髋关节完成内收、膝关节完成屈及内旋；远固定时，拉引骨盆前倾。受闭孔神经(腰 3、4)支配。

01.372　短收肌　adductor brevis

位于大腿内侧上方、耻骨肌和长收肌深面的略呈三角形的扁肌。起自耻骨下支前面，止于股骨粗线的上 1/3 处。收缩时使髋关节完成屈、内收和外旋。受闭孔神经(腰 3、4)支配。

01.373　大收肌　adductor magnus

位于大腿内侧，其前面上方为短收肌，下方为长收肌，内侧为股薄肌，后面紧贴半腱肌、半膜肌和股二头肌，为内收肌群中最宽且呈

三角形的扇形肌。起自坐骨结节、坐骨支和耻骨下支的前面，上束几乎呈水平方向，最下束则几乎垂直，止于股骨粗线内外唇的全长及内上髁。使大腿在髋关节处完成内收。受闭孔神经(腰 3、4)支配。

01.374　股二头肌　biceps femoris

位于大腿后外侧皮下，有长、短二头的肌肉。长头起于坐骨结节，短头起于股骨粗线的外侧唇下半及外侧肌间隔。两头在股骨下 1/3 处合并为一总腱，止于腓骨头。使大腿在髋关节处完成后伸。受坐骨神经(腰 5，骶 1、2)支配。

01.375　半腱肌　semitendinosus

位于大腿后内侧皮下的长形扁肌。外侧与股二头肌毗邻，与股二头肌长头共同起于坐骨结节，肌束向下逐渐与二头肌分离而移行于一长腱，止于胫骨粗隆内侧。可使大腿在髋关节处完成后伸、屈小腿，并使小腿旋内。受坐骨神经(腰 5，骶 1、2)支配。

01.376　半膜肌　semimembranosus

位于大腿后内侧皮下的一长形扁肌。在半腱肌深面，以扁薄的腱膜起自坐骨结节。下端以腱止于胫骨内侧髁的后面。使大腿在髋关节处完成后伸、屈小腿，并使小腿旋内。受坐骨神经(腰 5，骶 1、2)支配。

01.377　胫骨前肌　tibialis anterior

位于小腿前外侧皮下的肌肉。起自胫骨外侧面上 2/3 及邻近的小腿骨间膜，肌束向下移行于长腱，经踝关节前方，至足的内侧缘，止于第 1 楔骨及第 1 跖骨基底部。近固定使足完成背屈，远固定使小腿前移。受腓深神经(腰 4、5，骶 1)支配。

01.378　趾长伸肌　extensor digitorum longus

位于小腿前外侧皮下，胫骨前肌外侧的半羽肌。起于腓骨前缘和邻近骨间膜、胫骨上端等，肌束向下移行于一长的总腱，经伸肌上

支持带和下支持带（十字韧带）深面至足背。作用为伸踝关节和伸趾。受腓深神经（腰4、5，骶1）支配。

01.379　蹬长伸肌　extensor pollicis longus
位于胫骨前肌和趾长伸肌之间，上部被该二肌遮盖，下部位于皮下的半羽肌。起于腓骨体内侧面下 2/3 及其邻近骨间膜，肌束向下移行于一长腱，经过伸肌上支持带和下支持带深面至足背内侧，止于蹬趾远节趾骨底的背面。作用为伸踝关节、伸蹬趾。受腓深神经（腰4、5，骶2）支配。

01.380　腓骨短肌　peroneus brevis
位于腓骨长肌深面的双羽肌。起自腓骨外侧面下 2/3，其肌腱与腓骨长肌腱一同下降，然后行至外踝后方、腓骨肌支持带的深面，沿跟骨外侧面向前行，止于第 5 跖骨粗隆。收缩时有使足外翻、跖屈和外展及维持外侧足弓的作用。受腓浅神经（腰4、5，骶1）支配。

01.381　小腿三头肌　triceps surae
包括浅层腓肠肌和深层比目鱼肌，两肌向下合成跟腱，止于跟骨结节。收缩时可使足跖屈，对于走路、跑跳、直立都有重要作用。受胫神经（腰4、5，骶1~3）支配。

01.382　腓肠肌　gastrocnemius
位于小腿后面皮下、比目鱼肌表面的多羽肌。外侧头起自股骨外上髁，内侧头起自股骨内上髁，肌束向下，于小腿的中部相互愈着构成肌腹，向下移行为较厚的腱膜，再与比目鱼肌腱愈着，构成肌腱，抵止于跟骨结节。近固定收缩时，使膝关节屈和足跖屈；远固定时，牵拉股骨下端及小腿向后，从而使膝关节伸直。受胫神经（腰4、5，骶1~3）支配。

01.383　比目鱼肌　soleus
位于腓肠肌深面，几乎被该肌所遮盖，形状

如比目鱼的肌肉。起自腓骨上端、胫骨腘线、胫骨体后面内侧中 1/3 等处，肌束向下移行于一腱，与腓肠肌的腱一起合成跟腱，止于跟骨结节。受胫神经（腰4、5，骶1~3）支配。

01.384　跟腱　tendo calcaneus
腓肠肌位于小腿后面皮下，有内、外两个头，由这两个头起始的肌束向下于小腿的中部相互附着，移行于较厚的腱膜，再与比目鱼肌腱膜愈着构成的粗大肌腱。抵止于跟骨结节。

01.385　趾长屈肌　flexor digitorum longus
位于小腿三头肌的深面，蹬长屈肌和胫骨后肌内侧的羽肌。起自胫骨后面中 1/3 及小腿固有筋膜深层，肌束向下移行于长的肌腱，在胫骨下端后面与胫骨后肌腱交叉。有屈踝关节和屈 2~5 趾作用。受胫神经（腰4、5，骶1、2）支配。

01.386　蹬长屈肌　flexor hallucis longus
起自腓骨后面下 2/3，肌腱经内踝后方至足底，止于蹬趾远节趾骨底的肌肉。作用为屈蹬趾、足跖屈和内翻。受胫神经支配。

01.387　胫骨后肌　tibialis posterior
位于趾长屈肌和蹬长屈肌之间的肌肉。起自胫骨、腓骨和小腿骨间膜的后面，长腱经内踝之后、屈肌支持带深面至足底内侧，止于舟骨粗隆和内侧、中间及外侧楔骨。作用为屈踝关节和使足内翻。受胫神经（腰4、5，骶1、2）支配。

01.388　梨状肌上孔　suprapiriform foramen
位于梨状肌上缘与坐骨大孔上缘之间的孔状结构。

01.389　梨状肌下孔　infrapiriform foramen
位于梨状肌下缘与坐骨大孔下缘之间的孔状结构。

01.390　股三角　femoral triangle
位于大腿前上方内侧的三角形区域。其上界为腹股沟韧带。三角尖向下，为长收肌和缝匠肌的夹角。外侧界为缝匠肌的内侧缘，内侧界为长收肌的外侧缘。

01.391　收肌管　adductor canal
又称"亨特管（Hunter canal）"。位于大腿中部的管状结构。管的前壁为缝匠肌深面的股收肌腱板，外侧壁为股内侧肌，后壁为大收肌。管的上口通向股三角尖，下口为收肌腱裂孔通至腘窝。

01.392　腘窝　popliteal fossa
位于膝关节后面，呈菱形的窝状结构。由上、下两个三角组成，上三角位于膝关节平面上方，其内侧界为半腱肌和半膜肌，外侧界为股二头肌；下三角位于膝关节平面下方，其内侧界为腓肠肌内侧头，外侧界为腓肠肌外侧头及跖肌肌腹。

01.03　人体运动技术动作解剖学分析

01.393　屈　flexion
运动环节在矢状面内，绕冠状轴向前的运动。但膝关节与踝关节相反。

01.394　伸　extension
运动环节在矢状面内，绕冠状轴向后的运动。但膝关节与踝关节相反。

01.395　内收　adduction
运动环节在冠状面内，绕矢状轴的运动。环节末端靠近正中面。

01.396　外展　abduction
运动环节在冠状面内，绕矢状轴的运动。环节末端远离正中面。

01.397　旋转　rotation
运动环节在水平面内，绕其本身垂直轴的运动。

01.398　旋内　medial rotation
又称"旋前（pronation）"。运动环节在水平面内，绕其本身垂直轴，由前向内的旋转运动。

01.399　旋外　lateral rotation
又称"旋后（supination）"。运动环节在水平面内，绕其本身垂直轴，由前向外的旋转运动。

01.400　环转运动　circumduction
运动环节绕冠状轴、矢状轴、垂直轴和它们之间的中间轴做连续的转动运动。具有冠状轴和矢状轴的双关节轴关节，均可做环转运动。

01.401　外翻　eversion
足绕其长轴外侧缘提起，内侧缘下降，足底转向外侧的运动。

01.402　内翻　introversion
足绕其长轴内侧缘提起，外侧缘下降，足底转向内侧的运动。

01.403　原动肌　agonist
直接参与完成动作的肌群。其中起主要作用的肌肉称为主动肌，起次要作用的称为副动肌。

01.404　拮抗肌　antagonist
又称"对抗肌"。与原动肌作用相反的肌群。起调节原动肌收缩效应的作用。

01.405　中和肌　neutralizer
制御与调控原动肌以便有效发挥另一种作用的肌肉。当原动肌有多种功能时，调控的肌肉参加工作，抵消原动肌的一些不应产生的功能，使动作更加准确。

01.406　固定肌　fixator
固定原动肌的定点骨的肌肉。

01.407　静力工作　static work
肌纤维紧张性收缩，并持续一定时间，收缩与舒张不产生交替，使运动环节固定、维持一定身体姿势的肌肉工作。

01.408　动力工作　dynamic work
肌纤维紧张性收缩，但持续时间短，收缩与放松不断产生交替，经常改变拉力角度、方向及骨杠杆位置的肌肉工作。

01.409　近固定　nearly fixed
肌肉收缩时，定点在近侧端的肌肉收缩固定方式。即肌肉的起点端固定。

01.410　远固定　far fixed
肌肉收缩时，定点在远侧端的肌肉收缩固定方式。即肌肉的止点端固定。

01.411　上固定　superior fixed
躯干肌肉收缩时，定点在上的肌肉收缩固定方式。

01.412　下固定　inferior fixed
躯干肌肉收缩时，定点在下的肌肉收缩固定方式。

01.413　无固定　no fixed
躯干肌肉收缩时，上下两端都不固定的肌肉固定方式。

01.414　单关节肌　single-articular muscle
从起点到止点只跨过 1 个关节的肌肉。

01.415　多关节肌　multi-articular muscle
从起点到止点跨过 2 个或 2 个以上关节的肌肉。

01.416　多关节肌主动不足　multi-articular muscle initiative inadequate
多关节肌作为原动肌工作时，当其肌力充分作用于 1 个关节后，就不能再充分作用于其他关节而表现出力量上的不充分现象。

01.417　多关节肌被动不足　multi-articular muscle less than a passive
多关节肌作为对抗肌出现时，已在 1 个关节处被拉长后，在其他关节再不能被拉长而表现出伸展性限制的现象。

01.418　生理横断面　physiological cross-sectional
横切 1 块肌肉，所有肌纤维断面的总和。

01.419　解剖横断面　cross-sectional anatomy
横切 1 块肌肉的断面。

01.420　肌拉力线　muscle tension line
肌肉拉力的合力作用线。一般指从肌肉的动点中心到定点中心的连线。

01.421　环节　link
能绕某关节的运动轴进行运动的人体某部分。如头、躯干、上肢、下肢等，或肢体的某一部分，如前臂、上臂、手、大腿、小腿、足等。

01.422　环节受力分析法　link analysis method
解剖学动作分析仅以人体运动器官系统为基础，结合体育动作的实际情况，围绕运动环节来分析寻找原动肌的方法。根据环节运动中的受力情况来分析寻找原动肌的一种方法。

02. 运 动 生 理

02.01 骨骼肌功能

02.001 生物电 bioelectricity
生物体内的电位差现象。在细胞水平表现为安静时具有的静息电位和受到刺激时产生的动作电位。机体内各种器官和细胞结构所表现的多种形式,可根据细胞水平的基本电现象解释。

02.002 钠–钾泵 sodium-potassium pump
简称"钠泵"。能够在消耗能量的情况下逆浓度梯度把细胞内的 Na^+ 移出膜外,同时把细胞外的 K^+ 移入膜内,形成和保持膜内高 K^+ 和膜外高 Na^+ 的不均衡离子分布的蛋白质结构。分子生物学证明其为镶嵌在膜的脂质双分子层中的特殊蛋白,除了有物质转运功能外,还具有酶活性,可分解 ATP 使之释放能量,并能利用此能量进行 Na^+ 和 K^+ 的主动转运,也被称为 Na^+-K^+ 依赖式 ATP 酶。

02.003 静息电位 resting potential
细胞未受刺激时存在于细胞膜内外两侧的电位差。相对恒定。据测定,哺乳动物神经细胞的静息电位绝对值为 70~90mV。

02.004 动作电位 action potential
可兴奋组织或细胞受到阈上刺激时,在静息电位基础上发生的快速、可逆转、可传播的细胞膜两侧的电位变化。主要成分是峰电位。

02.005 峰电位 spike potential
构成动作电位主要部分的脉冲样变化。具有动作电位的主要特征,是动作电位的标志。持续时间约 1ms。

02.006 极化 polarization
静息电位存在时,细胞膜两侧所保持的内负外正的电位状态。

02.007 去极化 depolarization
细胞膜内电位向负值减少的方向变化的现象。

02.008 复极化 repolarization
细胞发生去极化,然后再向安静时膜内所处的负值恢复的现象。

02.009 阈值 threshold
又称"阈强度"。能够引起组织兴奋所必需的最小刺激强度。可近似反映该组织的兴奋性高低。

02.010 阈下刺激 subthreshold stimulus
强度小于阈值的刺激。

02.011 终池 terminal cistern
肌管系统中的纵管系统在接近肌小节两端的横管时,管腔出现的膨大结构。使纵管以较大的面积和横管相靠近。

02.012 纵管 longitudinal tubular
又称"肌质网(sarcoplasmic reticulum)""L管"。肌管系统中走行方向与肌原纤维相平行的肌管系统。作用是通过对钙离子的贮存、释放和再聚积,触发肌小节的收缩和舒张。

02.013 横桥 cross bridge
骨骼肌肌原纤维的微细结构中由肌球蛋白分子排列形成一条粗丝杆状部和球状头部,裸露在粗肌丝表面的球状结构。

02.014 肌原纤维 myofibril
肌细胞或肌纤维都包含的纤维状蛋白结构。其直径 1~2μm，纵贯肌细胞全长。每条肌原纤维的全长都由暗带（A 带）和明带（I 带）交替排列，在显微镜下呈现有规律的横纹排列。

02.015 原肌球蛋白 tropomyosin
存在于平滑肌、骨骼肌和心肌中的蛋白质。由 α 和 β 两种亚基组成，与肌动蛋白形成肌钙蛋白复合体，进而影响肌肉收缩。

02.016 肌节 sarcomere
肌原纤维上每一段位于两条 Z 线之间的区域。肌纤维最基本的结构和功能单位。长度 1.5~3.5μm，肌肉收缩时较短，舒张时较长，肌肉安静时 2.0~2.2μm。

02.017 横管 transverse tubular
又称"T 管"。肌管系统中走行方向与肌原纤维相垂直的肌管系统。由肌细胞膜向内凹入形成，作用是将细胞兴奋时出现在细胞膜上的电位变化传入细胞内。

02.018 三联管结构 triad thribble
每一横管和来自两侧肌节的纵管终末池所形成的结构。把细胞膜的电位变化和细胞内收缩过程衔接或偶联起来的关键部位。

02.019 运动单位 motor unit
一个运动神经元及其所支配的全部肌纤维共同构成的功能单位。每一运动单位所含的肌纤维均属于同一类型。

02.020 兴奋 excitation
细胞在刺激作用下，产生可扩布动作电位的过程。

02.021 兴奋性 excitability
组织或细胞对外界刺激发生反应的能力，即细胞受到刺激时产生动作电位的能力。活组织或细胞受到外界刺激因素（如机械的、化学的、温热的或适当的电刺激）作用时，应答性地出现特定的反应或暂时性的机能改变。

02.022 兴奋收缩偶联 excitation contraction coupling
将以膜的电位变化为特征的兴奋和以肌纤维机械变化为基础的收缩联系起来的过程。包括 3 个主要步骤：电兴奋通过横管系统传向肌细胞的深处；三联管结构处的信息传递；纵管系统对 Ca^{2+} 的贮存、释放和再聚积。

02.023 滑行学说 sliding theory
以肌节中粗、细肌丝的相互滑行来说明肌肉收缩机制的学说。

02.024 单收缩 single twitch
骨骼肌受到一次刺激后出现的一次机械收缩和跟随其后的舒张。用电生理记录仪可记录其曲线，包括潜伏、收缩和宽息 3 个时期。

02.025 向心收缩 concentric contraction
又称"等张收缩""动力性收缩""时相性收缩"。肌肉克服外力，长度缩短（起止点相互靠近）的收缩方式。肌肉进行向心收缩时，其张力增加出现在前，长度缩短发生在后。但肌肉张力在肌肉开始缩短后即不再增加，直到收缩结束。

02.026 离心收缩 eccentric contraction
肌肉收缩，但同时被外力拉长的收缩方式。例如，下蹲时，股四头肌在收缩的同时被拉长，以控制重力对人体的作用，使身体缓慢下蹲，起缓冲作用。

02.027 等长收缩 isometric contraction
又称"静力收缩"。不出现肌肉长度缩短而只有张力增加的收缩过程。

02.028 等动收缩 isokinetic contraction
又称"等速收缩"。在整个关节运动范围内肌肉以恒定的速度，且肌肉收缩时产生的力量始终与阻力相等的肌肉收缩。

02.029　完全强直收缩　complete tetanus
随着刺激频率增加，新的刺激到来时，前一次收缩的收缩期尚未结束，于是所描记的收缩曲线（机械反应）表现为机械反应的平缓增加（分辨不出每一个单收缩的波峰）的现象。

02.030　不完全强直收缩　incomplete tetanus
当新的刺激到来时，前一次刺激引起的单收缩的舒张期尚未结束，肌肉连续在尚未完全舒张的基础上出现新的收缩。表现为锯齿形的收缩曲线。

02.031　肌肉初长度　initial length of muscle
施加前负荷使肌肉在收缩前就处于某种程度的被拉长状态时的长度。

02.032　最适初长度　optimal initial length
能使肌肉收缩时产生最大主动张力的肌肉初长度。

02.033　运动负荷　exercise workload
机体做功时所承受的生理负担量。

02.034　前负荷　preload
在肌肉收缩前就加在肌肉上的负荷。决定了肌肉初长度。

02.035　最适前负荷　optimal preload
能使肌肉产生最适初长度的前负荷。

02.036　后负荷　afterload
在肌肉开始收缩时才遇到的负荷或阻力。不增加肌肉初长度，但能阻碍收缩时肌肉的缩短。

02.037　张力–速度关系曲线　force-velocity relation curve
将某一肌肉在不同负荷时所产生的张力和收缩速度绘成的坐标曲线。

02.038　快缩型肌纤维　fast-twitch muscle fiber
哺乳动物骨骼肌肌纤维分类中的Ⅱ型肌纤维。直径较大，含有较多的收缩蛋白，纵管较发达，以糖酵解供能为主，收缩速度较快，但耐力较差。根据供能方式及疲劳程度，Ⅱ型肌纤维又可分为3种：Ⅱa（氧化酵解型纤维）、Ⅱb（酵解型纤维）及位于二者之间的Ⅱx（氧化酵解型纤维）。

02.039　慢缩型肌纤维　slow-twitch muscle fiber
哺乳动物骨骼肌肌纤维分类中的Ⅰ型肌纤维。以有氧氧化供能为主，收缩速度慢，但耐力好，有氧工作能力强。

02.040　肌电图　electromyogram, EMG
用适当方法把伴随肌肉收缩的电位变化通过电极引导出来，再经放大、记录所获得的图形。

02.02　循　环　功　能

02.041　绝对不应期　absolute refractory period
可兴奋组织在接受1次刺激后，不能接受新的刺激，也不可能发生2次峰电位叠加的极短时期。

02.042　相对不应期　relative refractory period
心肌细胞在复极过程中，从有效不应期（膜电位–60mV）到复极化基本完成（膜电位–80mV）的时期。这一时期内，施加给心肌细胞以高于正常阈值的强刺激,可引起传播性兴奋——期前兴奋。

02.043　等容舒张期　isovolumic relaxation period
心室开始舒张时,半月瓣和房室瓣均处于关闭状态,心室容积不变的时期。

02.044　等容收缩期　isovolumic contraction period
半月瓣开放前,房室瓣和半月瓣均处于关闭状态,心室肌收缩但并不射血,心室容积不变的时期。

02.045　心室收缩期　ventricular systole
心动周期中,心室收缩压力增高并向动脉射血的时期。分为等容收缩期、快速射血期和减慢射血期三阶段。

02.046　心房收缩期　atrial systole
心动周期中,心房收缩并向心室射血的时期。

02.047　心室舒张期　ventricular diastole
心动周期中,从心室舒张压力降低,到下一个心动周期的心房开始收缩前的时期。分为等容舒张期、快速充盈期和减慢充盈期三阶段。

02.048　充盈期　filling period
房室瓣开放后,心室舒张,心房和大静脉内的血液因心室抽吸而流入心室的时期。分为快速充盈期和减慢充盈期。

02.049　射血期　ejection period
心室压高于主动脉压时,血液由心室射入主动脉的时期。分为快速射血期和缓慢射血期。

02.050　快速射血期　rapid ejection period
半月瓣开放即刻,血液被迅速射入动脉内,

心室容积迅速缩小,室内压因心室肌继续收缩而不断升高,直至最高值的时期。

02.051　心率　heart rate, HR
每分钟的心跳次数。正常人安静时心率60~100 次/分。

02.052　最大心率　maximal heart rate, HRmax
个体心率增加所能达到的最大限度。

02.053　每搏输出量　stroke volume
心脏搏动 1 次,由一侧心室射出的血量。心室舒张末期容积与收缩末期容积之差。正常成年人约为 70ml(60~80ml)。

02.054　心输出量　cardiac output
每分钟由一侧心室输出的血量。等于每搏输出量与心率的乘积。健康成年男性静息状态下约为 5L/min(4.5~6L/min)。女性比同体重男性约低 10%。

02.055　心指数　cardiac index
在空腹、安静状态下,每平方米体表面积的心输出量。中等身材成年人体表面积为 $1.6{\sim}1.7m^2$,安静和空腹情况下心输出量 5~6L/min,该指数为 $3.0{\sim}3.5L/(min \cdot m^2)$。

02.056　射血分数　ejection fraction
每搏输出量和心舒末期容量的百分比。健康成年人静息时为 55%~65%。

02.057　搏出功　stroke work
心室收缩 1 次所做的功。单位为 J。左心室搏出功(J)＝搏出量(L)×(平均动脉压–左心房平均压)(mmHg)×13.6×9.807×(1/1000)。

02.058　心力储备　cardiac reserve
又称"心泵功能储备(cardiac pump reserve)"。心输出量随机体代谢的需要而增加的能力。

02.059　心音　heart sound
由于心脏瓣膜关闭,血液撞击血管壁引起的振动而产生的声音。可在胸壁的一定部位用听诊器听到。

02.060　心音图　phonocardiogram
用换能器将心音的机械振动转换成电信号并记录下来的图形。

02.061　自律细胞　autorhythmic cell
具有自动节律性的组织和细胞。如心肌细胞。

02.062　自动节律性　autorhythmicity
组织和细胞能够在没有外来刺激的条件下,自动地发生节律性兴奋的特征。如心肌的自动节律性。

02.063　全或无式收缩　all or none contraction
阈下刺激不能引起心室肌收缩,而当刺激强度达到阈值后,所有心室肌细胞几乎同步收缩的收缩形式。

02.064　自动去极化　spontaneous depolarization
心肌自律细胞的动作电位在 3 期复极末达到最大复极电位后,4 期的膜电位并不稳定于这一水平,而是开始自动除极的现象。

02.065　有效不应期　effective refractory period
心肌细胞从除极开始至恢复达–60mV 的时期。此时期给予任何刺激均不能产生新的动作电位。

02.066　代偿性间歇　compensatory pause
一次期前收缩之后出现的一段较长的心脏舒张期。

02.067　期前收缩　premature systole
在心室肌的有效不应期之后,下一次窦房结兴奋到达之前,心室受到 1 次外来刺激,则可产生 1 次提前出现的收缩。

02.068　心动周期　cardiac cycle
心房或心室每收缩和舒张 1 次的周期。长短与心率有关。如以成人平均心率 75 次/分计算,则 1 个心动周期为 0.8s。

02.069　心电图　electrocardiogram, ECG
将引导电极放置于肢体或躯体一定部位记录到的心电变化的波形。反映心脏兴奋的产生、传导和恢复过程中的生物电变化。

02.070　容量血管　capacitance vessel
血管系统中起着血液贮存库作用的静脉。在安静状况下,循环血量的 60%~70%容纳在静脉中。静脉内径发生较小的变化时,静脉中的血量就可发生较大的变化。

02.071　交换血管　exchange vessel
真毛细血管,血管内血液和血管外组织液进行物质交换的场所。其管壁仅由单层内皮细胞构成,外面有一层薄基膜,故通透性很高。

02.072　毛细血管　blood capillary
连于动静脉之间,互相连接成网状的极细微的血管。管径 7~9μm。血液与周围组织进行物质交换的主要场所。

02.073　阻力血管　resistance vessel
分为毛细血管前阻力血管和毛细血管后阻力血管。前者是由于小动脉和微动脉的管径小而对血流产生阻力(较大);后者是指微静脉,因管径小,对血流也有一定的阻力。

02.074　外周阻力　peripheral resistance
心室收缩射血和血液流向外周时所遇到的阻力。主要指小动脉和微动脉对血流的阻力。

02.075　收缩压　systolic pressure

心室收缩时，主动脉压急剧升高，并在收缩期的中期达到的最高值。

02.076　舒张压　diastolic pressure
心室舒张时，主动脉压下降，在心舒末期动脉血压的最低值。

02.077　血压　blood pressure
血管内的血液对于单位面积血管壁的侧压力。

02.078　脉搏压　pulse pressure
收缩压和舒张压的差值。

02.079　动脉血压　arterial [blood] pressure
动脉血管内的血液对于单位面积动脉管壁的侧压力。

02.080　动脉脉搏　arterial pulse
在每个心动周期中，动脉内压力发生周期性波动所引起的动脉血管发生的搏动。

02.081　静脉回心血量　venous return
由静脉回流入心脏的血量。单位时间内的静脉回心血量取决于外周静脉压和中心静脉压的差值，以及静脉对血流的阻力。

02.082　中心静脉压　central venous pressure
右心房和胸腔内大静脉的血压。

02.083　外周静脉压　peripheral venous pressure
各器官静脉的血压。

02.084　冠脉循环　coronary circulation
营养心脏本身的血管系统中的血液循环。

02.085　外周化学感受器　peripheral chemoreceptor
颈总动脉分叉处和主动脉弓区域存在的一些特殊的感受血液中某些化学成分变化的感受装置。

02.086　心脏肥大　cardiac hypertrophy
运动或疾病所致的心脏体积大于正常的现象。有心腔增大和心肌增厚之别。

02.03　呼　吸　功　能

02.087　肺循环　pulmonary circulation
流回右心房的血液，经右心室压入肺动脉，流经肺部的毛细血管网，再经肺静脉流回左心房的循环途径。

02.088　呼吸　respiration
机体与外界环境之间的气体交换过程。由外呼吸、气体运输和内呼吸3个环节组成。

02.089　吸气　inspiration
胸腔的上下、前后和左右径增大，引起胸腔和肺容积增大，肺内压低于大气压，外界气体进入肺内的过程。

02.090　呼气　expiration
膈肌和肋间外肌舒张时，肺依靠其自身的回缩力而回位，并牵引胸廓，使之缩小，从而引起胸腔和肺容积减小，肺内压高于大气压，肺内气体被呼出的过程。

02.091　呼吸运动　respiratory movement
呼吸肌收缩、舒张引起胸廓扩大和缩小，完成气体的进入和排出的过程。

02.092　腹式呼吸　abdominal breathing
又称"膈式呼吸"。以膈肌活动为主的呼吸运动。

02.093　胸式呼吸　thoracic breathing
以肋间外肌舒缩活动为主的呼吸运动。

02.094　肺内压　intrapulmonary pressure
肺泡内的压力。吸气时，低于大气压；呼气时，高于大气压。气体进出肺泡借助于肺内压与大气压之间的压差。

02.095　胸膜腔内压　intrapleural pressure
胸膜腔内的压力。在呼吸过程中始终低于大气压，为负压。通常平静呼气末为$-5 \sim -3$mmHg，平静吸气末为$-10 \sim -5$mmHg。

02.096　补吸气量　inspiratory reserve volume, IRV
又称"吸气储备量"。平静吸气末再尽力吸气所能吸入的气量。正常成人为 1500~2000ml。

02.097　补呼气量　expiratory reserve volume, ERV
又称"呼气储备量"。平静呼气末再尽力呼气所能呼出的气量。正常成人为 900~1200ml。

02.098　潮气量　tidal volume
每次呼吸时吸入或者呼出的气量。平静呼吸时为 400~600ml，运动时潮气量增大。与年龄、性别、体表面积、情绪等因素有关。

02.099　深吸气量　inspiratory capacity, IC
从平静呼气末开始做最大吸气所能吸入的气量。为衡量最大通气潜力的一个重要指标，胸廓的形态和吸气肌的发达程度是影响深吸气量的重要因素。

02.100　余气量　residual volume, RV
又称"残气量"。最大呼气之后仍处于一定扩张状态的肺内残余的气体量。

02.101　肺活量　vital capacity, VC
尽力吸气后，从肺内所能呼出的最大气量。为潮气量、补吸气量和补呼气量之和，或为深吸气量与补呼气量之和。正常成人肺活量男性约为 3500ml，女性约为 2500ml。

02.102　时间肺活量　timed vital capacity
在最大吸气之后，以最快速度进行最大呼气时记录的在一定时间内所呼出的气量。正常成人最大呼气时，第 1 秒末、第 2 秒末、第 3 秒末呼出的气量分别占肺活量的 83%、96%、99%。其中第 1 秒末的最有意义，是一个较好的评价肺通气功能的动态指标，不仅反映肺活量的大小，还能反映肺的弹性是否降低、气道是否狭窄、呼吸阻力是否增加等情况。

02.103　肺总[容]量　total lung capacity, TLC
肺所能容纳的最大气量。肺活量和余气量之和。成年男性为 5000ml，女性为 3500ml。其值因性别、年龄、体表面积、锻炼程度和体位而异。

02.104　功能余气量　functional residual capacity, FRC
平静呼气末尚存留于肺内的气量。安静时正常成年男性约为 2500ml，女性约为 2000ml。其多少取决于呼吸的深浅。

02.105　解剖无效腔　anatomical dead space
每次吸入的气体，一部分将留在从上呼吸道至呼吸性细支气管以前的呼吸道内，这部分气体不参与肺泡与血液之间的气体交换，此部分呼吸道容积称为解剖无效腔。

02.106　肺通气量　pulmonary ventilation volume
单位时间（通常是 1min）入肺或出肺的气体总量。肺通气量＝呼吸深度（潮气量）×呼吸频率（每分钟呼吸次数）。安静时成年人的肺通气量为 6~8L。

02.107　最大[自主]通气量 maximal voluntary ventilation, MVV

以适宜的快和深的呼吸频率、呼吸深度进行呼吸时所测得的每分钟通气量。

02.108　肺泡通气量 alveolar ventilation

每分钟吸入肺泡的新鲜空气量。肺泡通气量＝(潮气量–无效腔气量)×呼吸频率。

02.109　生理无效腔 physiological dead space

肺泡无效腔和解剖无效腔的合称。进入肺泡的气体,可因血流在肺内分布不均而未能与血液进行气体交换,这部分未能发生交换的肺泡容量称为"肺泡无效腔(alveolar dead space)"。

02.110　气体交换 gas exchange

气体分子从分压高处向分压低处发生净转移的过程。如肺泡与肺泡毛细血管中的血液之间,以及体内毛细血管中的血液与组织细胞之间均有 O_2 和 CO_2 的气体交换。

02.111　气体扩散速率 diffusion rate of gas

单位时间内气体扩散的体积。与气体的分压差、气体的温度、扩散面积以及气体在液体中的溶解度成正比,与气体分子量的平方根和扩散距离成反比。

02.112　肺扩散容量 pulmonary diffusion capacity

气体在 0.133kPa(1mmHg)分压差作用下,每分钟通过呼吸膜扩散的气体体积(ml)。

02.113　氧运输系统 oxygen transport system

呼吸系统、血液和血液循环系统的合称。人体通过呼吸系统从外界环境中摄取氧,并由血液运载,通过血液循环将氧输送到全身所有的组织和细胞。

02.114　氧合 oxygenation

氧与血红蛋白结合时, Fe^{2+} 与 O_2 的结合反应。结合后的 Fe 仍然是二价的。

02.115　氧含量 oxygen content

血红蛋白实际结合的 O_2 量。

02.116　血氧饱和度 oxyhemoglobin saturation

血红蛋白氧含量和氧容量的百分比。通常情况下,血液中溶解的 O_2 极少,可忽略不计,因此血红蛋白氧饱和度可视为血氧饱和度。

02.117　氧脉搏 oxygen pulse

心脏每次搏动输出的血量所摄取的氧量。可以用每分摄氧量除以每分心率来计算。

02.118　氧容量 oxygen capacity

100ml血液中血红蛋白所能结合的最大 O_2 量。

02.119　氧解离曲线 oxygen dissociation curve

反映氧分压与血红蛋白结合氧量关系(或氧分压与氧饱和度关系)的曲线。

02.120　呼吸调整中枢 pneumotaxic center

脑桥上部抑制吸气的中枢结构。作用为调整呼吸节律。脑桥下部为长吸中枢,可加强吸气。

02.04　物质与能量代谢

02.121　新陈代谢 metabolism

生物体从环境摄取营养物转变为自身物质,同时将自身原有组成转变为废物排出到环境中的不断更新的过程。

02.122　基础代谢 basal metabolism

基础状态下的能量代谢。需满足以下条件：清晨、清醒、静卧、无精神紧张、至少禁食 12h、室温保持在 20~25℃。

02.123　基础代谢率　basal metabolic rate, BMR
在基础代谢状态下单位时间内的能量代谢。哈里斯·本尼迪克特(Harris-Benedict)公式是一种较简单常用的估算基础代谢率的公式：男子 BMR＝88.362+4.799×身高+13.397×体重−5.677×年龄；女子 BMR=447.593+3.098×身高+9.247×体重−4.33×年龄。其中，BMR 单位：kcal/d；身高单位：cm；体重单位：kg；年龄单位：岁。

02.124　能量代谢　energy metabolism
物质代谢过程中所伴随的能量贮存、释放、转移和利用等过程。

02.125　代谢当量　metabolic equivalent, MET
以安静、坐位时的能量消耗为基础，表达各种活动时相对能量代谢水平的指标。1MET 约相当于安静时的能量消耗(耗氧量)，即 250ml/min 或 3.5ml/(kg·min) 或 1kcal/(kg·h)。

02.126　间接测热法　indirect calorimetry
测定人体在一定时间内的摄氧量和二氧化碳产生量，再根据呼吸商查氧热价，最终计算出能量代谢的方法。

02.127　直接测热法　direct calorimetry
将被测者置于一特殊的检测环境中，收集被测者在一定时间内(通过辐射、传导、对流及蒸发等 4 个方面)发散的总热量，以此计算能量代谢的方法。直接测热的装置较为复杂，主要用于研究肥胖和内分泌系统障碍等。

02.128　卡价　thermal equivalent
又称"热价"。1g 某种食物氧化(或在体外燃烧)时所释放的热量。食物的卡价分为物理卡价和生物卡价。糖和脂肪的物理卡价与生物卡价相等，而蛋白质的生物卡价小于其物理卡价。

02.129　[食物的]特殊动力作用　specific dynamic action of food
人在进食之后的一段时间内，食物刺激机体产生额外热量消耗的作用。

02.130　葡萄糖　glucose
一种六碳糖。其碳、氢、氧原子的比例为 6：12：6。为生命活动中不可缺少的物质，在人体内能直接参与新陈代谢过程。

02.131　肌糖原　muscle glycogen
存于肌肉内的糖原。肌肉供能的主要物质。

02.132　碳酸酐酶　carbonic anhydrase
在组织中可催化进入红细胞的 CO_2 与 H_2O 结合形成 H_2CO_3，在肺部又可催化红细胞中的 H_2CO_3 分解成 CO_2 和 H_2O 的一种蛋白质。

02.133　有氧氧化　aerobic oxidation
细胞内利用氧将能源物质(葡萄糖、脂肪和蛋白质)分解为二氧化碳和水，并生成腺苷三磷酸的代谢过程。

02.134　氧热价　thermal equivalent of oxygen
某种食物氧化时消耗 1L 氧所产生的热量。在能量代谢的测算方面有着重要意义，根据人体在一定时间内的氧耗量可计算出该个体的能量代谢。

02.135　呼吸商　respiratory quotient, RQ
各种物质在体内氧化时所产生的二氧化碳与所消耗的氧的容积之比。糖、脂肪、蛋白质氧化时，其二氧化碳产量与耗氧量各不相同，呼吸商也不同。

02.136　线粒体　mitochondrion
真核细胞中由双层高度特化的单位膜围成的细胞器，被称为真核细胞的"动力站"。主要功能是通过氧化磷酸化作用的能量偶联合成 ATP，为细胞各种生理活动提供90%以上的能量。同时，线粒体呼吸链产生的超氧阴离子（O_2^-）等活性氧自由基是细胞中95%的活性氧来源。

02.137　线粒体生物合成　mitochondrial biogenesis
又称"线粒体生物发生"。在一个细胞的生命周期中，线粒体的增殖、系统合成和个体合成的细胞可塑性适应过程。需要通过线粒体和细胞核之间的交互作用（cross-talk）、两个基因组的协调表达、蛋白合成与跨膜转运、线粒体蛋白复合体的亚基组装等一系列生化过程来完成。

02.138　线粒体动态变化　mitochondrial dynamics
为适应各种不同的生理功能和细胞内不同部位的能量需要，线粒体在活细胞中不断进行的分裂、融合和运动的动态变化过程。

02.05　感觉与神经功能

02.139　适宜刺激　adequate stimulus
某一种感受器只对特定形式的能量变化最敏感的刺激。

02.140　乙酰胆碱　acetylcholine
一种神经递质。许多外周神经如运动神经、自主神经系统的节前纤维和副交感神经节后纤维均可释放这一神经递质。

02.141　肌梭　muscle spindle
一种感受肌肉长度变化或感受牵拉刺激的、特殊的梭形感受装置。属于本体感受器。

02.142　腱梭　tendon spindle
一种位于肌腱内，感受肌腱长度变化或感受牵拉刺激的、特殊的梭形感受装置。属于本体感受器。

02.143　肌紧张　muscle tonus
又称"紧张性牵张反射"。缓慢持续牵拉肌腱时发生的牵张反射。

02.06　有氧、无氧工作能力

02.144　磷酸肌酸　creatine phosphate, CP
肌酸与磷酸组成的高能磷酸化合物。高能磷酸基的暂时贮存形式（存在于肌肉和其他兴奋性组织）。功能是保持肌肉特别是骨骼肌内有较高的腺苷三磷酸水平。

02.145　磷酸原系统　phosphagen system
又称"ATP-CP 系统"。ATP（包括 ADP）、CP 构成的能源系统。二者均带有磷酸基团，在供能过程中均发生磷酸基团的转移。

02.146　酵解能系统　glycolytic system
运动中骨骼肌糖原或葡萄糖在不利用氧的条件下酵解，生成乳酸并释放能量供肌肉利用的能源系统。

02.147　乳酸　lactic acid
三碳分子，糖酵解过程的中间产物。

02.148　乳酸脱氢酶　lactate dehydrogenase, LDH
催化乳酸脱氢生成丙酮酸的酶。

02.149　氧化能系统　oxidation energy sys-

tem

又称"有氧能系统"。当氧供应充分时，糖类、脂肪和蛋白质在细胞内(主要是线粒体内)彻底氧化生成二氧化碳和水的过程中再合成腺苷三磷酸的能量系统。

02.150 有氧耐力 aerobic endurance
机体利用有氧代谢供能,进行长时间工作的能力。

02.151 有氧工作能力 aerobic working capacity
在有氧代谢供能状态下身体工作的能力。

02.152 有氧训练 aerobic training
活动能量主要来自于有氧代谢的训练。特征是大肌群节律性、中等或较小强度、持续时间较长(10~60min)的动力性运动。

02.153 需氧量 oxygen requirement
人体为维持某种生理活动所需的氧量。通常以每分钟为单位计算,正常成人安静时需氧量约为 250ml/min。运动时需氧量随运动强度而变化,并受运动持续时间的影响。

02.154 摄氧量 oxygen uptake
又称"吸氧量""耗氧量"。单位时间内机体摄取并被实际消耗或利用的氧量。

02.155 最大摄氧量 maximal oxygen uptake, $\dot{V}O_{2max}$
又称"最大吸氧量""最大耗氧量"。动力性运动中机体每分钟能够摄取并被细胞利用的氧的最大值, 取决于心输出量和动静脉氧差。通常采用功率自行车和运动跑台测定, 是评价个体最大有氧工作能力的综合性指标。

02.156 无氧阈 anaerobic threshold, AT
人体在递增负荷运动中,其能量来源由有氧代谢供能为主向无氧代谢供能为主转变的临界点。描述血乳酸浓度随运动迅速增高时

的摄氧量水平的通用指标。

02.157 乳酸阈 lactate acid threshold, LAT
在递增负荷运动中,血乳酸浓度随运动负荷的递增而增加, 当运动强度达到某一负荷时, 血乳酸出现急剧增加的拐点。

02.158 个体乳酸阈 individual lactate acid threshold, ILAT
个体在递增负荷运动中的乳酸拐点。

02.159 通气阈 ventilatory threshold, VT
在递增负荷运动中,肺通气量增加脱离线性变化的拐点。为无损伤测定乳酸阈常用的指标。

02.160 无氧耐力 anaerobic endurance
机体利用无氧代谢提供的能量维持较长时间工作的能力。

02.161 无氧工作能力 anaerobic working capacity
运动中人体通过无氧代谢途径提供能量进行运动的能力。

02.162 无氧功率 anaerobic power
机体在最短时间内、无氧供能条件下发挥出最大力量和速度的能力。

02.163 氧亏 oxygen deficit
运动开始时, 机体摄氧能力相对滞后的现象。在剧烈运动时,需氧量大大超过摄氧量,肌肉通过无氧代谢产生能量造成体内氧的亏欠。

02.164 最大氧亏积累 maximal accumulated oxygen deficit, MAOD
人体完成极限强度运动时(一般持续运动2~3min)的理论需氧量与实际摄氧量之差。

02.165 氧债 oxygen debt
剧烈运动时, 骨骼肌处于相对缺氧状态, 故运动后的一段时间内摄氧量仍较高,以此偿

还运动中氧的欠缺。表现为运动后恢复期内氧耗增加,与磷酸肌酸恢复、乳酸再合成为葡萄糖,以及体温、儿茶酚胺浓度、心率和呼吸频率增加有关。

02.07　运动技能学习和操作

02.167　运动技能　motor skill
经过学习,个体身体或肢体自主地运动以完成某个目标的动作操作的能力。一般以操作的熟练水平进行评价。

02.168　大肌肉运动技能　gross motor skill
运用大肌肉运动来实现,需要大力气和大幅度动作的技能。如跑步、游泳、打球、举重等。

02.169　精细运动技能　fine motor skill
主要由小肌肉运动(如腕关节和手指的运动)来实现,在狭小的空间范围内进行,要求具有精巧的协调动作的技能。如写字、打字、雕刻、绣花、织毛衣等技能。

02.170　分离性运动技能　discrete motor skill
又称"非连续性运动技能"。由突然爆发的动作所组成的技能。只包括较短的序列,其精确性可以用数字度量,如个数、次数等。持续时间一般短暂,动作有明显的开始和结束。如射箭、举重、投篮、投掷标枪、按电钮、紧急刹车等。

02.171　闭锁性运动技能　closed motor skill
可以不参照个体外部条件变化所进行的运动技能。一般都具有相当固定的动作模式,可以按照操作者自己的意愿完成。

02.172　开放性运动技能　open motor skill
动作随个体外部情境变化可相应变化的技能。要求人们具有处理外界信息的能力与对事件发生的预测能力。

02.173　系列运动技能　serial motor skill
以连续、不间断的方式完成的一系列动作技能。需要对外部情境进行不断调节。如打字、滑冰、跑步、舞蹈、弹琴、开汽车等活动中的技能。在这些技能中,动作的持续时间较长,动作与动作间没有明显可以直接感知到的新的起始点。许多分离性动作技能连接在一起可以成为系列运动技能。

02.174　速度–准确性权衡　speed-accuracy trade-off
又称"菲茨定律(Fitts's law)"。阐述运动距离和目标大小之间关系的定律,由菲茨(Fitts)于1954年提出。用公式表示为 $MT=a+b\log_2(1+D/W)$,其中 MT 表示运动时间,a 和 b 为常数,D 为运动距离,W 是目标宽度或大小。该定律说明运动技能操作的速度受到动作准确性要求的影响。随着目标变小或者距离变远,动作速度会下降,以确保动作的准确性。

02.175　施密特图式理论　Schmidt's schema theory
施密特(Schmidt)于1975年在问题解决研究的基础上,提出的适合运动技能学习的图式理论。他认为技能的获得就是练习者获得一组规则的过程,这些规则以抽象符号的形式储存在大脑中,这些抽象的符号被称为图式。

02.176　概括化运动程序　generalized motor

program

具有某些共同特征的一类动作技能的记忆表征或程序。可以作为调节这类动作技能的基础。施密特(Schmidt)认为概括化运动程序控制一类行动而不是一个具体动作或结果。

02.177 动作效果假说 action effect hypothesis

该假说认为动作技能受到预定效果的、详细的计划和控制,在运动技能学习中,主张将注意指向动作技能的预期效果,可以优化运动技能的学习和操作。

02.178 闭环控制系统 closed-loop control system

运动技能操作中的一种中枢神经控制系统类型。动作技能的操作过程中不断与某一标准相比照,以使技能能够按事先的计划进行。运动效应器有反馈不断传入运动控制中心以检测错误和修正动作。

02.179 开环控制系统 open-loop control system

运动技能操作中的一种中枢神经控制系统类型。其中所有动作技能的操作启动和实施所需信息都包含在传送到效应器的初始指令中。运动效应器没有反馈回到运动控制中心。

02.180 反应时 reaction time, RT

刺激呈现到开始反应所需要的时间。

02.181 希克定律 Hick's law

选择反应时间随着刺激–反应选择的数量增加而呈对数增加的规律。用方程表述为 $RT=K\log_2(N+1)$,其中 RT 表示反应时间,K 为常数,N 为可能选择的个数。

02.182 选择反应时 choice reaction time

刺激情境中包含 2 个或 2 个以上的信号,事先规定被试对不同的信号需要选择不同的反应方式,这时测出的反应时为选择反应时。

02.183 辨别反应时 discrimination reaction time

刺激情境中包含 2 个或 2 个以上的信号,但被试只需要对特定的 1 个信号做出反应,对其他信号不做反应,这时测出的反应时为辨别反应时。

02.184 运动时间 movement time

一个动作的开始和完成之间的时间间隔。

02.185 心理不应期 psychological refractory period, PRP

又称"反应不应期"。个体在选择和发动已经计划好的另一个动作时,会对其他的反应选择出现迟滞的现象。反映了行动准备过程的明显有限性,即中枢能够进行的注意分配是有限的。

02.186 传入阻断程序 deafferentation procedure

采用外科手术的方法切断参与运动的神经通路,使其不能进行本体反馈的程序。

02.187 光点技术 point-light technique

又称"光标记技术"。用于确定人在完成运动技能过程中如何收集信息的一种研究程序。把发光二极管或反光材料放在被试的某些关节处,并对其操作某个运动技能进行录像,当被研究者观看录像时,只能看到光点。

02.188 时间阻断程序 temporal occlusion procedure

一种动作操作中视觉搜索的研究方法。用以评价个体为了做出反应而耗费在选择相关信息上的时间长度。

02.189 事件阻断程序 event occlusion procedure

一种动作操作中视觉搜索的研究方法。用以确定个体为了做出正确反应而需要关注的有关信息。

02.190　眼动记录技术　eye movement recording technique
用于研究运动技能操作中的实验方法。使用特殊的设备记录个体在实际操作一个动作技能过程中的眼球运动轨迹的技术。可用于探索人在各种不同条件下的视觉信息加工机制，为观察其与心理活动直接或间接的关系提供了新的有效工具。

02.191　视觉搜索　visual search
引导视觉注意到一个适宜的环境线索的过程。在完成许多运动技能的准备过程中，人需要进行视觉搜索以便从环境中选择与完成技能有关的线索。

02.192　学习迁移　transfer of learning
一种学习对另一种学习的影响。广泛地存在于知识、技能、态度和行为规范的学习中。

02.193　正迁移　positive transfer
先前的学习经验对新的运动技能的学习产生的促进作用。先前学会的运动技能可以加快新的运动技能的学习速度和学习效果。

02.194　负迁移　negative transfer
先前的学习经验对新的运动技能的学习产生的消极影响。先前学会的运动技能可以阻碍新的运动技能的学习速度和学习效果。

02.195　操作反馈　knowledge of performance, KP
又称"绩效反馈"。在运动技能操作过程中提供的有关操作情况的追加反馈。可以指导操作者了解自己在操作进行中表现的好坏。

02.196　描述性操作反馈　descriptive knowledge of performance
操作反馈中采用的一种语言陈述，仅说明在操作过程中所出现的错误。

02.197　说明性操作反馈　prescriptive knowledge of performance
操作反馈中采用的一种语言陈述，说明在操作过程中需要改正的错误，并对如何进行改正操作给予指导。

02.198　结果反馈　knowledge of result, KR
有关动作或运动技能完成结果信息的追加反馈。

02.199　结果反馈延迟间距　KR-delay interval
从动作技能完成到提供追加反馈的时间间隔。

02.200　任务内部反馈　task-intrinsic feedback
在动作技能操作过程中个体自然而然获得的来自感觉的反馈。

02.201　追加反馈　augmented feedback
又称"外在反馈"。在运动中或运动后来源于个体外部的任何反馈形式。

02.202　定量化追加反馈　quantitative augmented feedback
描述操作性质的追加反馈，用以说明操作的质量。

02.203　定性化追加反馈　qualitative augmented feedback
描述操作数量的追加反馈，用以说明操作完成的数量。如错误数。

02.204　指导假说　guidance hypothesis
该假说认为在运动技能学习过程中，追加反馈可以指导个体在练习期间进行正确的操作。但是，如果过于频繁地呈现追加反馈，将使学习者对其产生依赖，以致当不呈现追加反馈时，个体的成绩下降。

03. 运动创伤

03.01 基础医学研究

03.001 关节软骨 articular cartilage
多数由透明软骨构成的,覆盖于关节骨端表面使之光滑的，并与骨组织紧密相连的组织。

03.002 软骨细胞 chondrocyte
构成关节软骨的细胞。

03.003 关节软骨损伤 injury of articular cartilage
由急性创伤或慢性劳损导致的关节软骨的破坏。

03.004 关节软骨损伤修复 repair of articular cartilage
使损伤的软骨尽可能地恢复原状的方法。

03.005 微骨折技术 microfracture technique
用棱锥状的微骨折器械造成软骨缺损区软骨下骨的微骨折,形成多个与髓腔相通且出血的微骨折孔,从而由新生的肉芽组织化生成新的软骨面,修复关节软骨损伤的技术方法。

03.006 自体骨软骨移植 osteochondral autograft transplantation
使用自身其他部分的软骨移植修复软骨损伤的方法。

03.007 同种异体骨软骨移植 osteochondral allograft transplantation
用同种动物某一个体的软骨移植修复另一个体软骨损伤的方法。

03.008 硅橡胶移植 silicone-rubber implantation
将硅橡胶植入软骨缺损部分代替软骨的方法。

03.009 自体软骨细胞移植 autologous chondrocyte implantation
将自身的软骨细胞分离培养后进行移植修复软骨损伤的方法。

03.010 骨膜移植 periosteum transplantation
将骨膜反转缝合,固定在清理过的关节软骨病变缺损部,修复软骨损伤的方法。

03.011 干细胞 stem cell
在适当条件下，具有无限自我复制、自我更新，以及全能或多能分化能力的细胞群，可以分化成多种细胞系的细胞。

03.012 组织工程软骨 tissue-engineered cartilage
用人体的活细胞和各种生物材料制备的人造的用于修复软骨损伤的材料。

03.013 半月板血液供应 blood supply of meniscus
供给半月板血液的途径。主要由来自膝上、下、外侧与内侧的动脉分支,在关节囊及滑膜组织内发出半月板周围毛细血管丛,供应半月板血液。半月板外 1/3 血液供应良好,中 1/3 血液供应较少，内 1/3 无血液供应。

03.014 半月板红区 red zone of the meniscus
半月板外侧 1/3 部分有良好血液供应的区

域。损伤修复后易于愈合。

03.015　半月板红白区　red and white zone of the meniscus
半月板内由血液供应向无血液供应过渡的中央 1/3 区域。损伤修复后能够愈合，但愈合能力不如红区。

03.016　半月板白区　white zone of the meniscus
半月板内侧 1/3 无血液供应的区域，其营养来自滑液。损伤修复后难以愈合。

03.017　半月板矛盾运动　reverse movement of the meniscus
膝关节在伸屈和旋转过程中导致的半月板向两个相反方向的运动。超过半月板的负荷则会导致半月板损伤。

03.018　骨骺　epiphysis
在骨发育成熟前生长骨的部分。中央为骨化中心，周围为软骨。

03.019　压力骨骺　pressure epiphysis
位于长骨的近端，参与关节形成的关节骨骺。系长管状骨的主要纵向生长部位。

03.020　拉力骨骺　traction epiphysis
远离关节，在肌肉的止点，承受拉力，对长骨的纵向生长无大作用的骨骺。

03.021　骨骺损伤　injury of epiphysis
骨骺与骨干骺端相连接处的一层软骨组织的生长板（骺板）部位发生的骨折，包括以骺板为中心的骨骺、骨骺表面软骨及相邻干骺端的复合伤。

03.022　韧带部分断裂　partial rupture of ligament
韧带纤维束的完整性和连续性的部分中断。

03.023　韧带断裂　rupture of ligament

韧带纤维束的完整性和连续性的完全中断。韧带完全断裂后将失去作用，引起关节不稳。

03.024　韧带缝合　suture repair of ligament
固定修复断裂韧带的缝合方法。

03.025　韧带重建　reconstruction of ligament
利用特定替代物，依据断裂韧带的解剖结构重新构建新的韧带以替代断裂韧带功能的方法。

03.026　止点重建　tendon reattachment, ligament reattachment
重新恢复止点的解剖学结构及功能的手术。

03.027　同种异体肌腱移植　reconstruction using allogeneic tendon
应用同一种属不同个体的肌腱进行移植替代的方法。

03.028　人工韧带　artificial ligament
利用人工材料，仿人体韧带的解剖结构和生物力学原理设计而成的韧带重建的替代物。

03.029　永久型人工韧带　permanent prostheses artificial ligament
永久地留在关节内起替代作用而不被分解的人工韧带。

03.030　加强型人工韧带　stents artificial ligament
在自体或同种异体移植物重建韧带的易损期起到应力增强与保护作用的人工韧带。

03.031　支架型人工韧带　scaffolds artificial ligament
起到支架作用的人工韧带。允许和刺激宿主胶原纤维的长入，并按正常韧带的方向排列，逐渐获得正常韧带的结构和抗拉强度，最终形成一条新的韧带。

03.032　骨骼肌损伤　injury of skeletal muscle

一时或长期反复的过度负荷导致的骨骼肌的结构改变和功能障碍。

03.033　骨骼肌缺血再灌注损伤　ischemia reperfusion injury to skeletal muscle

骨骼肌在缺血的基础上恢复血流后,组织器官的损伤反而加重的现象。

03.034　末端病　enthesopathy

腱或韧带止点部因劳损而引起的组织变性改变的病症。

03.035　滑车型腱止点　trochlear type insertion

一种肌腱止点类型。腱止点下方有球形关节软骨面,作用如滑车,可增加力矩并减小局部摩擦。如肩袖止点、跟腱止点。

03.036　牵拉屈曲型腱止点　flex traction type insertion

一种肌腱止点类型。肌腱止点下方有一特殊软骨垫结构,其性质一般为纤维软骨,作用为防止关节屈曲时腱止点折屈受伤。如髌腱止点。

03.037　牵拉型腱止点　traction type insertion

一种肌腱止点类型。附属结构没有关节面及软骨垫的腱止点。主要作用是缓冲牵拉应力。如跖腱膜在跟骨上的止点。

03.038　生物力学　biomechanics

研究生物体的力学问题,运用物理定律及工程学概念来描述正常和异常活动时身体不同节段进行的运动、作用在该身体部分的力,以及运动与力的相互关系的科学。

03.039　骨组织生物力学特性　biomechanical characteristics of bone

各种皮质骨和松质骨对抗牵拉、压迫及剪切力量的强度与刚度特性。

03.040　关节软骨生物力学特性　biomechanical characteristics of articular cartilage

关节软骨的载荷扩散特性及其在关节面相对运动时具备减小摩擦力及关节面磨损的特性。

03.041　胶原组织生物力学特性　biomechanical characteristics of collagen tissue

韧带、肌腱、皮肤等软组织中含有的胶原纤维、弹力纤维及网织纤维所能提供的刚度、强度、延展性等特性。

03.042　膝关节生物力学特性　biomechanical characteristics of knee joint

膝关节在静止和运动过程中,远端股骨、近端胫骨、髌骨、关节软骨、半月板及关节内外韧带、肌腱等结构的相关运动和所承载的力的特性。

03.043　膝关节旋锁机制　screw-home mechanism of knee joint

膝关节屈伸时,股胫关节除铰链运动外还具备旋转运动。从完全屈曲到完全伸直位,胫骨在股骨上滑动时,先在股骨内髁弧面上下降,然后上升并同时外旋。能在任何位置上给膝关节以更高的稳定性。

03.044　损伤修复　repair of injury

组织损伤后所经历的炎症反应、细胞增殖及修复重建的过程。

03.045　异位骨化　ectopic ossification

创伤或其他原因引起的形成于正常骨组织以外部位的骨。

03.046　细胞分化　cell differentiation

间充质细胞向具备特定功能、成熟的组织细胞进行的形态和功能转化的过程。

03.047　细胞去分化　cell dedifferentiation
成熟的组织细胞向间充质细胞方向转化的过程。

03.048　骨关节炎　osteoarthritis
由于关节退变或其他原因(如创伤、关节的先天性异常、关节畸形等)引起的关节骨软骨的非炎症性退行性病变。病理特征为关节软骨变性、破坏,软骨下骨硬化,关节边缘与软骨下骨反应性增生,骨赘形成。临床表现为关节疼痛、活动受限和关节畸形等症状。

03.049　癌基因　oncogene
一类存在于正常细胞内对细胞的增殖起正调控作用,具有潜在的诱导细胞恶性转化特性的基因。包括病毒癌基因和细胞癌基因(或原癌基因)。

03.050　抑癌基因　antioncogene
一类存在于细胞内对细胞增殖有负调控作用,具有潜在抑癌作用的基因。

03.051　基因治疗　gene therapy
将人的正常基因或有治疗作用的基因通过一定方式导入人体靶细胞以纠正基因的缺陷或者发挥治疗作用,从而达到治疗疾病目的的生物医学技术。

03.02　运动创伤总论

03.052　运动创伤学　sports traumatology
运动医学的重要部分,主要任务是研究预防和治疗运动中的创伤,并通过统计的方法,总结创伤发生的原因、治疗效果及健康恢复时间等,以协助改进运动条件,改善教学训练方法,提高运动成绩的学科。

03.053　运动创伤　sports injury
运动过程中发生的各种损伤,损伤部位与运动项目及专项技术特点有关。

03.054　运动技术伤　technopathy sports injury
发生与从事运动项目的技术动作要求密切相关的运动损伤。其中少数为急性伤,多数为过劳损伤。

03.055　非运动技术伤　non-technopathy sports injury
运动中的意外创伤。如自行车运动员摔倒所致的臂丛神经损伤。

03.056　过劳损伤　overuse injury
由于运动量安排不当导致局部过劳,许多微细损伤逐渐积累形成的损伤。属运动技术伤。

03.057　休克　shock
人体遭受体内外各种强烈刺激后所发生的严重的全身性综合征。临床上以急性周围循环衰竭为特征,是由组织血液灌流不足所引起的代谢障碍和细胞受损的病理过程。

03.058　脂肪栓塞综合征　fat embolism syndrome
人体严重创伤骨折或骨科手术后,骨髓腔内游离脂肪滴进入血液循环,在肺血管床内形成栓塞,引起一系列呼吸、循环系统的改变,以进行性低氧血症、皮肤黏膜出血点和意识障碍为特征的综合征。

03.059　复苏　resuscitation
对发生急性循环、呼吸功能障碍的患者采取的急救措施。

03.060 软组织损伤 soft tissue injury
运动中发生的除骨骼以外的损伤。分为开放性和闭合性软组织损伤。开放性软组织损伤时皮肤和黏膜的完整性遭到破坏,闭合性软组织损伤时皮肤和黏膜完整。

03.061 擦伤 abrasion
皮肤受到粗糙物摩擦所致的表面损伤。伤面有擦痕、渗出液和点状出血。

03.062 刺伤 stab wound
锐器所致的损伤。属开放性损伤。

03.063 撕裂伤 laceration
因钝物打击引起的皮肤和软组织撕裂的开放性损伤。

03.064 挫伤 contusion
钝力直接作用于身体某部位引起的闭合性损伤。组织的连续性受到损害,但从解剖上连续性未全中断。

03.065 骨折 fracture
骨的完整性和连续性中断。如腰椎的压缩性骨折、四肢长管状骨的断裂。

03.066 韧带损伤 ligament injury
韧带的完整性和连续性受到的破坏。如踝关节内侧副韧带损伤。

03.067 肌腱损伤 tendon injury
肌腱在运动中急剧收缩或过度牵拉引起的损伤。可分为完全断裂、部分断裂和挫伤拉伤。

03.068 急性创伤 acute traumatic injury
直接或间接外力一次作用所致的创伤。伤后症状迅速出现,病程一般较短。

03.069 慢性创伤 chronic traumatic injury
又称"陈旧伤"。急性损伤后因处理不当而致反复发作,或在运动中不断劳损,由小创伤积累而成的创伤。症状出现缓慢,病程迁延较长。

03.070 创伤性骨关节炎 traumatic osteo-arthritis
因关节损伤、关节内骨折造成的关节肿胀、疼痛、滑膜炎、活动受限及关节骨质增生等。

03.071 冰敷 ice compress
通过低温使患处受冷而致血管收缩,从而控制及减轻症状的方法。

03.072 压迫包扎 compression
利用弹性绷带或布带直接缠绕于患部以减少伤部组织出血,防止伤部组织过度肿胀及在恢复过程中伤患组织内结缔组织过度增长、受伤部位肿大的方法。

03.073 封闭治疗 local injection
将治疗药物注射于痛点、关节囊、神经干等部位,以起到消炎止痛、解除痉挛等作用的方法。

03.074 支持带 strap
用来保护关节稳定,避免受伤韧带和其他组织松弛,限制肌腱肌肉超常范围活动以免已伤组织再伤,并使已伤组织适当休息的装置。通常使用黏膏固定。

03.075 矫形器 brace
又称"支具"。为协助或代替肢体的功能,支撑体重,防止不随意运动,以及防止和矫正畸形而制作的改善功能的器具。

03.076 石膏绷带[固定] plaster bandage
利用石膏绷带固定骨关节损伤(骨折、脱位)的方法。使用时将脱水硫酸钙的细粉末撒在特制的稀疏纱布绷带上,制成石膏绷带,用水浸透后缠绕在已经整复的肢体上起固定作用,是临床常用的、快捷有效的外固定方法。

03.077 夹板[固定] splint
四肢创伤骨折时，常用的、传统的应用夹板进行固定的方法。一般以不超过骨折的上下关节为准(关节附近的骨折例外)，宽度总和应略窄于伤肢的周径。

03.078 关节造影术 arthrography
利用造影剂不能透过 X 线的特性，注入造影剂对膝关节内病变进行诊断的一种检查方法。

03.079 关节镜 arthroscope
一种用于观察、诊断、治疗骨关节内部组织结构伤病的内窥镜。由镜头、光源、监视器、镜下手术器械、刨削系统等组成。

03.080 关节镜手术 arthroscopy
应用关节镜对骨关节内伤病进行诊断、治疗的微创手术方法。

03.03 运动创伤各论

03.03.01 肩部运动创伤

03.081 肩带关节 shoulder girdle joint
由胸骨、锁骨、肩胛骨、肱骨近端及它们之间连接的关节所形成的关节，包括 5 个关节，即盂肱关节、肩锁关节、胸锁关节、肩胛骨胸壁间关节和肩峰肱骨间关节。

03.082 肩带肌肉 shoulder girdle muscle
连接上肢与躯干的肌肉。分布于肩胛骨的外侧和内侧面，起自肩胛骨，止于肱骨，跨越肩关节，可伸、屈、内收、外展肩关节。

03.083 喙肩弓 coracoacromial arch
由肩峰前部、喙突和喙肩韧带组成的，是防止肱骨头上移的重要结构，也是发生肩峰下撞击时与肱骨大结节相互撞击和摩擦受损的主要结构。

03.084 喙肩韧带 coracoacromial ligament
起于喙突外缘，基底较宽，向外上逐渐变窄，止于肩峰前缘，是防止肱骨头上移的重要结构。

03.085 肩袖 rotator cuff
由冈上肌、冈下肌、小圆肌和肩胛下肌共同组成的结构。肌腱止于肱骨大小结节，形似袖口。具有稳定肱骨头，内、外旋肩关节及协助三角肌外展肩关节等作用。

03.086 肩峰下囊 subacromial bursa
位于肩峰下间隙、三角肌与肩袖肌群之间的滑囊。肩关节运动时起润滑作用。

03.087 肩峰形态 acromial morphology
肩胛冈外侧端的外上方的突起部分的形态。分为三型：Ⅰ型即扁平状肩峰；Ⅱ型即弧形肩峰；Ⅲ型即钩状肩峰。Ⅱ、Ⅲ型肩峰与肩峰下撞击综合征的发生密切相关。

03.088 锁骨骨折 fracture of the clavicle
跌倒时由单臂支撑或肩部外侧着地，以及暴力直接作用于锁骨引起的骨折。除出现神经血管压迫症状外，多可采用保守治疗。

03.089 无移位肱骨大结节骨折 non-displaced fracture of the greater tubercle of the humerus
由肩直接着地或暴力直接撞击于肱骨大结节所致的骨折。多无明显移位，治疗上采用三角巾悬吊上肢。

03.090 肱骨大结节撕脱骨折 avulsion fracture of the greater tubercle of the humerus
由摔倒时肩处于外展外旋位，肩袖肌群强烈收缩所引起的肱骨大结节的撕脱骨折。多由间接外力所致，移位明显不能复位者，应行切开复位内固定术。

03.091　肱骨外科颈骨折　fracture of the surgical neck of the humerus
肱骨解剖颈下 2~3cm 范围内的骨折。相当于松质骨与坚质骨交界处的骨折。多由间接外力所致，可分为裂纹型骨折、外展型骨折和内收型骨折。

03.092　裂纹型肱骨外科颈骨折　non-displaced fracture of the surgical neck of the humerus
肱骨解剖颈下 2~3cm 范围内的骨膜下骨折。无移位。治疗上采用三角巾悬吊上肢 2~3 周。

03.093　外展型肱骨外科颈骨折　abduction fracture of the surgical neck of the humerus
肱骨解剖颈下 2~3cm 范围内的骨折。肱骨头与骨干呈外展关系。多为摔倒时上肢外展手掌撑地所致。多数骨端相互嵌插，治疗上采用三角巾悬吊上肢。少数骨折端明显移位，近端外展、外旋，远端向上移位于近端内侧，需给予手法复位，石膏固定。

03.094　内收型肱骨外科颈骨折　adduction fracture of the surgical neck of the humerus
肱骨解剖颈下 2~3cm 范围内的骨折。肱骨头与骨干呈内收关系。多为摔倒时上肢内收手掌撑地所致。内侧皮质可相互嵌插，也可完全移位。应予手法复位，外展夹板或肩"人"字形石膏固定 4 周。

03.095　肱骨头骨骺分离症　separation of the proximal humeral epiphysis
肱骨近端骨骺尚未闭合时所发生的骨骺骨折。该处解剖学结构较为薄弱，多因跌倒时，暴力沿肱骨向上传导作用于骺板或肱骨解剖颈所致。X 线显示肱骨头向下滑脱，骺板影变宽。移位轻微者用三角巾悬吊上肢。严重者应予复位，复位不佳者手术治疗。

03.096　喙突损伤　injury of the coracoid
可由直接撞击或肌肉牵拉造成喙突的骨折。新鲜撕脱骨折多数移位不明显，采用保守治疗。若移位明显，可以考虑切开复位、螺钉或钢丝等内固定。晚期如有症状，可手术切除骨片，再将肌腱断端原位缝合。

03.097　肩关节脱位　shoulder dislocation
肱骨头与肩胛盂失去正常的对合关系。发生率约占全身关节脱位总数的 50%。根据肱骨头移位的方向分为 4 类：前脱位、后脱位、盂上脱位及盂下脱位。

03.098　肩关节前脱位　anterior shoulder dislocation
肩关节脱位时肱骨头向前的脱位。最常见的一种脱位，占肩关节脱位总数的 50%。

03.099　肩关节复发性脱位　recurrent shoulder dislocation
肩关节首次脱位后的一系列病理改变导致关节不稳，较小的外力作用即可致再次脱位的情况。一般需要手术治疗。

03.100　班卡特损伤　Bankart lesion
肩关节前下盂唇撕脱伴或不伴相应区域盂骨膜的撕脱或剥离。肩关节前脱位关节内最常见的病理改变。

03.101　佩尔特斯损伤　Perthes lesion
肩关节前下盂唇及相应区域盂骨膜自肩胛盂的剥离。盂唇及骨膜的联系完整。

03.102　前盂唇及骨膜套袖状撕裂　anterior labral periosteal sleeve avulsion, ALPSA
肩关节前下盂唇连同相应局部骨膜套袖状

的撕裂。与班卡特损伤的区别是盂唇相应区域的骨膜完整，没有断裂，盂唇和骨膜向肩胛颈回缩、低位固定。手术时需从骨膜下游离盂唇，复位后再行缝合固定。

03.103　盂肱下韧带肱骨止点撕脱损伤
　　　　humeral avulsion of the inferior
　　　　glenohumeral ligament, HAGL
肩关节盂肱下韧带肱骨头止点处的撕脱损伤。常见于盂肱的连接处，也可见于实质部及肱骨止点。一般需原位缝合固定，以免影响肩关节稳定性。

03.104　前下盂缘损伤　glenolabral articular
　　　　disruption, GLAD
前下盂缘软骨损伤。盂唇及骨膜的联系完整，盂肱下韧带的止点完整。多因肩外展、外旋时前下盂缘受挤压而损伤，可伴或不伴肩关节不稳。

03.105　希尔–萨克斯损伤　Hill-Sachs lesion
肱骨头后上部的骨或软骨缺损的情况。由肩前下脱位时，肱骨头的后外侧与前下盂撞击引起。深度与撞击暴力大小有关，分为 3 度：1 度，软骨性；2 度，骨软骨性；3 度，骨性。多见于复发脱位者，少见于多向不稳患者。

03.106　杜加斯征　Dugas sign
又称"搭肩试验"。肩关节发生前脱位后，患者患肢固定于轻度外展及内旋位，患侧手不能触到健侧肩部，肘部不能贴靠胸壁的状态。

03.107　肩恐惧试验　shoulder apprehension
　　　　test
肩关节前向不稳的典型诱发试验。患者仰卧位，肩置床沿，肩关节外展 90°，缓慢增加外旋，同时压肱骨头向前，患者有恐惧感、脱出感。单纯疼痛非阳性。

03.108　凹陷征　sulcus sign

肩关节不稳的体征之一。即患者站立位，肩部中立位，检查者一手固定肩峰，另一手使肱骨内收，向远端牵拉上臂，肱骨头与肩峰之间出现的凹陷。按照肱骨头远离肩峰的距离将下方不稳定分为 3 级：1.0cm 为 1 级；2.0cm 为 2 级；大于 3.0cm 为 3 级。

03.109　复位试验　relocation test
肩关节前向不稳的诱发试验之一。患者仰卧位，肩置床沿，外展外旋至有脱出感位置，向后施力于肱骨近端，疼痛减轻，外旋角度增加，突然松手，疼痛增加，并有恐惧感。

03.110　肩关节不稳　shoulder joint instabi-
　　　　lity
包括肩关节脱位、半脱位、不稳后疼痛、松弛在内的一系列疾病。对运动员训练影响大。过顶动作较多的运动项目尤甚，如棒球、排球、游泳等。

03.111　肩关节多向不稳定　multidirectional
　　　　shoulder joint instability
盂肱关节在多个方向脱位或半脱位。主要异常是存在松弛与多余下方囊袋。临床表现为疼痛多于不稳，患者多方向恐惧试验，平移试验，前、后抽屉试验，凹陷征等多项体征阳性，同时伴随疼痛和不适感及全身关节松弛表现。

03.112　创伤性单方向班卡特损伤　traumatic
　　　　unidirectional Bankart lesion requiring
　　　　surgery, TUBS
多由创伤引起的肩关节单方向不稳，班卡特损伤多见，需要外科手术治疗。

03.113　非创伤性肩关节多方向不稳　at-
　　　　raumatic multidirectional, often bilat-
　　　　eral, shoulder instability requiring re-
　　　　habilitation and occasionally inferior
　　　　capsular shift, AMBRI
非创伤性的肩关节多方向不稳的病理状态。

双侧发病，多需要康复治疗，保守治疗效果不理想者需行下关节囊移位手术。

03.114 上盂唇自前向后损伤 injury of the superior labrum anterior and posterior, SLAP injury
肩关节上盂唇自前向后的撕脱。累及肱二头肌长头腱附着处。牵拉及直接撞击是损伤的主要病因，通常分为 4 型。

03.115 肩锁关节脱位 acromioclavicular joint dislocation
直接暴力自上向下撞击肩峰或间接暴力过度牵引肩关节向下均能引起的扭伤及脱位。一般根据严重程度分为 3 型。

03.116 肩锁关节骨性关节炎 osteoarthritis of the acromioclavicular joint
由于肩锁关节反复超常活动或急性损伤或脱位后未及时正确处理所致的关节炎。保守治疗无效可采用手术治疗。

03.117 胸锁关节前脱位 anterior dislocation of the sternoclavicular joint
肩部过度外展，或肩端由上方受到突然撞击，锁骨外端向下以第 1 肋骨为支点使内端上翘，撕裂胸锁或肋锁韧带而发生的脱位。早期治疗与锁骨骨折相同。

03.118 肩峰下撞击综合征 subacromial impingement syndrome
肩部前屈、外展或内旋时，肱骨大结节与喙肩弓反复撞击，导致肩峰下滑囊炎症、肩袖组织退变甚至撕裂以及肱二头肌腱长头病变，而引起肩部的疼痛和活动障碍。

03.119 肩袖撕裂 rotator cuff tear
肩袖各肌腱自肱骨大、小结节止点部的断裂。为造成肩部疼痛和功能障碍的常见原因，发病机制是外伤或者退变。

03.120 肩峰成形术 acromioplasty
将肩峰前下缘骨赘切除，使 Ⅱ、Ⅲ 型肩峰转变为 Ⅰ 型肩峰的手术。

03.121 肩袖修复术 rotator cuff repair
采用人工方式（如编制线、缝合锚钉等）将撕裂的肩袖肌腱组织的裂口重新闭合，以促使其愈合，并恢复肩袖组织功能的手术。

03.122 肩关节镜 shoulder arthroscopy
对肩关节及其周围组织结构进行直视下探查、诊断和治疗的关节镜。

03.123 肩关节造影术 shoulder arthrography
将关节造影术应用于肩关节疾患的诊断方法。

03.124 游泳肩 swimmer's shoulder
游泳运动员因游泳动作而引起的肩峰下撞击综合征以及冈上肌腱、肱二头肌腱的腱病。自由泳选手最易患，其次为蝶泳。

03.125 肩袖钙化性肌腱炎 calcific tendinitis of the rotator cuff
钙盐沉积在肩袖的变性肌腱中的一种炎症。可分为急性和慢性。

03.126 肱二头肌长头肌腱炎 tendinitis of the long head of biceps tendon
创伤性肱二头肌肌腱损伤的一种病理表现。创伤导致腱组织退变，伴随着血管侵入促进腱修复，在修复或损伤过程中，可以有腱组织或腱周围组织炎症的出现。

03.127 肱二头肌长头肌腱脱位 dislocation of the long head of biceps tendon
肱二头肌长头肌腱的近端从肱二头肌腱沟内脱出的现象。多系投掷时肩部在外展外旋位时发力，肱骨再突然内旋时发生。伤时结节间沟上的横韧带断裂，肌腱向前方脱出。患者多有结节间沟较浅、小结节发育不良等先天性解剖异常。

03.128 肱二头肌长头肌腱断裂 rupture of the long head of biceps tendon
创伤性肱二头肌肌腱损伤的一种病理表现。主要出现在肱骨的结节间沟处，多因肌腱在沟中慢性磨损，或者反复局部封闭后肌腱变性，在一次明显或不明显的肱二头肌突然收缩时，变性部位被拉断。肌腱近端附着点的断裂较少见。

03.129 胸大肌断裂 rupture of the pectoralis major
直接外伤或胸大肌强力收缩引起的肌腹、肌腱或肌肉和腱结合部的断裂。可造成胸部疼痛及胸大肌功能不全。

03.130 念佛征 namaste sign
一种胸大肌断裂后可诱发出的体征。让患者双手掌置于"念佛位"用力对推，此时胸大肌即出现紧张的轮廓，如果轮廓消失并有明显的凹陷，即说明胸大肌断裂。

03.131 前锯肌损伤 injury of the serratus anterior muscle
主要由训练量过大、过劳、技术失误等引起的前锯肌的损伤。为造成肩胛骨下方疼痛的重要原因之一。深吸气可加重疼痛。多见于举重运动员。

03.132 肩胛下滑囊炎 subscapular bursitis
损伤或过劳造成的肩胛骨下方滑囊急性或慢性的炎症。为造成肩胛骨下方疼痛的重要原因之一。肩胛骨活动时常有肩胛骨下方的吱喳音。

03.133 肩关节周围炎 periarthritis humero-scapularis
又称"冻结肩"，俗称"五十肩"。肩关节的关节囊以及周围韧带和肌腱的一种弥漫性炎症。除创伤、手术等原因使肩关节缺乏活动外，多数情况下原因不清。可导致局部代谢障碍，血液及淋巴液回流受阻，结果关节周围，如关节囊、肩袖、喙肱韧带等组织中发生退行性改变，有渗出液及炎症细胞浸润，继而出现纤维化，致使肩关节主动和被动活动均明显受限。

03.134 胸小肌综合征 pectoralis minor syndrome
外伤、心衰、肿瘤以及因训练引起的胸小肌肥大等原因，致使腋静脉受到压迫而导致的上肢痉挛性疼痛及无力。其中由于胸小肌肥大引起的此症表现为运动时的间歇性疼痛，又称"上肢静脉间歇性跛行(intermittent venous claudication of the upper extremity)"。

03.135 肩胛上神经损伤 injury of the suprascapular nerve
反复磨损、过度牵拉、囊肿压迫等原因导致肩胛上神经在肩胛骨切迹或肩峰根部受损而出现的冈上肌和冈下肌的萎缩，或由于损伤部位较低而单独出现冈下肌的萎缩。

03.136 胸长神经损伤 injury of the long thoracic nerve
劳损或者外伤所致的胸长神经损伤。可引起前锯肌瘫痪无力，导致翼状肩胛。

03.137 肩关节过度外展综合征 hyperabduction syndrome of the shoulder
在肩关节过度外展时，上肢反复用力而导致的走行于喙突、肋骨膜及胸小肌下的腋动、静脉及臂丛神经受压所引起的一系列临床症状。主要表现为肩关节活动后上肢酸累无力，甚至出现正中神经或尺神经麻痹症状。

03.138 肱骨投掷骨折 throwing fracture of the humeral shaft
进行标枪、棒球、垒球等投掷运动时所引起的肱骨螺旋形骨折。常合并桡神经损伤。

03.03.02　肘部运动创伤

03.139　肱骨髁上骨折 supracondylar hu-meral fracture

肱骨髁上部位的骨折。最常见的肘部骨折。5~10 岁高发，主要由跌倒时用外展的手支撑保护自己所致。可分为伸直型、屈曲型及粉碎型。

03.140　伸直型肱骨髁上骨折 extension type supracondylar humeral fracture

摔倒时肘关节在半屈曲或过伸位时手撑地，地面的反作用力使肱骨髁向后方移位，而重力使肱骨近段向前方移位，形成的伸直型骨折。肱骨髁上骨折中最多见的一种，占 90% 以上。可分为尺偏型和桡偏型。

03.141　屈曲型肱骨髁上骨折 flexion type supracondylar humeral fracture

发生在摔倒时肘屈曲位后部直接着地，暴力由后下方向前上方撞击尺骨鹰嘴，使肱骨髁远端向前移位，形成的肱骨髁上骨折。

03.142　粉碎型肱骨髁上骨折 comminuted supracondylar humeral fracture

骨折处碎成 3 块以上的肱骨髁上骨折。少见，多发生于成年人。

03.143　肱骨小头骨骺分离 separation of the humeral capitellum epiphysis

常见于摔倒时手掌撑地，肘关节半屈位，来自桡骨头的传导应力对肱骨小头撞击剪切造成的骨骺分离。X 线表现为肱桡关节关系改变，即桡骨的纵轴线不通过肱骨小头的骨骺中线。

03.144　肱骨内上髁骨折 medial epicondylar fracture of the humerus

举重运动员在抓举过程中，肱骨内上髁受旋前圆肌和前臂屈肌群主动收缩引起的骨折。杠铃过顶后上举时，杠铃的重量使前臂发生被动外展，使肱骨内上髁遭受被动牵拉引起的骨折。

03.145　肱骨内上髁骨骺分离 separation of humeral medial epicondylar epiphysis

体操等运动中从高处跌下时，发生在前臂旋前或外展位腕背伸支撑，使肱骨内上髁受到肌肉和内侧副韧带的牵拉，导致肱骨内上髁骨骺前下移位。肱骨内上髁骨骺属于牵拉骨骺，骨化中心在 5~6 岁出现，直到 14~17 岁才闭合，7~15 岁好发此症。受伤机制同肱骨内上髁骨折。

03.146　桡骨头骨折 radial head fracture

常见于跌倒时肘伸直、前臂旋前位手掌撑地，暴力由桡骨下端向上传达，使桡骨小头直接撞击肱骨小头，桡骨小头受挤压发生的骨折。肘伸直支撑时常伴有肘外翻现象，故桡骨头外缘多发生塌陷性骨折。

03.147　肘关节脱位 elbow dislocation

肘关节的脱位损伤。一般分为肘关节的前脱位和后脱位，前脱位较少见，占 1%~2%。肘后脱位发生于摔倒时手伸出支撑、肘过伸或外展。肘前脱位则多在肘屈曲位时，肘后方直接受到暴力，使鹰嘴发生骨折后产生。

03.148　肘关节习惯性脱位 habitual dislo-cation of the elbow

包括肘关节的习惯性后脱位及习惯性侧方脱位。根据脱位程度又可分为完全脱位或半脱位。不常见。对上肢为主的运动项目影响严重。

03.149　肘关节习惯性后脱位 habitual pos-terior dislocation of the elbow

尺骨滑车切迹的异常或关节桡侧和尺侧副韧带松弛造成的肘关节脱位。多为创伤因素或先天发育所致。不大的伸展外力即可致肘脱位，而且复位容易。

03.150　肘关节习惯性侧方脱位　habitual lateral dislocation of the elbow
主要表现为肘关节不稳的习惯性侧方半脱位，完全的侧方脱位少见。分为外翻侧脱位和内翻侧脱位。较后脱位少见。

03.151　肘关节内侧肌肉韧带装置损伤　injury of the medial muscle-ligament complex of the elbow
运动中任何使肘关节被动外翻、过伸或前臂屈肌、旋前圆肌突然主动收缩等造成的内侧肌肉韧带装置(包括内侧关节囊、尺侧副韧带、肱骨内上髁部屈肌群及其附着点、肱骨内上髁等)的损伤。常见于投掷、体操、举重等项目。

03.152　肘关节尺侧副韧带断裂　ulnar collateral ligament rupture of the elbow
肘关节受到外翻应力导致的一种运动损伤。外翻试验阳性说明内侧肌肉韧带装置损伤。单纯外翻试验阳性，而抗阻握拳屈腕下外翻试验阴性则表示单纯尺侧副韧带断裂，肌肉未断裂。抗阻握拳屈腕下外翻试验仍有外翻松弛开口感说明尺侧肌肉韧带同时断裂。

03.153　肘关节创伤性滑膜炎　traumatic synovitis of elbow
由于肘关节运动过量或者外伤所致的，以肘关节肿痛为主要特点的疾病。受伤机制分为一次关节滑膜的挤压伤或慢性劳损 2 种情况。多见于标枪、体操及举重运动员。如投标枪或手榴弹时肘的甩鞭动作等都可将某部分嵌入的滑膜挤伤，产生局部滑膜炎。慢性劳损引起的滑膜炎无明确外伤史，是肘骨关节病的早期表现，由软骨碎屑脱落到关节内刺激滑膜所致。

03.154　肱骨小头软骨损伤和骨软骨损伤

chondral and osteochondral injury of capitulum of humerus
包括肱骨小头软骨骨折、肱骨小头骨软骨骨折和肱骨小头剥脱性骨软骨炎。三者的早期病理表现完全不同，但在晚期不易区别。

03.155　肱骨小头软骨骨折　chondral fracture of the capitulum of humerus
发生于肱骨小头的软骨骨折。

03.156　肱骨小头骨软骨骨折　osteochondral fracture of the capitulum of humerus
发生于肱骨小头的骨软骨骨折。

03.157　肱骨小头剥脱性骨软骨炎　osteochondritis dissecans of the capitulum of humerus
由外伤、感染、遗传及内分泌障碍等原因所致的肱骨小头局部缺血性骨软骨坏死。表现为肘关节疼痛和功能受限，或伴有关节的肿胀、积液等。X 线片示肱骨小头出现不规则的囊状疏松及破坏，关节面可见不规则缺损，或周围环绕透亮带的圆形致密影，也可见破碎骨片游离。

03.158　肱骨小头骨骺无菌性坏死　aseptic necrosis of humeral capitulum epiphysis
肱骨小头骨骺发生的缺血性坏死现象。发病年龄在 5~10 岁，病理上为骨骺化骨核缺血性改变。表现为化骨核的变形、截断变及早期关节隙变宽。

03.159　肘滑车关节骨软骨骨折　osteochondral fracture of the trochlea of the elbow
由于过伸伤等急性损伤造成的肱骨滑车和尺骨关节面的骨软骨骨折。多合并肘关节周围其他软组织如关节囊及韧带损伤。典型表现为伤后关节交锁，或伤后肘伸屈时有响声。

03.160　肘关节骨关节病　osteoarthritis of the elbow joint

肘关节骨软骨退行性改变。表现为软骨有变性，骨有骨唇、骨疣，滑膜有慢性炎症，关节纤维囊有肥厚，出现"关节鼠"和关节内积液。发生在不同运动项目中有不同名称，如"投掷肘 (thrower's elbow)""棒球肘 (pitcher's elbow)"等。

03.161　肱三头肌肌腱断裂　rupture of triceps tendon

多由于间接外力所致的肱三头肌肌腱近止点处断裂或撕脱骨折。伸肘抗重力试验有诊断价值。

03.162　伸肘抗重力试验　elbow extension against gravity test

检查肱三头肌止点断裂或撕脱骨折的试验。患者立位，弯腰，上臂侧平举，主动伸肘不能完全伸直(无力)或同时肘后疼痛的为阳性。

03.163　网球肘　tennis elbow

又称"肱骨外上髁炎(lateral humeral epicondylitis)"。肘部疾病中的常见病。特点是肱骨外上髁处局限性疼痛和压痛，以伸腕或伸中指抗阻痛为主要体征。因网球运动员易患此病而得名。

03.164　密尔试验　Mill's test

先让患肘屈曲，然后屈腕屈指，前臂旋前，再被动使肘缓缓伸直的检查方法。如肱骨外上髁处出现疼痛为阳性。主要用于检查网球肘。

03.165　肘关节周围软组织钙化或骨化　calcification and ossification of surrounding soft tissue of the elbow joint

发生于肘关节周围软组织的钙化或骨化。多继发于肘关节脱位、侧副韧带损伤及肘内侧装置断裂等急性损伤后，肘关节伤后功能障碍的重要原因。常见有 3 种类型：肘侧副韧带钙化，内侧多见；肘关节囊钙化及骨化；肘后骨膜下化骨。

03.166　鹰嘴部滑囊炎　olecranal bursitis

尺骨鹰嘴嵴与皮下之间的皮下滑囊和肱三头肌肌腱深浅两头之间的腱间滑囊因急性损伤或慢性劳损导致的滑囊炎。

03.167　肱二头肌远端止点断裂　rupture of the distal insertion of the biceps brachii

肱二头肌附着于桡骨结节止点处的断裂。常因肱二头肌一次突然剧烈有力收缩所致。

03.168　肘关节镜　elbow arthroscopy

应用于肘关节的检查和治疗的关节镜。主要分为 4mm 和 2.7mm 的广角(30°角)关节镜 2 种。

03.169　前臂卷缠损伤　coiling injury of the forearm

一种特殊的运动损伤。多见于单杠回环动作。轻者可致韧带或肌肉拉伤，重者可致前臂骨折或开放骨折。

03.03.03　腕和手部运动创伤

03.170　贝内特骨折　Bennett fracture

拇长展肌腱牵拉造成第 1 掌骨基底经关节的骨折。

03.171　罗兰多骨折　Rolando fracture

第 1 掌骨基底部分两侧粉碎性骨折。一般 2

块以上。

03.172　小儿贝内特骨折　baby Bennett fracture

第 5 掌骨基底由于尺侧伸腕肌腱牵拉造成的骨折移位。

03.173　拳击者骨折　boxer's fracture
第 5 掌骨颈骨折。由作用于手指远端的直接打击、扭转或屈曲力引起。

03.174　拳击者关节　boxer's knuckle
覆盖于掌骨头的矢状束的纵行撕裂同时伴有伸指肌腱半脱位。常由此处单次或反复直接创伤引起，如拳击运动。

03.175　拇指掌指关节尺侧副韧带损伤　ulnar collateral ligament injury of the thumb metacarpophalangeal joint
又称"滑雪拇(skier's thumb)""牧场看守人拇(gamekeeper's thumb)"。拇指受桡偏暴力所致第 1 掌指关节尺侧副韧带的损伤。

03.176　指间关节脱位　proximal interphalangeal joint dislocation
暴力引起的手指近指间关节脱位伤。

03.177　屈指肌腱损伤　flexor tendon injury

又称"运动衫指(sweater finger)"。常见于运动中抓住对手运动衣裤时，由于对手反向撕扯，导致手指被动伸直，引起屈指肌腱于远节指骨止点处的撕裂。

03.178　锤状指　mallet finger
又称"垒球指(baseball finger)"。伸指肌腱于末节指骨处断裂导致的手指成锤形。发生于拇指处称锤状拇。常见于当手部伸指肌腱收缩试图伸展手指时，球或其他物体击中手指末端致手指屈曲，导致伸肌腱于止点处撕裂。

03.179　伸指肌腱钮孔样断裂　boutonniere injury of the finger extensor tendon
伸指肌腱中央束于其在中节指骨基底处止点断裂形成钮孔样损伤。钮孔样畸形指的是近指间关节屈曲，远指间关节背伸形成的畸形。发生于拇指称钮孔拇。机理为近指间关节的直接创伤或急性屈曲暴力作用于近指间关节而同时伸指肌腱收缩伸直近指间关节导致中央束断裂。

03.03.04　脊柱运动创伤

03.180　颈椎骨折脱位　fracture dislocation of the cervical spine
颈椎椎体的完整性或连续性中断，或椎体之间的关节面失去正常对合关系的情况。在运动创伤中少见，一旦发生常较严重，合并脊髓损伤者多致残或致命。多见于从事体操、跳水、京剧和杂技等的人员。受伤动作主要是头部受撞或高空落地时头部撞地，颈部突然屈曲或伸展。

03.181　寰椎外伤性前脱位　traumatic anterior dislocation of the atlas
因暴力损伤引起的寰椎向前脱位。在运动员中损伤机制有 2 种：一是屈颈受伤；二是伸颈损伤(如跳水入水时前额受力致使下颌前伸，头颅及寰椎一起向前错动，损伤韧带，产生错位)。寰枢椎前脱位间错位严重者可

损伤脊髓，引起四肢瘫痪，或因伤及呼吸循环中枢而猝死。

03.182　枢椎齿状突骨折　odontoid fracture of the axis
头部受力使颈突然屈曲或伸展造成的齿状突发生的骨折。

03.183　伸展型枢椎齿状突骨折　odontoid fracture of the axis occurring with extension
颈后伸时翼状韧带的牵扯及寰椎向后推压所致枢椎的齿状突骨折。

03.184　屈曲型枢椎齿状突骨折　odontoid fracture of the axis occurring with flexion

颈屈曲时翼状韧带的撕脱骨折。在小儿则多为骨骺分离。由于应力关系,折断的齿状突和寰椎一起向前错位。椎管间腔伤后改变较单纯寰齿脱位轻,因此脊髓损伤的机会也较少。

03.185　寰椎骨折　fracture of the atlas
颈椎损伤中较常见的一种。临床上寰椎骨折脱位,神经症状轻重不一,有的当场死亡;有的病情严重,伴有不同程度的脑干和脊髓高位损伤,表现为脑神经瘫痪、四肢瘫或不全瘫和呼吸障碍,常需立即辅助呼吸;有的仅为枕颈部疼痛和活动障碍,神经症状轻微,但这类患者仍有潜在危险,应予以高度重视和相应治疗。

03.186　杰斐逊型寰椎骨折　Jefferson fracture of the atlas
寰椎骨折的一种。多因由高处跌下,头顶垂直着地,枕骨髁状突将寰椎的两个侧块向两侧劈开,造成寰椎前后弓四处骨折。其侧块分离较大相加超过 7mm 者,常说明其横韧带有断裂,呈不稳定型骨折。寰椎的后弓上有椎动脉沟,骨折时可引起椎动脉破裂造成死亡,或继发动、静脉瘘。

03.187　寰椎后弓骨折　posterior arch fracture of the atlas
颈过伸再加垂直外力造成的寰椎后弓部位的骨折。伤部在后弓的动脉沟。占颈伤的2%~13%,占寰椎骨折的 2/3。X 线侧位像或 CT 断层像可确诊。石膏或颈架固定 2 个月可愈。

03.188　颈椎单纯前脱位与半脱位　simple anterior dislocation and subluxation of the cervical spine
颈椎 3~7 向前的部分或全部脱位。多由突然屈颈、剪切暴力所引起,常致后侧韧带广泛撕裂,并伴发小关节一侧或两侧半脱位或全脱位。

03.189　颈椎椎体压缩骨折　compression fracture of the cervical spine
多因颈椎屈曲暴力所致椎体被压缩形成的骨折。椎体被压成楔形或压扁。

03.190　颈椎粉碎骨折　comminuted fracture of the cervical spine
重型颈椎压缩骨折。由于压碎的骨片由椎体后缘突入椎管,因此常引起脊髓急性压迫或破坏。

03.191　胸腰椎骨折　thoracic and lumbar spine fracture
胸椎或腰椎椎体的完整性或连续性中断。在运动员中较少见,多因由高处"掉下",臀部着地的间接暴力引起,如单杠失手、跳伞落地技术不正确等。

03.192　稳定型胸腰椎骨折　stable thoracic and lumbar spine fracture
不易发生再移位的胸腰椎骨折。包括椎体楔形压缩骨折、横突骨折、第 5 腰椎以上的椎板骨折。

03.193　不稳定型胸腰椎骨折　unstable thoracic and lumbar spine fracture
容易发生移位或复位后容易再移位的胸腰椎骨折。包括椎体骨折合并小关节脱位或交锁,椎体与关节突骨折、脱位,第 5 腰椎椎板骨折,严重的椎体粉碎骨折,椎体严重楔形压缩骨折合并棘间韧带断裂或棘突骨折,脊椎骨折合并脊髓神经损伤。

03.194　运动员脊椎椎板骨折　fracture of the vertebral lamina in athlete
脊椎的峡不连,指上下关节突间的椎板不连形成的骨折。发生于腰 4、5 者常合并滑椎症。多见于体操、羽毛球、举重、京剧及杂技等运动员及演员。

03.195　滑椎[症]　spondylolisthesis

腰椎椎体间部分或全部错位的一种疾患。即腰椎滑脱。最多见的原因是随年龄增加而发生的退行性腰椎滑脱，即假性滑脱；其次为运动损伤、先天或不明原因造成腰椎峡部崩裂而导致的腰椎滑脱，即真性滑脱。好发于腰4~5椎体间以及腰5~骶1椎体之间。

03.196　运动员脊椎棘突痛　pain syndrome of the spinous process of the vertebra in athlete
又称"棘间韧带断裂（rupture of the interspinous ligament）"。多见于运动员后背正中骨突起处的疼痛。易发生部位为腰椎4、5（44.8%）、腰5骶1（34.3%）及胸椎（7.8%）。

03.197　腰椎间盘突出症　lumbar disc herniation
腰椎间盘发生退行性变，再因某种原因使纤维环部分或完全破坏，连同髓核一并向外膨出，压迫神经或脊髓，引起的一系列神经症状。腰痛的重要原因之一，多见于举重、跨栏、标枪、体操运动员及舞蹈演员。

03.198　颈椎间盘突出症　cervical disc herniation
颈椎间盘变性、突出，再压迫脊髓或神经根造成脊髓神经功能损害的疾病。

03.199　颈椎病　cervical spondylosis
颈椎间盘退行性变、颈椎骨质增生所引起一系列临床症状的疾病。分为颈型、神经根型、脊髓型、椎动脉型、交感神经型和其他型。临床常表现为颈、肩臂、肩胛上背及胸前区疼痛，手臂麻木，肌肉萎缩，甚至瘫痪。

03.200　急性腰扭伤　acute lumbar sprain
腰部肌肉、韧带损伤及关节扭伤等。90%发生于腰骶部和骶髂关节。常发生于搬抬重物、腰部肌肉强力收缩时。常见损伤类型有腰肌拉伤、棘间韧带揻伤、小关节扭伤、小关节滑膜嵌顿及骶髂关节扭伤。

03.201　腰背部肌筋膜炎　thoracolumbar fascitis
又称"腰背肌肉劳损"。因寒冷、潮湿、慢性劳损使腰背部肌筋膜及肌组织发生水肿、渗出及纤维性变而出现的一系列临床症状。运动员腰背部疼痛最常见的原因。

03.202　椎体缘离断症　separation of the bony fragment from the edge of the vertebral body
又称"椎体骨骺炎（epiphysitis of the vertebral body）"。下部胸腰椎椎体缘的破坏及离断性改变。引起腰痛的重要原因之一。在体操运动员、舞蹈杂技演员中较常见。

03.03.05　骨盆与髋部运动创伤

03.203　髂嵴挫伤　contusion of the iliac crest
髂前上棘至髂后上棘间的髂嵴部位的挫伤。为骨盆最常见的损伤。

03.204　髂骨翼骨折　fracture of the iliac ala
髂骨翼部位的骨折。骑马为易伤运动，伤后肿痛明显，骨折以纵裂多见。

03.205　髂前上棘撕脱骨折　avulsion fracture of the anterior superior iliac spine
髂前上棘受到缝匠肌的牵拉暴力而发生的肌肉止点的撕脱骨折。多在跑跳过程中髋关节伸展及膝关节屈曲时发生。

03.206　髂前下棘撕脱骨折　avulsion fracture of the anterior inferior iliac spine
作为股直肌的止点，髂前下棘在股四头肌直头强烈收缩或被动牵拉下发生的撕脱骨折。

03.207　坐骨结节撕脱骨折　avulsion fracture of the ischial tuberosity
作为腘绳肌的止点，坐骨结节在腘绳肌强力

收缩下而发生的撕脱骨折。多见于骨盆固定于屈曲位膝关节伸展时。

03.208　股骨小粗隆骨折　fracture of the lesser trochanter

作为髂腰肌的止点，小粗隆受到髂腰肌的牵拉而发生的撕脱或疲劳性骨折。

03.209　运动员股骨颈应力性骨折　femoral neck stress fracture in athlete

运动员长跑时反复局部负重或芭蕾舞演员反复大跳或开髋单足过多旋转而造成的股骨颈部位的应力性骨折。

03.210　运动员耻骨应力性骨折　pubis stress fracture in athlete

长跑运动员跑步时内收肌内旋持重、反复牵拉而造成的耻骨坐骨支的应力性骨折。

03.211　骶髂关节扭伤　sprain of the sacro-iliac joint

骶髂关节作为微动关节发生的韧带的扭伤。伤后局部出现疼痛，并可向腹股沟区或腘绳肌及大腿后方放射。

03.212　慢性股骨头骨骺滑脱症　chronic slipped capital femoral epiphysis

多发生于 10~16 岁从事训练的儿童的一种髋关节疾病。以逐渐出现的股骨头骨骺滑脱为特征。症状呈渐进性，起始只有疲劳，逐渐出现疼痛、跛行，晚期会发生股骨颈变宽，股骨头变形坏死，患肢缩短，患髋外展外旋畸形。

03.213　运动员股骨头无菌性坏死　aseptic necrosis of the femoral head in athlete

特指青少年发生的莱格–佩尔特斯病（Legg-Perthes disease）。由于炎症或外伤性关节积液，关节内压力较大造成血管阻塞和骨骺缺血所致的股骨头骨骺坏死病。多见于 5~11 岁活动较多的体操运动员。

03.214　髂骨翼骨骺炎　epiphysitis of the iliac ala

由于跑步中反复转体时腹斜肌、阔筋膜张肌及缝匠肌对髂骨翼上的止点反复牵拉引起血管供血障碍而出现的骨骺炎。症状以局部压痛、转体抗阻痛为主。

03.215　坐骨结节骨骺分离　epiphyseal separation of the ischial tuberosity

多见于竞走或体操运动员由于髋屈曲、膝伸展位时腘绳肌突然收缩所致坐骨结节骨骺的撕脱。芭蕾舞演员大收肌的收缩牵拉也可造成。

03.216　运动员耻骨联合骨软骨炎　osteochondritis of the pubic symphysis in athlete

简称"耻骨炎"。由于内收肌群慢性劳损引起血运障碍所致的局部骨软骨炎。症状以疼痛为主。多见于足球运动员。

03.217　髂肌血肿与股四头肌麻痹　hematoma of the iliacus and paralysis of the quadriceps

由于臀部着地致髂肌受牵拉损伤而造成髂肌下血肿，并同时压迫股外侧皮神经及股神经，致使神经干局部缺血导致股四头肌的麻痹。

03.218　髂腰肌痉挛　iliopsoas muscle spasm

跨栏运动员跨越腿（后腿）侧的髂腰肌突然发生痉挛所致的腹深部的剧烈疼痛，使其双手抱腹弯腰不能直立，卧位腿不能伸直的症状。休息后可逐渐缓解。

03.219　髂腰肌小粗隆末端病　enthesopathy of the iliopsoas insertion at the lesser trochanter

髂腰肌对小粗隆止点反复牵拉劳损所致的末端病。多见于跨栏运动员的跨越腿侧，对训练影响较大。

03.220 腰大肌下滑囊炎与弹响 sub-psoas bursitis and snapping

髂腰肌下行至髋关节时的腱性部分与股骨头和髋臼缘摩擦形成的滑囊受伤后所发生的滑囊炎。以疼痛为主,常向大腿前部放射,并会出现弹响症状。

03.221 弹响髋 snapping hip

由于臀肌、髂胫束挛缩所致的大粗隆部位的弹响症。伴有髋关节的内收、内旋和屈曲受限。

03.222 股骨大粗隆滑囊炎 bursitis of the greater trochanter

大粗隆部的位于臀大肌的腱膜与大粗隆外侧之间的腱下滑囊或皮下滑囊因外伤所致的滑囊炎。也可由弹响髋时局部的反复摩擦造成。

03.223 梨状肌综合征 piriformis syndrome

由原发的梨状肌急性或慢性损伤,或继发的被周围组织炎症波及的梨状肌的损伤,以及受波及的臀上下神经及其所支配的肌肉和坐骨神经症状的临床综合征。

03.224 髋关节半脱位 subluxation of the hip joint

由于幼儿股骨头骨骺发育不良,关节囊松弛,使髋关节囊遭受牵拉外展性损伤时股骨头自髋臼脱出的疾患。好发于 5 岁以下男童,青年偶有发生。

03.225 髋关节骨关节病 osteoarthritis of the hip joint

由于髋关节反复受压和撞击,造成软骨受损而继发的骨关节病。

03.226 髋关节单纯性滑膜炎 simple synovitis of the hip joint

髋关节负重后出现的以疼痛为主的滑膜炎症状。但物理检查基本正常,X 线及磁共振成像(MRI)也无异常表现,经一次封闭治疗即可缓解。

03.227 髋臼唇撕裂 acetabular labrum tear

由于髋部过度扭转而造成髋臼唇的撕裂损伤。主要表现为髋部的疼痛和弹响等。

03.228 髋关节镜 hip arthroscopy

主要用于髋关节疾患的诊断和治疗的关节镜。

03.229 骑士捩伤 rider's sprain

股骨内收肌群的损伤。多见于骑马运动,也见于体操、短跑运动员及舞蹈、杂技演员。

03.03.06 膝部运动创伤

03.230 股四头肌创伤性骨化性肌炎 traumatic myositis ossificans of the quadriceps

又称"股四头肌异位骨化(heterotopic ossification of the quadriceps)"。由于严重的股四头肌挫伤引起局部的疼痛和温度升高,致使邻近关节出现运动障碍,并伴有局部边界不清的肿块等异常骨化为主的疾病。

03.231 股四头肌肌腱断裂 rupture of the quadriceps tendon

股四头肌腱的完整性和连续性中断。

03.232 髌骨骨折 patellar fracture

髌骨的骨与骨小梁的连续性中断。

03.233 髌骨疲劳骨折 fatigue fracture of the patella

长期、反复、慢性持续的力量集中作用于髌骨,导致髌骨的骨与骨小梁的连续性发生中断。

03.234　疼痛性二分髌骨　painful bipartitc patella
大量体育训练或长跑后引起前膝疼痛的髌骨。少年阶段的髌骨骨化异常，髌骨化骨核在骨化过程中没有完全愈合所致。

03.235　高位髌骨　patella alta
相对位置高于人群平均值的髌骨与股骨。

03.236　英索尔指数　Insall index
屈膝30°侧位片测量的髌尖至胫骨结节距离除以髌骨对角径的值。正常值为1.03±20%。

03.237　卡顿指数　Caton index
屈膝30°侧位片测量的髌骨关节面远端至胫骨平台前缘距离除以髌骨关节面长度的值。正常值为1.0±20%。

03.238　低位髌骨　patella baja
髌骨与股骨的相对位置低于人群平均值的髌骨与股骨。

03.239　髌骨创伤性脱位　traumatic patellar dislocation
因外伤导致髌骨与股骨髁失去正常的对合关系。

03.240　髌骨恐惧试验　patellar apprehension test
完全伸膝位，向外侧持续推移髌骨，并逐渐屈曲膝关节的检查方法。如果患者产生疼痛且有髌骨脱位的恐惧感，则为阳性。

03.241　Q角　Q angle
在伸膝位测量的髂前上嵴至髌骨中心点连线和髌骨中心点到胫骨结节最高点连线的夹角（锐角）。正常值为15°±5°。

03.242　胫骨结节–股骨滑车值　value of the tibial tuberosity-trochlear groove distance

又称"TT-TG值（TT-TG value）"。在同一序列CT或MRI上测量的胫骨结节最高点与滑车沟最低点相对于股骨内外髁后缘切线的距离。较Q角更能准确地判断伸膝装置的力线。

03.243　复发性髌骨脱位　recurrent patellar dislocation
髌骨与股骨髁反复失去正常对合关系的现象。

03.244　习惯性髌骨脱位　habitual patellar dislocation
任何屈膝活动都会使髌骨与股骨髁失去正常对合关系的现象。

03.245　髌骨半脱位　patellar subluxation
髌骨向内或向外移位，部分超出股骨滑车的正常位置。外侧髌骨半脱位多见。

03.246　髌骨倾斜　patella tilt
在膝轴位测量髌骨外侧面切线和内外髁连线夹角（即外侧髌股角）时，两线平行或向内侧成角的情况。向外侧成角为正常。

03.247　髌骨软化　chondromalacia patella
髌骨的软骨由劳损、损伤引起的退行性改变。包括软骨的肿胀、碎裂、脱落和腐蚀等病变产生的一系列症状。

03.248　髌尖末端病　enthesopathy of the apex patellae
髌腱在髌骨的止点部因劳损而引起的组织变性改变。多见于跳跃性运动项目。

03.249　股四头肌止点末端病　enthesopathy at the insertion of quadriceps femoris
股四头肌肌腱在髌骨上极止点部因劳损而引起的组织变性改变。多见于跳跃、篮球和排球等运动。

03.250　髌骨缺血性坏死　patellar avascular

necrosis

又称"辛丁-拉森-约翰逊病(Sinding-Larsen-Johansson disease)"。发生在髌骨第二骨化中心下极的骨坏死。由于慢性运动损伤与磨损牵拉或应力骨折引起髌骨下极供血不足所致。

03.251 髌腱断裂 rupture of patellar tendon
髌腱纤维的完整性和连续性中断。髌腱断裂后伸膝功能丧失。

03.252 布鲁门萨线 Blumensaat line
股骨髁间窝顶部皮质线。

03.253 胫骨结节骨软骨炎 osteochondrosis of the tibial tuberosity
又称"奥斯古德-施拉特病(Osgood-Schlatter disease)"。在青少年中，髌腱的反复牵拉导致髌腱的胫骨止点处舌状骨骺局部血肿、机化、钙化与骨化的现象。表现为局部疼痛、隆起。

03.254 膝关节斜束弹响 snapping of the oblique bundle of knee extensor retinaculum
伸膝腱膜中由髌骨至内、外侧半月板的纤维束称为"斜束"，反复摩擦引起斜束发炎、增厚，屈伸时与股骨髁摩擦发生弹响且疼痛的现象。

03.255 胫骨结节撕脱骨折 avulsion fracture of the tibial tuberosity
股四头肌强力收缩所致髌腱止点处胫骨结节的撕脱性骨折。在青少年骨骺未闭者则累及骨骺。

03.256 内侧副韧带 medial collateral ligament, MCL
位于膝关节内侧、鹅掌的深面，起自股骨内上髁，止于胫骨近端内侧面的，宽而扁的组织。其纤维与内侧关节囊融合在一起，主要

作用是阻止膝关节外翻。

03.257 内侧副韧带损伤 injury of the medial collateral ligament
膝关节外翻伤时内侧副韧带受到过度牵拉造成的损伤。根据损伤程度由轻到重可以分为Ⅰ、Ⅱ、Ⅲ度。

03.258 内侧副韧带部分断裂 partial rupture of the medial collateral ligament
内侧副韧带连续性的部分中断。

03.259 内侧副韧带全断裂 complete rupture of the medial collateral ligament
内侧副韧带连续性的完全中断。

03.260 内侧副韧带钙化 calcification of medial collateral ligament
又称"佩莱格里尼-斯蒂德病(Pellegrini-Stieda disease)"。膝关节内侧副韧带的附着点发生钙化或骨化的现象。

03.261 后内侧复合体 posteromedial complex, PMC
膝关节后内侧区域韧带和关节囊等结构的总称。主要结构有内侧副韧带、后斜韧带和后内侧关节囊。

03.262 后内侧复合体损伤 injury of the posteromedial complex
膝关节内侧副韧带、后斜韧带和后内侧关节囊的损伤。

03.263 外侧副韧带 lateral collateral ligament, LCL
位于膝关节外侧，起自股骨外上髁，止于腓骨小头，呈圆索状的韧带。主要作用是阻止膝关节内翻。

03.264 外侧副韧带损伤 injury of the lateral collateral ligament

膝关节内翻伤时外侧副韧带受到过度牵拉造成的损伤。

03.265　后外侧复合体　posterolateral complex, PLC

膝关节后外侧区域肌腱、韧带、关节囊等结构的总称。主要结构有外侧副韧带、腘肌腱和腘腓韧带,次要结构有膝关节后外侧关节囊、豆腓韧带、弓状韧带、髂胫束、股二头肌肌腱、腓肠肌外侧头。

03.266　后外侧复合体损伤　injury of the posterolateral complex

膝关节后外侧区域肌腱、韧带、关节囊等结构的复合损伤。

03.267　小腿外旋试验　posterolateral rotation test

又称"拨号试验(Dial test)"。临床常用的判断膝关节后外侧复合体损伤的体检试验。患者俯卧或者仰卧,分别在屈膝 30°和 90°位做双足被动外旋。足部和大腿的夹角相差10°~15°为阳性,30°位阳性表明后外侧复合体损伤,30°和 90°位均阳性表明后外侧复合体和后交叉韧带均损伤。

03.268　前交叉韧带断裂　rupture of the anterior cruciate ligament

膝关节外伤时前交叉韧带的连续性中断。前交叉韧带自身愈合能力弱,多数情况下断裂后需要进行重建手术恢复其功能。

03.269　髁间棘撕脱骨折　avulsion fracture of the intercondylar eminence

前交叉韧带在胫骨止点的撕脱骨折。主要累及髁间棘。

03.270　拉赫曼试验　Lachman test

临床最常用的判断前交叉韧带断裂的体检试验。患者仰卧,膝屈30°,检查者一手握股骨下端,一手握胫骨上端向前拉小腿,如果松弛前移又无韧带拉紧的抵抗感即为阳性,表示膝前交叉韧带断裂。注意两侧对比。

03.271　前抽屉试验　anterior drawer test, ADT

临床常用的判断前交叉韧带断裂的体检试验。患者仰卧,屈膝约 90°,足平放在床上,下肢肌肉放松。检查者用臀部将患者的足固定以防足前后滑动,双手握住小腿上端做前拉动作。如可向前拉出(松),即表示前交叉韧带断裂。注意两侧对比。

03.272　轴移试验　pivot shift test

临床常用的判断前交叉韧带断裂的体检试验。小腿内旋外翻位,持续施加一定轴压力,膝关节由伸直位达到屈膝 30°位时胫股关节有错动脱位感,伸直时则呈现错动复位感。阳性表示前交叉韧带断裂。

03.273　前交叉韧带重建术　anterior cruciate ligament reconstruction

使用自体肌腱、同种异体肌腱或者人工韧带重建前交叉韧带的手术。通常通过在股骨和胫骨上钻制骨道,然后将移植物植入骨道内再固定来实现。

03.274　前交叉韧带单束重建术　single-bundle anterior cruciate ligament reconstruction

前交叉韧带重建的一种手术技术。植入的前交叉韧带重建移植物为一束,通常在股骨和胫骨均只有一个骨道。

03.275　前交叉韧带双束重建术　double-bundle anterior cruciate ligament reconstruction

前交叉韧带重建的一种手术技术。植入的前交叉韧带重建移植物为方向不同的两束,通常在股骨和胫骨均有两个骨道,分别重建前内束和后外束。

03.276　前交叉韧带部分重建术　anterior cruciate ligament partial reconstruction
对于前交叉韧带部分束断裂的患者(前内束或者后外束中一束断裂)，仅仅重建断裂一束的术式。

03.277　前交叉韧带翻修重建术　revision anterior cruciate ligament reconstruction
对于前交叉韧带重建术后失败的患者,再次行前交叉韧带重建的手术。

03.278　自体骨–髌腱–骨　bone-patellar tendon-bone autograft
交叉韧带重建的常用自体移植物。常用的是两端连带有骨块的髌腱中间 1/3 部分。

03.279　自体半腱股薄肌腱　semitendinosus and gracilis tendon autograft
用于重建韧带时取用的患者自体的半腱肌与股薄肌的肌腱。为交叉韧带重建时常用的自体移植物。

03.280　自体四股腘绳肌腱　quadrupled hamstring tendon autograft
重建交叉韧带时应用的患者自体半腱肌腱和股薄肌腱。分别双折后共为 4 股。为目前交叉韧带重建最常用的移植物。

03.281　自体股四头肌腱　quadriceps tendon autograft
用于重建交叉韧带时取用的患者自体中间部分股四头肌肌腱条,髌骨端可带髌骨骨块或者不带髌骨骨块。为重建交叉韧带的自体移植物之一。

03.282　同种异体肌腱　tendon allograft
用于重建韧带时所取用的由同种异体提供的经过处理的肌腱。用于交叉韧带重建的同种异体腱有胫前肌腱、胫后肌腱、半腱股薄肌腱、跟腱、髌腱和股四头肌肌腱等。

03.283　界面螺钉　interference screw
主要用于交叉韧带重建过程中将肌腱或韧带的骨块固定于股骨和胫骨骨道的植入物。

03.284　鹅足　pes anserinus
由缝匠肌、股薄肌和半腱肌的肌腱末端在胫骨上端内侧互相重叠形成的形似鹅足的联合腱结构。

03.285　半月板股骨韧带　meniscofemoral ligament
简称"板股韧带"。由板股前、后韧带组成。板股前韧带也称"汉弗莱韧带(Humphrey ligament)",板股后韧带又称"里斯伯格韧带(Wrisberg ligament)",均起自外侧半月板后角,分别经后交叉韧带前、后方向前内上斜行,止于股骨内侧髁外侧面后交叉韧带止点的前、后方。

03.286　后交叉韧带损伤　injury of the posterior cruciate ligament
主要由膝关节的过伸伤或屈曲位胫前部受撞等损伤导致的韧带损伤。可分为上、下止点损伤和体部损伤。

03.287　后交叉韧带部分断裂　partial rupture of the posterior cruciate ligament
后交叉韧带的部分纤维断裂。主要分为前外束断裂和后内束断裂。

03.288　后交叉韧带全断裂　complete rupture of the posterior cruciate ligament
后交叉韧带的全部纤维断裂。

03.289　后交叉韧带下止点撕脱骨折　avulsion fracture of the posterior cruciate ligament from the tibia
后交叉韧带从胫骨的止点上撕脱,并带有止点骨块的现象。多见于儿童和青少年。

03.290　后抽屉试验　posterior drawer test,

PDT

检查后交叉韧带断裂的主要方法。患者仰卧屈膝 90°左右，双手握住小腿上端做后退动作，如果胫骨可向后推出即为阳性。包括中立位、内旋位和外旋位。

03.291 胫骨结节塌陷征 sag sign of the tibial tuberosity

后交叉韧带断裂的主要体征，患者仰卧位，屈髋屈膝 90°，患侧胫骨结节较健侧低。

03.292 后交叉韧带重建术 reconstruction of the posterior cruciate ligament

后交叉韧带断裂后，利用其他组织加以重建，恢复其功能的手术。

03.293 后交叉韧带单束重建术 single-bundle reconstruction of the posterior cruciate ligament

后交叉韧带断裂后，利用其他组织呈一束重建，恢复其功能的手术。通常在胫骨止点和股骨止点各钻一骨道。

03.294 后交叉韧带双束重建术 double-bundle reconstruction of the posterior cruciate ligament

后交叉韧带断裂后，利用其他组织分前外束和后内束双束加以重建，恢复其功能的手术。通常是胫骨止点钻一骨道，股骨止点钻两骨道。

03.295 后交叉韧带部分重建术 posterior cruciate ligament partial reconstruction

后交叉韧带前外束或后内束部分断裂后，利用其他组织加以重建的手术。

03.296 单切口后交叉韧带重建术 reconstruction of the posterior cruciate ligament through a single incision

又称"完全关节镜下后交叉韧带重建术"。利用髌腱旁内侧切口切取移植物，钻取胫骨骨道和股骨骨道以及固定移植物上下端的手术。

03.297 双切口后交叉韧带重建术 reconstruction of the posterior cruciate ligament through double incision

重建后交叉韧带需做髌腱旁内侧切口附加股骨外侧切口的手术。前者用于切取移植物，制作胫骨骨道及重建韧带的下端固定；后者用于股骨骨道的制作及上端的固定。

03.298 经胫骨的后交叉韧带重建术 reconstruction of the posterior cruciate ligament with the transtibial tunnel technique

在重建后交叉韧带的过程中，下止点通过胫骨骨道固定移植物的手术方法。

03.299 嵌入后交叉韧带重建术 reconstruction of the posterior cruciate ligament with the tibial inlay technique

在重建后交叉韧带的过程中，将带有骨块的移植物通过螺钉直接固定在后交叉韧带的下止点部位，而不是将移植物固定在胫骨骨道内的手术方法。

03.300 后交叉韧带翻修重建术 revision reconstruction of the posterior cruciate ligament

第一次重建后交叉韧带失败后，再次重建后交叉韧带的手术。

03.301 膝关节复合伤 combined knee injury

膝关节 2 条以上的韧带断裂及其他组织（如半月板、关节囊等）的复合损伤。

03.302 膝关节三联损伤 unhappy triad knee injury

又称"多诺霍三联征(O'Donoghue's triad)"。膝关节内侧副韧带、内侧半月板及交叉韧带同时损伤的一种严重的膝关节损伤。

03.303 交叉韧带囊肿 cyst of the cruciate ligament
交叉韧带内部或周围的囊性肿物。

03.304 膝关节不稳 instability of the knee joint
膝关节韧带损伤导致的关节有超常范围活动的松弛现象。

03.305 膝外侧向前旋转不稳 antero-lateral rotatory instability of the knee, ALRI
胫骨外髁向前旋转半脱位,其旋转轴向前内侧移位的现象。临床表现为内旋位的前抽屉试验阳性。不稳的主要因素为前交叉韧带和外侧结构的损伤。

03.306 膝外侧向后旋转不稳 postero-lateral rotatory instability of the knee, PLRI
胫骨外髁向后旋转半脱位,其旋转轴向后内侧移位的现象。诊断依靠外旋位的后抽屉试验及外旋过伸试验。不稳的主要因素为后交叉韧带的损伤。

03.307 膝内侧向前旋转不稳 antero-medial rotatory instability of the knee, AMRI
胫骨内髁向前旋转半脱位,其旋转轴向前外侧移位的现象。诊断依靠外旋位的前抽屉试验。不稳的主要因素为内侧结构和前交叉韧带的损伤。

03.308 膝内侧向后旋转不稳 posterome-dial rotatory instability of the knee, PMRI
胫骨内髁向后旋转半脱位,其旋转轴向后外侧移位的现象。诊断依靠内旋位的后抽屉试验。后交叉韧带断裂是其主要因素。

03.309 内侧半月板 medial meniscus
位于股骨内髁和内侧胫骨平台之间的半月形的纤维软骨组织。呈"C"形,前后止点

分别止于前后交叉韧带止点的前方,体部与关节囊紧密相连。

03.310 外侧半月板 lateral meniscus
位于股骨外髁和外侧胫骨平台之间的半月形的纤维软骨组织。呈"O"形,前后止点分别止于内侧半月板前后止点之间,后体部有腘肌腱裂隙与关节囊分开,活动度较大。

03.311 半月板损伤 injury of the meniscus
由急性创伤或慢性劳损导致的半月板结构的破坏。

03.312 创伤性半月板损伤 traumatic me-niscus injury
由创伤因素导致的半月板完整性的破坏。

03.313 退变性半月板损伤 degenerative meniscus injury
由退变因素导致的半月板完整性的破坏。

03.314 半月板纵裂 longitudinal tear of the meniscus
裂口平行于半月板纵轴的半月板撕裂。

03.315 半月板桶柄样裂 bucket-handle tear of the meniscus
半月板发生纵行撕裂后,其游离缘片断发生移位,移位的片断类似于桶的柄,而未移位的片断类似于桶的现象。

03.316 双后交叉韧带征 double posterior cruciate ligament sign
半月板桶柄样撕裂时,半月板碎块移至后交叉韧带前下方,在磁共振成像矢状面图像上,后交叉韧带前方出现与之相平行的低信号条状阴影的症状。

03.317 半月板放射状裂 radial tear of the meniscus
裂口垂直于半月板边缘的半月板撕裂。

03.318 半月板斜裂 oblique tear of the me-niscus

裂口不垂直于半月板边缘的半月板撕裂。

03.319 半月板层裂 horizontal tear of the meniscus

使半月板变成上下两层或多层的半月板内部的撕裂。

03.320 半月板复杂裂 complex tear of the meniscus

包含纵裂、放射状裂、斜裂、层裂中任何 2 种或 2 种以上撕裂的半月板损伤。

03.321 半月板变性 degeneration of the meniscus

反复轻微扭伤、挤压等原因导致的半月板退行性变化。

03.322 半月板周围炎 perimeniscitis

反复轻微扭伤、挤压等原因导致的半月板周围组织的慢性炎症。

03.323 膝关节交锁 locking of the knee

关节内的机械性因素引起的膝关节在某种体位时屈伸活动受到限制的现象。

03.324 膝关节摇摆试验 knee swing test

患者仰卧，膝关节伸直或半屈，医生一手拇指放在内(或外)侧关节隙，压住半月板，另一手握住足跟或小腿远端，并内外摇摆小腿，使关节隙开大、缩小数次的检查方法。如为阳性，示半月板损伤。

03.325 麦氏征 McMurray sign

医生一手握患者足踝部，另一手扶膝上，使小腿外展外旋，然后将膝由极度屈曲缓缓伸直，如内侧关节隙处有响声(听到或手感到)，同时出现疼痛，即表示内侧半月板损伤。也可反方向进行，外侧出现疼痛和弹响。即示外侧半月板损伤。

03.326 半月板全切除术 total meniscectomy

将损伤的内侧或者外侧半月板全部切除的手术方法。

03.327 半月板部分切除术 partial menis-cectomy

将损伤部分的半月板切除的手术方法。

03.328 半月板缝合 meniscus suture

以缝合的方法将撕裂的半月板固定的手术方法。

03.329 同种异体半月板移植 meniscal al-lograft transplantation

用同种异体半月板移植替代切除了的半月板的手术方法。

03.330 人工半月板移植 synthetic meniscus transplantation

用人工半月板材料替代切除了的半月板的手术方法。

03.331 半月板囊肿 meniscal cyst

位于半月板周围，与半月板相关的囊肿。多系半月板损伤引起。

03.332 盘状半月板 discoid meniscus

一种表现为较正常半月板大并呈圆盘状改变的半月板发育畸形。多为外侧半月板，内侧极少见。

03.333 股骨髁软骨病 osteochondropathy of the femoral condyle

股骨髁软骨的退行性变化。

03.334 髌骨软骨病 osteochondropathy of the patella

髌骨软骨的退行性变化。

03.335 压髌试验 patella compression test

患者膝关节伸直或在某一角度时，医生用手掌沿垂直方向或前后左右错动按压髌骨的检查方法。如髌骨下疼痛即为阳性。

03.336 磨髌试验 patella grind test
医生按压患者髌骨，再令其伸屈膝关节（或按压错动髌骨）的检查方法。髌骨下有砂纸样或不平破碎感为阳性。

03.337 髌缘[指压]痛 pain around the edge of the patella
医生一手将患者的髌骨向侧方推起，另一手指压髌骨的边缘感觉到的疼痛。

03.338 伸膝抗阻试验 knee extension against resistance test
医生将一前臂放在患者患膝后侧，一手握小腿前方，并给一定阻力，让患者膝由屈曲位逐渐伸直的检查方法。痛或膝软为阳性。

03.339 推髌抗阻试验 McConnell test
患者以患膝单足站立，用手将髌骨推向内或外侧，然后让患者做蹲起动作，也可让患者垂腿坐于床边，医生一腿压患膝小腿用以施加阻力，以手向侧方推髌骨，再让患者伸膝的检查方法。如果抗阻试验疼痛，推髌时加重或减轻甚至消失，均为阳性。

03.340 单足半蹲试验 monopodia semis-quat test
让患者患肢支撑蹲起的检查方法。出现膝痛膝软即为阳性，即髌骨股骨软骨病、假性髌骨软骨病、伸膝筋膜炎、髌腱腱围炎、股四头肌腱止点末端病呈阳性，半月板损伤也可为阳性。必须指明疼痛的位置，以便鉴别。

03.341 股骨滑车部软骨损伤 cartilage injury of the femoral trochlea
单纯发生在股骨滑车部的软骨损伤。可分为急性和慢性损伤。受伤当时症状不突出，诊断和治疗有一定困难。

03.342 膝关节骨软骨骨折 osteochondral fracture of the knee joint
一种较少见但严重的关节内骨折。常因运动创伤所致，好伴发髌骨内、外侧支持带及前交叉韧带、后交叉韧带、半月板等结构的损伤。多见于青少年，因其软骨层与软骨下骨结合得非常紧密，而软骨下骨比较薄弱，以致外伤后骨折常发生在软骨下骨的松质骨内，尤好发于股骨内外髁和髌骨。

03.343 股骨髁剥脱性骨软骨炎 osteochondritis dissecans of the femoral condyle
一种累及股骨髁关节表面的病理状态。以各种原因导致的区域性关节软骨及其深层的骨质缺血坏死、并与周围健康骨质分离为特征的一类关节软骨疾病。

03.344 胫骨高位截骨术 high tibial osteotomy
治疗膝关节内侧骨关节炎的方法。通过截骨术矫正下肢力线使膝关节骨关节炎部位的受力重新分布到膝关节的健康部位，以减缓膝关节的退行性改变，从而利于对伴有力线不正的骨关节炎的治疗。

03.345 滑膜皱襞综合征 synovial plica syndrome
滑膜皱襞由于先天性的发育异常或因外伤、炎症等因素造成皱襞的过度增生、肥厚，在关节活动时产生撞击、夹挤，而导致疼痛、弹响、打软腿和交锁等症状和体征的一组综合征。

03.346 脂肪垫损伤 fat pad injury
一种慢性无菌性炎症，即膝关节脂肪垫因急性或慢性损伤引起出血、水肿及纤维化，产生伸膝疼痛、受限等症状和体征。

03.347 翼状韧带损伤 injury of the alar ligament
又称"翼状皱襞损伤（injury of the alar folds）"。一种慢性无菌性炎症，即膝关节翼状韧带因急性或慢性损伤引起出血、水肿及纤维化,产生伸膝疼痛、受限等症状和体征。

03.348　膝关节创伤性滑膜炎　traumatic synovitis of the knee joint
膝关节急性创伤引起滑膜损伤后毛细血管破裂出血、滑膜充血、关节内液渗出、关节内压升高,导致膝关节腔内积血或积液的一种非感染性炎症。膝关节严重肿胀、活动受限。

03.349　色素沉着绒毛结节性滑膜炎　pigmented villonodular synovitis, PVNS
一种少见的滑膜增生破坏性疾病。关节、滑囊以及腱鞘内的滑膜呈结节状或绒毛状进行性增生,伴色素(含铁血黄素)沉着,常有关节反复出血、肿胀。膝关节好发。

03.350　鹅足滑囊炎　pes anserinus bursitis
位于鹅足与内侧副韧带之间的鹅足滑囊受到直接打击或膝关节伸屈扭转过多而引起的炎症。膝关节屈曲用力、外展、外旋时疼痛。

03.351　髌前滑囊炎　prepatellar bursitis
位于髌骨与髌前皮肤之间的皮下滑囊受到急性或慢性创伤而引起的炎症。患者不能屈膝行走。

03.352　内侧副韧带下滑囊炎　medial collateral ligament bursitis
运动与训练中膝关节不断伸屈与扭转,位于内侧副韧带深浅两层之间的滑囊可因劳损而出现的炎症。局部疼痛,膝伸屈与扭转时皆痛。

03.353　半膜肌滑囊炎　semimembranosus bursitis
位于半膜肌主腱与腓肠肌内侧头之间的滑囊因受到急性或慢性创伤而引起的炎症。局部肿胀、疼痛。

03.354　腘窝囊肿　popliteal cyst
又称"贝克囊肿(Baker's cyst)"。为后关节囊滑膜疝、滑膜腓肠肌内侧头滑囊、半膜肌滑囊或腓肠肌内侧头与半膜肌间滑囊向后膨出形成的囊肿。大多数为刺激性滑囊炎。囊内衬以滑膜细胞,受刺激后滑囊黏液分泌增多、膨胀,成为损伤的产物,即形成囊肿。

03.355　髂胫束摩擦综合征　iliotibial tract friction syndrome
髂胫束在膝关节上方经过,覆盖股骨外上髁,膝关节伸屈时,髂胫束在外上髁上前后来回滑动摩擦刺激,两者之间水肿充血产生无菌性炎症,导致在运动中和运动后膝关节外侧疼痛的综合征。多见于中长跑和竞走运动员。

03.356　膝外侧疼痛综合征　knee lateral pain syndrome
膝外侧副韧带上下的滑囊、软组织及腘肌腱的慢性小创伤导致在训练或比赛过程中出现膝外侧疼痛的综合征。

03.357　鹅足腱弹响症　pes anserinus snapping
鹅足的缝匠肌、股薄肌和半腱肌的腱膜在膝关节伸屈时因肌腱脱位,或与胫骨内髁下缘增生骨疣滑动,产生肌腱弹动和弹响并引起疼痛等的症状。

03.358　胫骨平台骨折　fracture of the tibial plateau
胫骨近端关节内的骨折。可有不同程度的关节面压缩与移位,产生膝内、外翻畸形,影响膝关节的对合稳定性与运动,严重者还可合并半月板或韧带损伤,引起膝关节功能严重障碍。

03.359　膝关节外伤性全脱位　traumatic complete knee dislocation
直接暴力冲击胫骨上端或间接外力使膝关

节遭受过伸性或旋转性损伤的现象。导致胫骨向前、向后、向内或向外侧脱位,产生疼痛、肿胀、脱位畸形,常伴发内外侧副韧带、交叉韧带断裂,胫骨或股骨骨折,以及神经血管损伤。

03.360 膝关节腘血管损伤 popliteal blood vessel injury of the knee joint

膝关节受到强大的暴力而骨折或脱位时,腘窝部腘动脉或腘静脉的损伤或断裂。

03.361 急性上胫腓关节脱位 acute proximal tibiofibular-joint dislocation

上胫腓关节受到直接或间接暴力,导致的关节前脱位、后脱位或上脱位。可引起肿胀、疼痛,并可损伤腓神经。

03.362 上胫腓关节扭伤 proximal tibiofibular joint sprain

直接或间接暴力或慢性劳损导致的上胫腓关节局部肿胀与疼痛。

03.363 膝关节纤维性强直 fibrous ankylosis of the knee joint

由于各种原因造成的膝关节活动丧失,但关节间隙未完全骨化融合的情况。若治疗不当将造成终身病残。

03.364 膝关节血管瘤 hemangioma of the knee joint

发生于膝关节及其周围软组织的血管瘤。多见于年轻人。膝关节及股四头肌较多见,常

引起疼痛及关节功能障碍。

03.365 膝单髁置换术 unicompartmental knee arthroplasty, UKA

仅对膝关节内侧或外侧间室进行关节表面置换的治疗方法。主要目的是替代膝关节胫骨和/或股骨受破坏的软骨表面的治疗方法。

03.366 全膝置换术 total knee arthroplasty, TKA

用人工膝关节假体取代已严重损坏而不能行使正常功能的膝关节表面的治疗方法。从而达到消除疼痛、矫正畸形、恢复其稳定性和活动度、提高生活质量的目的。

03.367 微创全膝置换术 minimally invasive surgery total knee arthroplasty, MIS-TKA

使用微创的方法进行的全膝关节置换术。一般符合以下条件:①皮肤切口长度小于14cm;②尽量避免破坏和扰乱伸膝装置;③尽量避免翻转髌骨;④操作过程中避免膝关节脱位,即原位进行股骨和胫骨的截骨。

03.368 避开股四头肌全膝置换术 quadriceps-sparing total knee arthroplasty, QS TKA

通过避开股四头肌入路即关节囊切口,沿髌腱内侧缘,达股四头肌肌腱在髌骨上缘的附着处,再通过特殊的器械而进行的全膝关节置换手术。

03.03.07 踝足部运动创伤

03.369 胫骨前挫伤 contusion of the anterior tibia

胫骨前内侧受到外力作用引起的局部损伤。可伴有局部血肿,多见于足球运动员,一般保守治疗可治愈。

03.370 胫骨前血肿 hematoma of the ante-

rior tibia

胫骨前内侧受到外力作用引起的局部血肿。位于皮肤与骨膜之间,血肿较大时可向下向内流注,越过胫骨内后缘;伤初内容物为血性液,如未及时处理,则血性液变为黄色黏液,可经久不愈。一般保守治疗,囊肿较大者可手术切除。

03.371 网球腿 tennis leg

跖肌腱的断裂。多发生于网球运动员扣高压球时后腿直膝着地再蹬起时，有小腿后面突然被击打的感觉。一般保守治疗可治愈。

03.372 小腿三头肌损伤 triceps muscle of the crus injury

主要指腓肠肌内侧头及比目鱼肌损伤。常见于膝关节伸直位时蹬地，一般保守治疗，如果断裂肌肉较多则手术缝合治疗。

03.373 跟腱腱围炎 Achilles peritendinitis

劳损导致的腱围组织局部发生的炎症、退变，以及相应的跟腱组织发生的增粗、变性、钙质沉着。主要症状为跟腱局部疼痛、肿大。治疗困难、病程长、对训练影响大。一般采用保守治疗，以改善局部血液循环及淋巴循环为主，无效者可手术治疗。

03.374 跟腱病 tendinopathy of Achilles tendon

由于劳损造成的跟腱病变。临床上表现为局部疼痛、肿胀、力弱等。

03.375 跟腱断裂 rupture of the Achilles tendon

运动中由于直接外力或间接外力导致的跟腱的连续性中断。诊断主要依靠外伤史与体征，影像学检查可作为参考。间接外力受伤时，患者一般感觉跟腱部位有被踢或被击打感，伴有疼痛，最重要的体征是小腿三头肌试验。

03.376 汤普森试验 Thompson test

用于检查跟腱断裂最重要体征的试验。患者俯卧位，双足置于床缘外，用手捏小腿三头肌肌腹，正常可见踝关节发生跖屈，跟腱断裂时则踝关节无明显运动。

03.377 跟腱部分断裂 partial rupture of the Achilles tendon

跟腱组织部分发生断裂。一般可采用保守治疗。跟腱断裂中很少发生该类型断裂。跟腱完全断裂后踝关节在胫后肌与腓骨肌的作用下仍可屈踝，容易误诊为跟腱部分断裂。

03.378 胫骨疲劳性骨膜炎 shinbone fatigue periostitis

劳损造成的胫骨骨膜的局部炎症，多位于胫骨的前面。X线片显示早期无明显改变，晚期可有骨膜增生反应。临床表现为胫骨疼痛、局部可凹性水肿、压痛、后蹬痛。早期可减少运动量，并进行局部理疗，晚期可暂时改变运功项目，采取局部封闭治疗。

03.379 腓骨疲劳性骨膜炎 fibula fatigue periostitis

劳损造成的腓骨局部骨膜慢性炎症。由跑跳时足向后蹬，跖屈肌及拇长屈肌不断收缩作用于腓骨上所致。常发生于腓骨下端4~7cm处，临床表现为疼痛、肿胀与局部肿块。X线片可见局部骨膜增生。确诊后应立即停止或改变下肢训练方法，不做足尖支撑动作，以黏膏支持带缠绕固定小腿下段，至局部无压痛时拆除。

03.380 胫骨疲劳性骨折 fatigue fracture of the tibia

劳损所致的胫骨骨折。分为3型：Ⅰ型，发生在胫骨上1/3疏松骨部分，早期痛，晚期X线片可见明显内生骨及骨膜下化骨，易被误诊为慢性骨髓炎或骨肉瘤；Ⅱ型，胫骨纵轴螺旋形骨折，早期疼痛较广泛，后期可见胫骨内有较长致密新生骨阴影，多可自愈；Ⅲ型，胫骨中下1/3鸟嘴型骨折，一旦发生，经年不愈，可手术植骨治疗。

03.381 腓骨疲劳性骨折 fatigue fracture of the fibula

劳损造成的腓骨骨折。由跑跳时足向后蹬，跖屈肌及拇长屈肌不断收缩作用于腓骨上所致。常发生于腓骨下端4~7cm处，临床表现为疼痛、肿胀与局部肿块。X 线片可见局部骨折线及新生骨。确诊后应立即停止或改变下肢训练方法，不做足尖支撑动作，以黏膏支持带缠绕固定小腿下段，至局部无压痛时拆除。

03.382　胫前间隔　anterior tibial compartment

由两侧的胫腓骨、后方的骨间膜、前面的深筋膜围成的锥形空腔。主要内容物为胫前肌、趾长伸肌、姆长伸肌，以及胫前动、静脉和腓深神经。

03.383　胫前间隔综合征　anterior tibial compartment syndrome

运动、外伤、手术或血管疾患等原因造成胫前间隔内压力增大，导致其内容物缺血甚至坏死而发生的一系列临床症状。可分为急性与慢性 2 种类型，急性典型症状是小腿前外侧痛，逐渐加重，随之出现足下垂。

03.384　小腿外侧间隔　lateral compartment of the leg

由内侧的腓骨、前方的小腿前肌间隔与后方的小腿后肌间隔围成的空腔。内容物为腓骨长、短肌及腓浅神经。

03.385　小腿外侧间隔综合征　lateral compartment syndrome of the leg

运动、外伤、手术或血管疾患等原因造成小腿外侧间隔内压力增大，导致其内容物缺血甚至坏死而发生的一系列临床症状。

03.386　运动员小腿间歇性跛行　intermittent calf claudication in athlete

踝跖屈时，由于腓肠肌收缩，可导致一过性腘动脉缺血，引起的间歇性跛行。还可造成局部慢性创伤，逐渐引起腘动脉内壁结构改变，产生动脉瘤、血栓，最后丧失下肢功能。

03.387　肌疝　muscle hernia

肌肉在肌膜缺损部的膨出。多发生于小腿，偶见于大腿。在小腿胫前肌最容易发生，症状常表现为全小腿的酸痛不适，而不是局限性疼痛，症状明显时可手术治疗。

03.388　踝旋后损伤　supination injury of the ankle

踝内旋（即胫骨外旋）和足内收内翻（跟距舟关节内翻及前足内收）应力所致的损伤。可导致距腓前韧带、跟腓韧带、距腓后韧带、跟距前韧带、内侧三角韧带、副舟骨、距后三角骨、距骨关节面损伤及跟骰或距骰关节损伤。

03.389　踝旋前损伤　pronation injury of the ankle

踝外旋和足外展、外翻应力所致的踝关节损伤。常导致踝内侧副韧带断裂或损伤。

03.390　踝外旋损伤　external rotation injury of the ankle

多系足固定、小腿内旋所致的踝关节损伤。常导致胫腓骨间韧带损伤及下胫腓前、后带断裂或损伤。

03.391　踝外侧副韧带断裂　rupture of the lateral collateral ligament of the ankle

外伤等原因导致的踝关节外侧副韧带连续性中断的损伤。踝外侧副韧带有 3 条，足跖屈再旋后时，距腓前韧带最易受伤，其次是跟腓韧带与距腓后韧带。当外力较大时，距腓前韧带与跟腓韧带可同时断裂，严重时距腓后韧带也可断裂。

03.392　踝外侧副韧带扭伤　sprain of the lateral collateral ligament of the ankle

当作用于踝关节的外力较小时局限于距腓前韧带的损伤，且常为韧带纤维的部分断裂的情况。踝外侧副韧带有 3 条，足跖屈再旋后时，距腓前韧带最易受伤，其次是跟腓韧带与距腓后韧带。

03.393 踝内侧副韧带断裂 rupture of the medial collateral ligament of the ankle

踝旋前损伤所致踝内侧副韧带纤维束的完全断裂。

03.394 踝内侧副韧带扭伤 sprain of the medial collateral ligament of the ankle

踝旋前损伤所致踝内侧副韧带纤维束的部分断裂。

03.395 胫腓骨间韧带损伤 injury of the interosseous tibiofibular ligament

踝外旋扭转引起的胫腓骨间韧带(即胫腓骨之间的膜状韧带)及下胫腓韧带损伤。

03.396 慢性踝关节外侧不稳 chronic lateral instability of the ankle joint

由踝关节外侧距腓前韧带与跟腓韧带陈旧性断裂引起的不稳。主要症状是经常发生踝扭伤。踝抽屉试验阳性。可采用保守治疗与手术治疗。

03.397 慢性踝关节内侧不稳 chronic medial instability of the ankle joint

由踝关节内侧三角韧带陈旧性断裂引起的不稳。主要症状是踝关节经常外翻扭伤。

03.398 慢性下胫腓关节分离 chronic distal tibiofibular syndesmosis disruption

下胫腓联合韧带陈旧损伤导致的胫腓骨下端彼此间的附着变松,踝穴变宽,距骨向外、后方移位。通常伴有踝关节背伸范围减小、局部疼痛。由于关节内瘢痕组织增生难以直接复位固定,需要清理瘢痕组织才能进行复位。

03.399 踝关节骨折 fracture of the ankle joint

发生在内外踝及胫骨远端的骨皮质不连续累及踝关节的关节面。

03.400 旋后内收型踝关节骨折 supination-adduction fracture of the ankle joint

足处于旋后位,距骨强力内收所致的踝关节骨折。首先发生踝关节外侧副韧带损伤或外踝撕脱骨折(骨折线低于关节线水平),继而发生内踝垂直骨折。

03.401 旋后外旋型踝关节骨折 supination-external rotation fracture of the ankle joint

受伤时足处于旋后位,距骨受外旋应力所致的踝关节骨折。首先发生下胫腓前韧带断裂,如果外力持续,则依次发生外踝螺旋斜形骨折、后踝骨折或下胫腓后韧带断裂,最后造成内踝骨折或三角韧带断裂。为踝关节骨折中最常见的类型。

03.402 旋前外展型踝关节骨折 pronation-abduction fracture of the ankle joint

受伤时足处于旋前位,距骨受外展应力所致的踝关节骨折。首先发生内踝撕脱骨折或三角韧带断裂,继而发生下胫腓前、后韧带断裂,最后造成外踝骨折(骨折线高于关节线水平)。

03.403 旋前外旋型踝关节骨折 pronation-external rotation fracture of the ankle joint

受伤时足处于旋前位,距骨受外旋应力所致的踝关节骨折。首先发生内踝撕脱骨折或三角韧带断裂,继而发生下胫腓前韧带断裂、外踝骨折(骨折线高于关节线水平),最后造成下胫腓后韧带断裂或撕脱骨折。

03.404 内踝疲劳骨折 fatigue fracture of the medial malleolus

又称"内踝应力性骨折"。胫骨远端内踝处的疲劳骨折。较少见。多发生于青少年体操运动员,篮球、跳远和短跑项目运动员也可发生。多累及单侧内踝,有时双侧同时发生。早期停止踏跳及跑步训练多可自愈。

03.405 [运动员]踝关节骨关节病 osteoarthritis of the ankle joint

又称"足球踝"。发生于踝关节的骨性关节病。多见于足球、体操、篮球、滑雪、举重运动员及舞蹈演员。可严重影响正常训练和比赛。

03.406 踝关节软组织撞击综合征 soft tissue impingement syndrome of the ankle joint

踝关节扭伤通常导致韧带和关节囊的撕裂。如果治疗不当,撕裂部位的炎症反应会长期存在,从而形成瘢痕组织或滑膜增生肥厚,在踝关节屈伸时上述组织嵌入关节间隙引起症状。

03.407 踝关节后方撞击综合征 posterior impingement syndrome of the ankle joint

踝关节后方的距骨三角骨,距骨或跟骨后突过度增生、异位肌肉(如第4腓骨肌、跟腓内在肌等)在跖屈时与胫骨后缘和距骨撞击引起的疼痛症状。

03.408 距骨骨软骨损伤 osteochondral lesion of the talus

由外伤等原因造成的距骨滑车局限性的软骨及软骨下骨的缺损。X线片表现为距骨滑车顶完全或不完全性的骨软骨碎块,包括剥脱性骨软骨炎和骨软骨切线骨折。

03.409 距骨剥脱性骨软骨炎 osteochondritis dissecans of the talus

由外伤、血供障碍等原因导致距骨滑车软骨下骨的缺血性坏死,后逐渐出现骨软骨块分离的现象。

03.410 距骨骨软骨切线骨折 tangential osteochondral fracture of the talus

踝关节扭伤时距骨滑车与内外踝关节面撞击,导致距骨滑车前外侧或后内侧的骨软骨骨折。

03.411 腓骨外侧支持带 lateral fibula retinaculum

由外踝后外侧的深筋膜增厚而成的纤维质。依其附着部位可分为:腓骨肌上支持带,附着于外踝与跟骨外侧面之间,约束腓骨长、短肌腱于外踝后方;腓骨肌下支持带,附着于跟骨前外侧部与伸肌下支持带外侧端之间,并与伸肌下支持带相续,将腓骨长、短肌约束于跟骨外侧面。

03.412 腓骨肌腱外伤性脱位 traumatic dislocation of the peroneal tendon

足内翻位或轻度外翻位时,腓骨肌急剧收缩,肌腱作用于腓骨肌支持带,并使之断裂,引起的腓骨肌腱脱位。

03.413 腓骨肌腱复发性脱位 recurrent dislocation of the peroneal tendon

急性腓骨肌腱脱位治疗不当,导致在此后运动中腓骨肌腱收缩时反复发生的脱位。

03.414 腓骨肌腱弹响 snapping of the peroneal tendon

患者在足外翻外展时,外踝后面的腓骨长短肌腱上下相互错动出现的弹响,可伴随腱鞘炎的症状。

03.415 胫后肌腱外伤性脱位 traumatic dislocation of the tibialis posterior tendon

足内翻位或轻度外翻位时,踝关节突然背伸,胫后肌急剧收缩,肌腱作用于内侧屈肌支持带,并使之断裂,引起的胫后肌腱脱位。

03.416 腓骨肌腱断裂 rupture of the peroneal tendon

踝关节内翻伤,腓骨长短肌急剧收缩造成的肌腱断裂。可分为横行断裂及纵裂。多数患者有局部封闭史。

03.417　胫后肌腱断裂　rupture of the tibialis posterior tendon
长期慢性劳损或急性外伤导致的胫后肌腱连续性中断。可分为横行断裂及纵裂。临床表现为踝内侧肿胀、疼痛,常伴有足外翻和平足畸形。

03.418　内外踝皮下滑囊炎　subcutaneous bursitis of the malleolus
踝部直接受撞击导致的局部滑囊出血。表现为内外踝皮下肿胀,穿刺有血性滑液。多数自行吸收,不需特殊处理,但容易复发。多发生于体操运动员。

03.419　跖趾关节间滑囊炎　metatarsophalangeal joint bursitis
当跑跳运动较多时容易发生在跖趾关节间滑囊的炎症。典型体征是跖骨头间隙用指尖按压时刺痛,横向挤压横弓时疼痛。

03.420　距舟关节扭伤　sprain of the talonavicular joint
足外展损伤导致的距舟关节的关节囊及韧带损伤。重者可合并撕脱骨折、关节骨软骨骨折,晚期可变为慢性创伤性滑膜炎。可影响前足用力支撑动作,不能跑跳。

03.421　跟骰关节扭伤　sprain of the calcaneocuboid joint
足旋后扭转所致的跟骰关节的关节囊及韧带损伤。轻者跟骰背侧韧带扭伤,重者韧带断裂或发生撕脱骨折,并同时波及关节,产生创伤性关节炎,出现趾短伸肌肌腹部肿胀、压痛及被动足旋后痛。

03.422　距骨脱位　dislocation of the talus
又称"距骨全脱位"。距骨由踝穴、距下、距舟关节完全脱出的情况。由足内翻或外翻损伤所致。

03.423　距骨周围脱位　peritalar dislocation of the talus
距下–距舟关节的脱位。表现为距骨的远端关节向内侧或外侧脱位,而距鞍与踝穴的关系正常。

03.424　距骨骨折脱位　fracture and dislocation of the talus
距骨颈骨折同时合并距骨体的脱位或半脱位。

03.425　距骨外突骨折　fracture of the lateral talar process
距骨外突出现骨皮质不连续的现象。可分为3种:单纯骨折、通关节骨折、外突下关节面软骨骨折。检查时踝的前外侧相当距腓及跟腓韧带的中段有压痛。较好的诊断方法是同位素锝扫描。急性期如有骨折移位,骨片小者应切除,骨片大者应复位内固定。

03.426　距骨缺血性坏死　avascular necrosis of the talus
又称"迪亚斯病(Diaz disease)"。发生距骨脱位、距骨周围脱位、距骨骨折脱位等损伤后,形成炎症或外伤性关节积液,压力较大,造成营养血管的阻塞(或中断)、缺血,引起的距骨骨质坏死。

03.427　跖跗关节脱位　dislocation of the tarsometatarsal joint
跖骨与跗骨形成的关节的脱位。有的是直接外伤(如压伤、砸伤)所致,有的是间接外伤(如高处落地外旋扭伤)所致。

03.428　第五跖骨结节骨折　fracture of the fifth metatarsal tuberosity
足因外力突然内翻而引起的第五跖骨结节处腓骨短肌肌腱的牵扯或结节部的撕脱骨折。

03.429 第五跖骨近 1/3 段骨干骨折 fracture of the proximal fifth metatarsal bone

发生在第五跖骨近 1.5cm 以内的骨干骨折。发生时足突然内翻或旋后所致，伤后有局部肿胀、压痛及轴心压痛。也有的是疲劳骨折所致。

03.430 跟骨前上突骨折 fracture of the anterosuperior calcaneus process

跟骨前上突出现皮质骨的不连续现象。多发生于运动员，一般有踝扭伤史。由足跖屈再强制内翻产生，可以是分歧韧带的撕脱骨折，也可由跟骨前上突与骰骨间产生的剪状应力造成。

03.431 第二跟骨损伤 injury of the calcaneus secundarius

多有足旋后损伤史的第二跟骨(跟骨的前突部的一个副骨，发生率约为 4.4%)，常因副骨与跟骨之间连接不稳而引起疼痛。受伤早期 X 线片表现为骨边缘光滑，晚期与跟骨前上突骨折很难鉴别。

03.432 跖骨疲劳性骨膜炎 fatigue periostitis of the metatarsal bone

跑跳过多致使骨间肌将骨膜牵扯或部分剥离所致的炎症。主要损害是在跖骨及其周围的软组织。主要症状为疼痛、压痛、跖骨纵轴压痛、足背肿胀、前脚用力蹬地时伤部出现疼痛。

03.433 跖骨疲劳性骨折 fatigue fracture of the metatarsal bone

跖骨在疲劳性骨膜炎的基础上，由于脱钙及疲劳，失去周围组织的保护性支持，再遭遇外力而引起的骨折。症状与跖骨疲劳性骨膜炎相似。休息、停止训练，1 个月后可自愈。

03.434 足舟骨疲劳性骨折 fatigue fracture of the navicular bone of the foot

足舟骨的慢性运动劳损性骨折。可见骨折线。多因跑跳时骨弓下陷，挤压骨折片使之分离，会出现不愈合、无菌坏死及压缩变形。

03.435 副腓骨疲劳性骨折 fatigue fracture of the accessory fibula

副腓骨是腓骨长肌腱中的一个种子骨，正常人约 10%有此小骨。位于腓骨长肌腱在骰骨部转向足底的"转折处"，与骰骨构成相对应的关节面。跳跃时，由于肌肉牵拉，副腓骨与骰骨冲撞而发生的骨折。伤后局部疼痛，腓骨长肌腱抗阻力痛。

03.436 距骨颈疲劳性骨折 fatigue fracture of the neck of the talus

由于起跳过多,距骨颈部应力过大所致的骨折。多有踝周围弥漫性酸痛、发软，距骨颈部压痛，跗骨窦及踝后凹压痛。X 线片可见距骨颈部由上向后下延伸的不规则骨折线。

03.437 足的副舟骨损伤 injury of the accessory navicular bone of the foot

发生在舟状骨结节第二骨化中心的先天性变异称为副舟骨,有此变异者由于跑跳训练过多或因扭伤而常常造成此处的损伤。症状经年不愈，影响训练。

03.438 距后三角骨损伤 injury of the triquetral bone of the talus

距骨后方有 2 个突起，称为外结节及内结节。外结节如果在发育过程中未与距骨体构成骨性连接即成距后三角骨。运动中足踝的各种动作会导致胫骨后缘将距后三角骨撞伤，或暴力由跟骨向上传达，使距后三角骨被跟骨的后关节面向上撞击而损伤的现象。

03.439 跗骨窦综合征 tarsal sinus syndrome

踝的外侧和跗骨窦部的慢性疼痛，以及足的后部感觉不稳的综合症状。

03.440 距下关节损伤 injury of the subtalar

joint

踝关节严重内翻伤导致的跟距骨间韧带损伤以及距下关节面软骨的损伤。

03.441　跟距后关节骨关节病　osteoarthritis of the posterior talocalcaneal joint

跟距后关节损伤后出现的关节软骨损伤和关节退行性变。

03.442　距舟关节骨关节病　osteoarthritis of the talonavicular joint

距舟关节损伤后出现的关节软骨损伤和关节退行性变。

03.443　跗跖关节不稳　instability of the tarsometatarsal joint

跗跖关节松弛。多有跗跖关节骨关节炎的表现。平足（包括生理性平足和病理性平足）多是此病的病因。

03.444　非特异性痉挛性平足　non-specific spastic flat foot

腓骨肌痉挛引起的平足（正常内侧足弓消失）的一种类型。足呈外翻位，可以摸到痉挛的腓骨肌及肌腱的状况。多为双侧。最有效的治疗方法是于麻醉下将足内翻，然后用矫正短腿石膏管型固定2个月，多可治愈。

03.445　继发性痉挛性平足　secondary spastic flat foot

全称"继发性腓骨肌痉挛性平足"。腓骨肌痉挛引起的平足的一种类型。常见于踝外侧副韧带损伤，韧带愈合后出现腓骨肌痉挛，足内翻受限，可呈八字脚步态，跗骨窦处多有压痛。关节间腔的容积在足外翻位最大，故引起腓骨肌保护性痉挛，而产生此症。

03.446　跟骨跟腱止点末端病　enthesiopathy at the calcaneal insertion of the Achilles tendon

损伤引起跟骨的跟腱止点部位局部肌腱部

分撕裂，出现局部充血、渗出、水肿等症状，继而代谢产物在局部粘连、增厚、纤维化、软骨化乃至钙化，最终使该肌腱功能明显减弱，引起慢性发作性的疾患。主要由踝于过伸位起跳过多所致。属于末端病的滑车型。多发生于体操、篮球、舞蹈及京剧等从业人员。

03.447　足跟挫伤　heel bruise

局部的一次外力突然撞击导致的跟部脂肪垫的损伤。常引起脂肪组织出血水肿、滑囊发炎及跟骨骨膜炎症，后者有时合并跟骨压缩性骨折。

03.448　跖痛症　metatarsalgia

前足横弓劳损或跖神经受压或刺激而引起前足跖骨干及跖骨头跖面疼痛的疾患。分为松弛性和压迫性。

03.449　松弛性跖痛症　metatarsalgia caused by congenital deformity

第一跖骨先天发育异常导致横弓慢性损伤，而引起前足跖骨干及跖骨头跖面疼痛的疾患。

03.450　压迫性跖痛症　metatarsalgia caused by neuritis or neuroma

跖骨头部长期受压导致跖神经受压或刺激引起的间质性神经炎或神经纤维瘤，继而引起前足跖骨干及跖骨头跖面疼痛的疾患。

03.451　跟骨下骨刺　calcaneal osteophyte

跖腱膜和蹈外展肌在跟骨止点的劳损造成局部钙化和骨化而形成的骨赘。

03.452　跖间神经瘤病　Morton's neuroma

各种原因引起足部跖神经及其分支病变（肿瘤、粘连等），造成前足第3、4趾间疼痛、麻木等症状的疾患。

03.453　跗管综合征　tarsal tunnel syndrome

又称"踝管卡压症"。内踝后下方距骨、跟骨和屈肌支持带形成的骨纤维管(踝管)内压力增高(通常原因为屈肌腱腱鞘炎),压迫胫神经而引起踝及足部疼痛、麻木的症状。

03.454 姆外翻 hallux valgus
由不适当负重、长期站立、步行过多、穿鞋不当、足趾解剖异常或家族遗传造成足部第1趾向外侧倾斜,引起疼痛及足底胼胝形成的疾患。

03.455 慢性跖趾关节脱位 chronic metatarsophalangeal dislocation
创伤或某些系统性疾患引起的跖趾关节稳定装置异常,造成跖趾关节不稳的一组疾患。包括跖趾关节滑膜炎、足趾脱位、锤状趾、爪形趾或叠趾等。

03.456 跖骨头无菌性坏死 aseptic necrosis of metatarsal head
又称"跖骨头骨软骨炎(osteochondritis of metatarsal head)"。多种原因引起跖骨头血液供应障碍,导致早期跖骨头软骨下骨质疏松和囊性变,晚期跖骨头变形和死骨形成等的病理改变,出现跖趾关节疼痛和活动障碍的现象。

03.457 跟骨骨骺撕脱骨折 avulsion fracture of the calcaneal epiphysis
跟骨跟腱止点骨骺受牵拉暴力造成的骨骺损伤。伴或不伴移位。

03.458 跟骨骨骺炎 calcaneal apophysitis
又名"塞弗病(Sever's disease)"。一种儿童易患的足跟疾患。由跟腱反复牵拉伤或跟骨骨骺部分撕脱造成足跟部肿痛、"足跟走路"步态的疾患。

03.459 跟距骨桥损伤 injury of the talocalcaneal coalition
跟骨载距突与距骨先天性骨性融合,引起继

发距下关节炎或腓骨肌腱痉挛性平足,出现局部肿痛、足内外翻痛、痉挛性平足等表现。

03.460 跟舟骨桥损伤 injury of the calcaneonavicular coalition
跟骨载距突与舟骨先天性骨性融合引起的继发距舟关节炎,出现距舟关节肿痛,影响行走的损伤。

03.461 踝关节镜术 ankle arthroscopy
应用由关节镜镜头、摄像头、主机、显示器和冷光源等组成的一组光电仪器,配合刨削系统,检查和治疗踝关节内疾患的技术。

03.462 距下关节镜术 subtalar arthroscopy
应用关节镜系统,配合刨削系统,诊断和治疗距下关节(主要为跟距后关节)及其周围疾患的技术。

03.463 镰形足 sickled foot
芭蕾舞演员在训练早期出现踮脚尖时踝跖屈、足背向内、脚尖向下内、足跟向外的足部畸形。可导致第3、4趾承重,引起疼痛和易发生踝内翻伤。

03.464 足内卷 inward roll of the foot
又称"旋前足(pronation of the foot)"。芭蕾舞演员因训练不当造成第一站位时膝和踝关节内侧副韧带受牵扯,使足尖站立时足内侧承重,内侧纵弓扁平或内卷的畸形。易致足内侧劳损。

03.465 足外卷 outward roll of the foot
芭蕾舞演员因训练不当造成踝背伸、屈膝时足内翻倾向的畸形。易产生足内翻伤。

03.466 爪状趾 claw toe
趾屈伸肌力不平衡导致足跖趾关节过伸、趾间关节屈曲和末节趾腹触地的畸形。

03.467 高弓足 pes cavus

神经肌肉性疾病引起的前足固定性跖屈,使足的纵弓增高的一种足部畸形。有时合并后足内翻畸形。

03.468 马蹄足 equinus foot
先天性或神经肌肉病变造成跟腱及踝关节后方关节囊过紧或挛缩形成的足下垂畸形。

03.469 内翻足 pes varus
先天性或神经肌肉病变造成跟骨内翻、前足旋后内翻畸形。常与马蹄足同时发生,称为马蹄内翻足。

03.470 外翻足 pes valgus
先天性或神经肌肉病变造成跟骨外翻、前足旋前外翻的畸形。

03.471 姆僵症 hallux rigidus
足第一跖趾关节骨性关节炎。表现为关节肿痛、活动受限。

03.472 锤状趾 hammer toe
先天性、神经肌肉病变造成足部跖趾关节过伸、近节趾间关节屈曲、远节趾间关节过伸的一组畸形。

03.03.08 其 他

03.473 骺板 epiphyseal plate
又称"生长板"。位于骨骺与干骺端之间,只存在单向软骨增殖与成骨活动,是生长期骨骼的生长发育部位。当骺板发育至成熟阶段,其软骨增殖与成骨活动相继结束。最后,骺板完全骨化,骨骺与干骺端融合,长骨的纵向生长停止。

03.474 骨骺分离 epiphyseal separation
骨折线完全或部分以水平、垂直或斜方向经骺线而发生的骨折。

03.475 桡骨远端骨骺分离 epiphyseal separation of the distal end of the radius
发生于桡骨远端的骨骺分离。常发生于10岁以上的儿童,多为Ⅱ型损伤,复位容易,预后好。

03.476 桡骨小头骨骺分离 epiphyseal separation of the radial head
发生于桡骨小头的骨骺分离。体操运动员常见,多为Ⅱ型损伤,由作用于肘关节的外翻暴力造成桡骨头成角。一般复位容易。如果复位后后遗角大于15°,肱桡关节就产生旋转受限,故必要时应切开复位,但切勿行桡骨头切除。

03.477 肱骨外髁骨骺分离 epiphyseal separation of lateral humeral condyle
发生于肱骨外髁的骨骺分离。属Ⅲ型损伤,愈合和生长方面都存在潜在问题。

03.478 肱骨远端骨骺分离 epiphyseal separation of the distal end of the humerus
发生于肱骨远端的骨骺分离。通常为Ⅰ型或Ⅱ型损伤。全骨骺的分离发生率较小,但容易与肘关节脱位或肱骨外上髁骨折相混淆。X线示肱骨小头与桡骨小头的关系正常。闭合复位较容易。

03.479 肱骨上端骨骺分离 epiphyseal separation of the proximal humerus
发生于肱骨上端的骨骺分离。多属Ⅱ型损伤。由于肱骨头骨骺呈球形,其活动不易控制,复位比较困难。但如将上肢向上做过头位牵拉,一般均可复位。

03.480 胫骨远端骨骺分离 epiphyseal separation of the distal end of the tibia
发生于胫骨远端的骨骺分离。以Ⅱ、Ⅲ、Ⅳ型损伤较常见。Ⅱ型闭合复位容易,预后也较好。发生在胫骨内踝或前后唇的对复位要求较高,有时需手术复位。

03.481　胫骨上端骨骺分离　epiphyseal separation of the proximal tibia

发生于胫骨上端的骨骺分离。胫骨上端的骺板很不规则，前方又有胫骨结节的舌状骨骺，因此不易发生分离。在受到十分严重的暴力时才发生此分离。常同时损伤或压迫腘窝的神经和血管，检查时须注意。

03.482　股骨远端骨骺分离　epiphyseal separation of the distal end of the femur

发生于股骨远端的骨骺分离。常造成Ⅱ型损伤，以外翻损伤较多。严重的膝过伸伤常使骨骺向前滑脱，干骺端向后移位，造成腘神经和血管损伤。治疗手法类似肱骨髁上骨折，可闭合复位，屈膝90°固定，并严密观察血运。有血管损伤的应手术探查。垂直的骨骺劈伤可造成Ⅳ型损伤，最好行手术复位内固定。

03.483　股骨头骨骺分离　epiphyseal separation of the femoral head

发生于股骨头的骨骺分离。外伤性股骨头骨骺分离较少见。经常合并血运供应障碍，预后差。治疗早期应以轻柔手法复位、克氏针固定。

03.484　胫骨结节骨骺分离　epiphyseal separation of the tibial tubercle

股四头肌抗阻力突然收缩导致的胫骨结节骨骺撕脱。依撕脱的程度不同，较大力量的撕脱必须切开复位缝合骨膜或螺丝钉固定，较轻或小部分撕脱多用直腿石膏固定即可。

03.485　股骨小粗隆骨骺分离　epiphyseal separation of the lesser femoral trochanter

髋关节突然外展或过度背伸导致的股骨小粗隆骨骺撕脱。由于还有腱的扩张部附着在股骨上，一般错位不大。预后较好。多见于跨栏运动员。

03.486　髂前上棘骨骺分离　epiphyseal separation of the anterior superior iliac spine

缝匠肌的牵拉骨骺分离。快速跑时身体的扭转可使缝匠肌突然收缩致骨骺撕脱，常有明显的错位。手术切除，再将缝匠肌缝在髂骨上，恢复较快。

03.487　髂前下棘骨骺分离　epiphyseal separation of the anterior inferior iliac spine

股直肌的牵拉骨骺分离。因股直肌的突然收缩而撕脱，常在运动中发生，卧床休息或手术切除均可恢复。

03.488　跟骨骨骺分离　epiphyseal separation of the calcaneus

发生于跟骨的骨骺分离。损伤动作与跟腱断裂相同。将足跖屈复位，有时需克氏针固定。

03.489　股骨头骨骺炎　epiphysitis of the femoral head

又称"莱格－佩尔特斯病(Legg-Perthes disease)""股骨头缺血性坏死"。为儿童常见的股骨头无菌性骨坏死。自限性疾病，如消除对股骨头的压应力，可自然恢复，通常需2~3年。

03.490　肱骨小头骨骺炎　epiphysitis of the capitellum of the humerus

肱骨小头骨骺的无菌性坏死。表现为肘关节痛、肿、活动受限，早期发现后应停止上臂支撑动作练习，延误者可能导致肘外翻畸形。多见于年龄较小的体操运动员。

03.491　尺桡骨远端骨骺炎　epiphysitis of the distal end of the radius and ulna

发生于尺桡骨远端的无菌性骨坏死。表现为骨骺本身的压缩变形，骨质密度增高，晚期骨骺呈杯状畸形，桡骨茎突增生变尖，有时可发生疲劳骨折。发现后应捆缚腕部，减少腕支撑动作，大部分可自愈。多见于体操运动员。

03.492　坐骨结节骨骺炎　epiphysitis of the ischial tuberosity
由劈叉、踢腿等动作使腘绳肌牵拉坐骨结节的骨骺造成的骨骺炎症。X线片有典型的骨骺炎表现，发现后减少腘绳肌的主动和被动牵拉动作，均可自愈。多见于少年体操及武术运动员。

03.493　足舟骨无菌性坏死　aseptic necrosis of the navicular bone
发生于足舟骨的无菌性骨坏死。多见于4~8岁男童。常诉足背痛，并有自我保护性跛行。治疗以消除疼痛为主，可用橡皮足弓垫或石膏。

03.494　月骨无菌性坏死　aseptic necrosis of the lunate bone
月骨压缩变形，关节软骨与邻近小骨粘连，合并腕的创伤性关节炎。局部疼痛，背伸痛，活动受限。早期可以石膏固定，严重者可以行月骨切除。多见于从事木工、铆工的成年人或体操运动员。

03.495　头皮撕裂伤　scalp laceration
摔倒时被砖石等撞击所致的头部皮肤裂开。诊断较易。早期应压迫止血，然后彻底清创缝合。如缺损的皮肤较大，可做皮瓣修补缺损。

03.496　头皮血肿　scalp hematoma
头部皮肤组织下方出血，形成积血，多因钝器伤及头皮所致。分为头皮下、帽状腱膜下及骨膜下血肿3种。血肿不大加压包扎即可；血肿大而不能吸收者，可穿刺抽血再加压包扎；个别患者需手术清理血块。

03.497　颅盖骨折　fracture of the skull cap
指头部骨骼中的一块或多块发生部分或完全断裂的疾病。多由钝性冲击引起。颅盖骨分为内板、外板和板障3层。轻者为外板的线状骨折，重者出现凹陷骨折，后者可能伴有脑组织损伤或骨片压迫脑组织，常需手术治疗。

03.498　颅底骨折　fracture of the skull base
颅腔底部骨质连续性中断。分为前颅凹、中颅凹和后颅凹骨折3种。前颅凹骨折有筛板和眶板，伤后可引起嗅觉丧失或眼结膜下出血水肿；中颅凹骨折可出现同侧面神经和外展神经麻痹；后颅凹骨折偶有耳后乳突下皮下瘀斑。

03.499　脑震荡　concussion
头部遭受外力打击后，即刻发生的短暂脑功能障碍。脑组织损伤最轻的一种。中枢神经系统暂时功能紊乱，无明显解剖病理改变。诊断要点：一时性意识丧失，不超过30min，清醒后短时间内反应迟钝，有逆行性遗忘。

03.500　脑挫伤　cerebral contusion
由于外力作用形成的软脑膜完整而脑皮质浅层出血和(或)挫碎的一种常见原发性脑损伤。脑组织在外力作用后，在颅内做直线加速(减速)运动或旋转运动，使脑表面与颅骨内面或颅底碰撞、摩擦而形成。表现为持续性意识丧失及昏迷，可延续数小时至数天、数周不等，局灶症状为伤的对侧偏瘫失语，呼吸异常，吞咽困难。

03.501　脑干损伤　injury of the brain stem
中脑、脑桥和延髓损伤的一种严重颅脑损伤。常分为2种：原发性脑干损伤，由外界暴力直接作用下造成的脑干损伤；继发性脑干损伤，继发于其他严重的脑损伤之后，因脑疝或脑水肿而引起脑干损伤。

03.502　硬脑膜外血肿　epidural hematoma
位于颅骨内板与硬脑膜之间的血肿。好发于幕上半球凸面，约占外伤性颅内血肿的30%，其中大部分属于急性血肿，次为亚急性，慢性较少。形成与颅骨损伤有密切关系。

治疗应尽早，开颅清除血肿。

03.503　硬脑膜下血肿　subdural hematoma
位于硬膜与蛛网膜之间的血肿。发生在对冲伤部位，系脑表面的静脉破裂所致的血肿，多伴有脑挫伤。分为急性、亚急性和慢性3型，急性者死亡率高，应尽快清除血肿止血治疗。

03.504　脑内血肿　intracerebral hematoma
脑组织内部出血形成的血肿。临床表现以进行性意识障碍加重为主，与急性硬脑膜下血肿很相似。出现相应的功能障碍，需手术治疗清除血肿。

03.505　拳击击昏　boxing-knock out
拳击比赛中运动员被击昏的现象，即休克现象。出现的击昏，是大脑受了机械刺激的结果。击昏本身不仅仅是身体上的创伤，也是精神创伤，因此需要安静，以及医生、教练员和队友们的安慰。

03.506　拳击击醉　punch drunkenness
拳击运动者的一种慢性脑损伤。病理变化最初是脑组织有小出血点，久之变成瘢痕，出现脑萎缩。

03.507　周围神经损伤　peripheral nerve injury
牵拉、切断、缺血和压迫等原因造成的周围神经损伤。神经组织结构可出现退变、假性神经瘤和神经再生等改变。

03.508　自行车运动员尺神经损伤　ulnar nerve injury in bicycle rider
自行车运动员在比赛集训中长时间将体重支撑于车的"羊角把"，手掌的支撑点落在尺神经行走于豆骨及小鱼际肌部，而引起尺神经麻痹的症状。

03.509　自行车运动员腓总神经损伤　com-
mon peroneal neuropathy in bicycle rider
由于骑车时间过久，臀部坐骨神经受压迫；或者骑车时膝踝两关节用力伸屈，使腓总神经绕过腓骨头部被牵扯及磨损，而引起腓总神经的损伤。

03.510　翼状肩胛　winged scapula
胸长神经损伤造成前锯肌麻痹，使肩胛骨不能紧贴胸壁，抬臂时不能超过90°，且肩胛向侧方翘起的体征。体操、举重、俯卧撑及登山运动可损伤胸长神经，引起此症。

03.511　尺神经迟延性麻痹　tardy ulnar nerve paralysis
肘骨关节病、尺神经脱位、肘关节的陈旧性骨折或肿物压迫、屈肌拱门纤维带增厚等因素造成的尺神经在经由尺神经沟或下行通过屈肌纤维带过程中受压迫和牵拉，而引起的尺神经分布区麻木不适、疼痛等的症状。晚期可出现手的爪状畸形。

03.512　股神经麻痹　femoral nerve paralysis
髂腰肌损伤出血，血肿压迫股神经所致的麻痹。B超是较好的诊断方法。

03.513　前臂背侧骨神经麻痹　posterior interosseous nerve paralysis
前臂背侧骨神经为桡神经的深支，司运动，穿经旋后肌拱门时受压迫，或过多的旋后动作劳损导致的伸指及伸拇力弱，而伸腕正常的神经麻痹现象。

03.514　前臂掌侧骨神经麻痹　anterior interosseous nerve paralysis
前臂掌侧骨神经下行到肘下穿过旋前圆肌深浅头之间以及指浅屈肌内外侧头之间，遇异常纤维带压迫，出现拇指、示指、中指的末节屈指无力，但知觉正常的现象。

03.515　腕管综合征　carpal tunnel syndrome

腕管内各种因素引起的压力增高使正中神经受压，导致拇指、示指、中指疼痛麻木，有时伴有拇指活动失灵的一组症状。

03.516 尺管综合征 ulnar tunnel syndrome
尺神经经豆状骨及勾骨的勾部之间穿过时受压迫，引起小鱼际肌及骨间肌力减弱，掌侧支配区知觉减退的一组症状。

03.517 保龄球拇指 bowler's thumb
较常见的保龄球运动员指神经拱门综合征。拇指指神经的尺侧支在运动员手抓球时被球孔直接反复压迫造成。表现为拇指尺侧麻木。检查时拇指的掌指关节掌面尺侧有压痛，蒂内尔(Tinel)征阳性。

03.518 肋骨骨折 rib fracture
直接暴力、间接暴力、混合暴力、肌肉收缩导致的肋骨骨折。篮球、乒乓球、摔跤运动员易发生。多为单纯肋骨骨折。

03.519 肋软骨骨折 costochondral fracture
肋骨软骨与骨的结合部或软骨本身的骨折。可在胸骨侧，也可在季肋部。骨折的错动音响是最好的诊断指征。

03.520 胸骨骨折 sternum fracture
胸骨的连续性中断。多由胸前受挤压冲撞造成。多发生于胸骨体或体与柄交界部，骨折线常为横形；如有移位，下折片常向前方移位，其上端重叠在上胸骨片下端，胸骨后的骨膜常保持完整。

03.521 肋软骨炎 costochondritis
又称"蒂策病(Titze disease)"。多见于第2、3肋软骨部。局部有肿胀、疼痛及压痛，胸部受压或憋气、深呼吸、咳嗽或训练后疼痛加重，X线检查肋软骨多无特殊改变的一种病因不明的疾病。体操运动员多见。可能与损伤有关。

03.522 摔跤耳 wrestler's ear
摔跤运动员的耳部因反复摩擦、多次击打，引起耳郭软骨与皮肤之间出血或血肿，进一步使得耳郭变形成菜花状的畸形。

03.523 外伤性鼓膜穿孔 traumatic perforation of the ear drum
运动中发生的鼓膜穿孔。多为间接空气震伤，如跳水、球击等均可造成。伤时有剧烈破裂感，出现重听、耳鸣及眩晕。耳内检查可见鼓膜破裂，有血液或血水流出。

03.524 耳道骨瘤及骨疣 external auditory canal exostosis and osteomas
外耳道中的骨隆起。发生可能与防止鼓膜受冻的机制有关。多见于冬泳运动员。

03.525 眶部皮肤裂伤 periorbital laceration
又称"拳击面(boxer's face)"。眶上皮肤被拳击手套摩擦导致的撕裂伤。伤后血溢入眼裂影响视力。

03.526 结膜和角膜异物 conjunctival and corneal foreign body
隐藏在睑板下沟、穹隆部、半月皱襞，进入角膜的异物。会引起刺激症状，甚至造成结合膜和角膜的损伤并引起感染。种类很多。

03.527 眼挫伤 ocular contusion
又称"乌眼(black eye)"。以眼睑水肿或睑部皮下出血为主要症状，伤后产生眼睑瘀斑的挫伤。有时合并有鼻腔或鼻窦损伤，气体漏出引起眼睑气肿。

03.528 前房积血 hyphema
眼部受击时，睫状体的小血管受损造成的出血现象。出血注入眼的前房，位于角膜和虹膜之间。

03.529 视网膜脱离 retinal detachment
视网膜内层(神经层)与其本身的色素上皮

层分离的现象，而非视网膜与脉络膜的分离。

03.530 视网膜震荡 commotio retinae

又称"柏林水肿(Berlin edema)"。钝力冲击眼球前段，压力波经球内间质传递，作用于后极部，导致黄斑水肿混浊的现象。最常见的非直达性视网膜震荡。

04. 运 动 生 化

04.001 运动生物化学 exercise biochemistry

采用生物化学的原理和方法研究运动机体化学变化的一门学科。为生物化学的分支。

04.01 糖 与 运 动

04.002 糖类 saccharide
又称"碳水化合物(carbohydrate)"。植物中的葡萄糖、果糖、淀粉和纤维素，以及动物体内的乳糖和糖原等的总称。化学组成为碳、氢、氧3种元素，化学本质为多羟基的醛或多羟基的酮及其衍生物，可分为单糖、寡糖和多糖三类。

04.003 单糖 monosaccharide
只含有1个醛基或1个酮基的多羟基醇。最简单的糖类分子。若进一步分解，便失去糖的性质。

04.004 寡糖 oligosaccharide
含有3~10个单糖分子的糖类。包括异麦芽低聚糖、水苏糖、棉籽糖等。为运动员经常采用的补糖物质。

04.005 多糖 polysaccharide
由10个以上单糖分子脱水缩合并借糖苷键彼此连接而成的高分子聚合物。包括淀粉多糖和非淀粉多糖。

04.006 半乳糖 galactose
一种含有6个碳原子的醛糖。属于单糖，天然存在D-半乳糖和L-半乳糖2种类型。1分子D-半乳糖和1分子D-葡萄糖可缩合成人或哺乳动物乳汁中的乳糖。

04.007 淀粉 starch
植物中贮存多糖的葡萄糖残基的同聚物。有2种形式：一种是直链淀粉，没有分支，只是通过 α-(1-4)糖苷键连接的葡萄糖残基聚合物；另一种是支链淀粉，含有分支的 α-(1-4)糖苷键连接的葡萄糖残基聚合物，支链在分支点处通过 α-(1-6)糖苷键与主链相连。

04.008 糖原 glycogen
由 D-葡萄糖通过糖苷键连接而成的支链多糖。分子量在 270~3500kDa。动物体内糖的贮存形式，有"动物淀粉"之称。肝脏和肌肉是贮存糖原的主要组织器官，肌糖原主要供肌肉收缩时能量的需要，肝糖原则是血糖的重要来源。

04.009 糖蛋白 glycoprotein
糖类分子与蛋白质分子共价结合形成的蛋白质。糖基化修饰使蛋白质分子的性质和功能更为丰富和多样。分泌蛋白质和质膜外表面的蛋白质大都为糖蛋白。运动对糖蛋白的影响涉及神经-肌肉的分子结构与功能变化、中枢氨基酸类神经递质变化、关节软骨等许多方面。

04.010 果糖-1,6-二磷酸 fructose-1,6-di-phosphate, F-1,6-P

糖酵解代谢的中间产物。由磷酸果糖激酶催化 6-磷酸果糖转化而来。补充果糖-1,6-二磷酸有可能提高人体运动能力。

04.011 2,3-双磷酸甘油酸 2,3-bisphospho-glycerate, 2,3-BPG
糖酵解代谢的中间产物。由 3-磷酸甘油醛脱氢酶催化 3-磷酸甘油醛氧化而来。

04.012 α-酮戊二酸 α-ketoglutaric acid
谷氨酸氧化脱氨的产物。在三羧酸循环中参与循环，是重要的中间产物。

04.013 己糖激酶 hexokinase
糖酵解过程中的第一个调节酶。催化葡萄糖磷酸化形成 6-磷酸葡萄糖。专一性不强，不仅可以作用于葡萄糖，还可以作用于 D-果糖和 D-甘露糖。

04.014 果糖激酶 fructokinase
催化果糖生成 1-磷酸果糖的酶。存在于肝脏中。

04.015 磷酸果糖激酶 phosphofructokinase
催化 6-磷酸果糖转化为 1,6-二磷酸果糖的酶。糖酵解的关键限速酶。受 ATP/ADP 比例的调节，是一种四聚体别构酶。在运动中，可能是调节有氧供能和糖酵解的靶位点。

04.016 磷酸化酶 phosphorylase
催化磷酸解反应的酶。此类反应是一种酸的衍生物与磷酸作用而使相应的共价键断裂，断裂后产物之一与磷酸的 H 结合，另一产物与 H_2PO_4 结合而被磷酸化。

04.017 丙酮酸脱氢酶系 pyruvate dehydrogenase system
由丙酮酸脱羧酶（E1）、二氢硫辛酸乙酰转移酶（E2）和二氢硫辛酸脱氢酶（E3）3 种不同的酶及焦磷酸硫胺素（TPP）、硫辛酸、黄素腺嘌呤二核苷酸（FAD）、氧化型烟酰胺腺嘌呤二核苷酸（NAD^+）、辅酶 A（CoA）和镁离子（Mg^{2+}）等 6 种辅助因子共同组成的一系列酶。可催化丙酮酸脱羧形成乙酰辅酶 A（乙酰 CoA）的反应。

04.018 糖酵解 glycolysis
葡萄糖或糖原在组织中进行的类似发酵的降解反应过程。最终形成乳酸或丙酮酸，同时释出部分能量，形成 ATP 供组织利用。机体进行 30s 到 2min 以内最大强度运动的主要供能系统。

04.019 三羧酸循环 tricarboxylic acid cycle, TCA-cycle
又称"柠檬酸循环（citric acid cycle）""克雷布斯循环（Krebs cycle）"。体内物质糖类、脂肪或氨基酸有氧氧化的主要过程。通过生成的乙酰辅酶 A 与草酰乙酸缩合生成柠檬酸（三羧酸）开始，再通过一系列氧化步骤产生 CO_2、还原型烟酰胺腺嘌呤二核苷酸（NADH）及还原型黄素腺嘌呤二核苷酸（$FADH_2$），最后仍生成草酰乙酸，进行再循环，从而为细胞提供了降解乙酰基而产生能量的基础。由克雷布斯（Krebs）最先提出。

04.020 糖原分解 glycogenolysis
糖原在体内分解成葡萄糖的过程。糖原在磷酸化酶催化下，分解为 1-磷酸葡萄糖，又在磷酸葡萄糖变位酶催化下变为 6-磷酸葡萄糖，继而在 6-磷酸葡萄糖酶催化下生成葡萄糖（在肝脏中），以维持血糖浓度恒定的过程。但在肌肉组织因 6-磷酸葡萄糖酶活性极低，6-磷酸葡萄糖不能生成葡萄糖，直接进入糖酵解或糖的有氧氧化途径。

04.021 糖原生成 glycogenesis
体内由葡萄糖合成糖原的过程。主要合成场所为肝脏和肌肉。糖原合成包括尿苷二磷酸葡糖（UDPG）途径和三碳途径。葡萄糖首先需转变成磷酸酯，然后形成活性的单体尿苷二磷酸葡糖,再逐个转移到糖原引物的非还原末端上,以 α-1,4 糖苷键延长糖链,达一定长度时形成分支,分支点为 α-1,6 糖苷键。糖原合成过程需要腺苷三磷酸(ATP)、尿苷三磷酸(UTP)、尿苷二磷酸葡糖焦磷酸化酶(UDPG-焦磷酸化酶)和糖原合成酶等的参与。

04.022 糖异生 gluconeogenesis

由非糖物质(如乳酸、甘油、生糖氨基酸和丙酮酸等)生成葡萄糖的过程。主要在肝细胞液中进行,饥饿和酸中毒时,肾脏也可进行糖异生。其过程基本为糖酵解的逆过程,但需克服酵解中葡萄糖激酶、磷酸果糖激酶和丙酮酸激酶催化的 3 个不可逆反应。

04.023 戊糖磷酸途径 pentose phosphate pathway

又称“己糖磷酸支路”。6-磷酸葡萄糖经代谢产生还原型烟酰胺腺嘌呤二核苷酸磷酸(NADPH)和 5-磷酸核糖的途径。该途径包括氧化和非氧化 2 个阶段,在氧化阶段,6-磷酸葡萄糖转化为 5-磷酸核酮糖和 CO_2,并生成 2 分子的还原型烟酰胺腺嘌呤二核苷酸磷酸;在非氧化阶段,5-磷酸核酮糖异构化生成 5-磷酸核糖或转化为酵解中的 2 个中间代谢物——6-磷酸果糖和 3-磷酸甘油醛。产生的还原型烟酰胺腺嘌呤二核苷酸磷酸可提高还原型谷胱甘肽(GSH)/氧化型谷胱甘肽(GSSG)比值,减少溶血性贫血的发生,增强运输氧气的能力。

04.02 脂质与运动

04.024 脂质 lipid

又称“脂类”。由脂肪酸和醇作用生成的酯及其衍生物的统称。机体内的一类有机大分子物质,一般不溶于水而溶于脂溶性溶剂。化学结构差异大,生理功能各不相同。

04.025 甘油三酯 triglyceride

又称“三酰甘油”。由甘油的 3 个羟基与 3 个脂肪酸分子酯化生成的甘油酯。为非极性物质,以非水合形式贮存于体内,是体内储量最大和产能最多的能源物质。在中、低强度运动中,其分解能提供运动肌肉所需的大部分能量。

04.026 脂肪酸 fatty acid

一端含有 1 个羧基的、长的脂肪族碳氢链。最简单的一种脂,是许多更复杂脂的成分,是机体主要能量来源之一。分为饱和脂肪酸(不含双键的脂肪酸)和不饱和脂肪酸(含 1 个或多个双键的脂肪酸),后者又分为单不饱和脂肪酸(含 1 个双键)及多不饱和脂肪酸(含 2 个或 2 个以上双键且碳链长度为

18~22 个碳原子的直链脂肪酸)。

04.027 饱和脂肪酸 saturated fatty acid

由 1 条长的饱和烃链和 1 个末端羧基构成的脂肪酸。大多数天然饱和脂肪酸为偶数碳原子,少于 10 个碳原子的饱和脂肪酸在室温下呈液态,较长链的脂肪酸则呈固态。

04.028 不饱和脂肪酸 unsaturated fatty acid

碳链未完全被氢原子所饱和,即含有 1 个或多个不饱和键(双键或三键)的脂肪酸。含有 1 个双键的不饱和脂肪酸称单不饱和脂肪酸,主要有油酸;含有 2 个或多个双键的不饱和脂肪酸称为多不饱和脂肪酸,有亚油酸、亚麻酸和花生四烯酸等。

04.029 必需脂肪酸 essential fatty acid

一类维持生命活动所必需的体内不能合成或合成速度不能满足需要而必须从外界摄取的脂肪酸。主要包括 2 种:ω-3 系列的 α-亚麻酸(18:3)、ω-6 系列的亚油酸(18:2)。

04.030 非必需脂肪酸 non-essential fatty acid
人体及哺乳动物能够自己合成而不必从膳食中获取的脂肪酸。如饱和脂肪酸及单烯脂肪酸。

04.031 游离脂肪酸 free fatty acid, FFA
未脂化的脂肪酸。中性脂肪分解后的物质，热量的直接来源。血浆中含量甚少，仅占总脂肪酸含量的 5%~10%。在血浆中的半衰期为 2~3min，主要与血清蛋白结合转运到全身组织利用。动脉血中的游离脂肪酸（FFA）是安静肌肉的基本燃料，在短时间极量或高强度运动中血浆 FFA 供能的意义不大，但长时间运动时在骨骼肌供能中起关键作用。

04.032 类脂 lipoid
曾作为脂肪以外的、溶于脂溶剂的天然化合物的总称。包括磷脂、糖脂、脂蛋白和类固醇。现已不作为物质的名称，而多作为所谓"类脂样的"形容词，即取"类似脂肪"之意，表示和脂肪相似的性质。

04.033 磷脂 phospholipid
一类含磷酸的脂类。机体中主要有两大类：由甘油构成的甘油磷脂和由神经鞘氨醇构成的鞘磷脂。结构特点是具有由磷酸相连的取代基团（含氨碱或醇类）构成的亲水头和由脂肪酸链构成的疏水尾。在生物膜中，磷脂的亲水头位于膜表面，而疏水尾位于膜内侧。生物膜的重要组分、乳化剂和表面活性剂。

04.034 卵磷脂 lecithin
又称"磷脂酰胆碱（phosphatidyl choline，PC）"。磷脂酸与胆碱形成的酯。

04.035 脑磷脂 cephalin
磷脂酰乙醇胺和磷脂酰丝氨酸的统称。在体内广泛分布，尤富集于脑和脊髓，临床上可用作止血药和肝功能检查的试剂。

04.036 磷脂酰丝氨酸 phosphatidylserine
磷脂酸的磷酸基与丝氨酸的羟基生成酯键所构成的甘油磷脂。与卵磷脂、磷脂酰乙醇胺间可以互相转化。正常情况下位于质膜脂双层的膜内侧，细胞凋亡时外翻，使质膜外侧的磷脂酰丝氨酸明显增加。

04.037 磷脂酸 phosphatidic acid, PA
1，2-二脂酰基-Sn-甘油-3-磷酸。甘油磷脂的母体化合物。甘油分子的 2 个羟基与脂肪酸酯化，而由于其 3-Sn 位上磷酸的取代基不同，可生成各种甘油磷脂。为细胞内和细胞外信号转导的重要磷脂信号分子，主要通过磷脂酶 D 和磷脂酶 C 2 条途径产生。能引起钙离子动员，激活或协同激活细胞内各种酶而产生各种细胞效应。

04.038 鞘脂 sphingolipid
一类含有鞘氨醇骨架的两性脂。一端连接 1 个长链脂肪酸，另一端为 1 个极性的醇。包括鞘磷脂、脑磷脂及神经节苷脂，一般存在于植物和动物膜内，尤其是在中枢神经系统的组织内含量丰富。

04.039 肉碱 carnitine
L-β-羟-γ 三甲胺丁酸。脂肪代谢过程中转运活化的脂酰辅酶 A 进入线粒体的唯一载体，是脂肪氧化供能所必需的前提。人体内具有生物活性的是 L 型肉碱。L 型肉碱补剂可提高长时间运动时脂肪酸氧化速率，减少肌糖原的消耗，延缓疲劳。

04.040 酮体 acetone body
脂肪酸在肝脏中的不完全氧化产物。包括乙酰乙酸、β-羟丁酸和丙酮。生成后，必须经血液送至肝脏外组织氧化。肝脏快速输出脂肪酸能源的一种形式。在剧烈运动时，机体生成酮体增多。

04.041 脂蛋白 lipoprotein
脂质与蛋白质结合在一起形成的脂质–蛋白

质复合物。以疏水脂类为核心，围绕着极性脂类及载脂蛋白。人体脂蛋白大体可分为以下4类：乳糜微粒、极低密度脂蛋白、低密度脂蛋白和高密度脂蛋白。

04.042　脱脂载脂蛋白　apolipoprotein
一类脂蛋白（特别是血浆脂蛋白）中的蛋白质组分。与机体脂的代谢和运输有关。运动可以改变血浆脂蛋白质的构成，从而影响脂类的代谢。

04.043　酰基载体蛋白质　acyl carrier protein, ACP
通过硫酯键结合脂肪酸合成的中间代谢物的蛋白质（原核生物）或蛋白质的结构域（真核生物）。

04.044　支链酮酸　branched-chain keto acid
由支链氨基酸（如亮氨酸、异亮氨酸和缬氨酸）通过转氨基作用形成的酮酸。为机体内支链氨基酸的重要来源之一。其代谢紊乱将导致枫糖尿症等疾病。剧烈运动会导致机体内生成增多。

04.045　激素敏感性脂肪酶　hormone-sensitive lipase
催化动物体细胞内甘油三酯分解的关键酶。含有3个相互独立的功能区域：调节区、催化区和脂质结合区。调节区内包括2个磷酸化位点、1个调节位点和1个基本位点，调节位点可调节激素敏感脂肪酶活性。该酶活性变化会影响脂肪组织的分解。

04.046　甘油激酶　glycerol kinase
在脂肪的消化和吸收过程中，于肝脏和肾脏内将甘油转化为糖酵解的中间产物——磷酸二羟丙酮的酶。

04.047　碳链裂解酶　desmolase
又称"胆固醇碳链裂解酶"。由单加氧酶和细胞色素P450组成的酶复合物。催化除去

胆固醇侧链的反应，首先在胆固醇侧链C-20、C-22羟化，再将两者之间的连键断裂，除去含6个碳的侧链，使胆固醇变成孕烯醇酮，后者是类固醇激素的前体。

04.048　类固醇激素合成急性调控蛋白　steroidogenic acute regulation protein, StAR
位于相关细胞的线粒体膜上，具有高度组织特异性的蛋白。参与胆固醇由线粒体外膜向线粒体内膜的转运，此过程是类固醇激素合成的限速步骤。大负荷运动会使该蛋白的表达降低。

04.049　环加氧酶　cyclo-oxygenase, COX
广泛存在于组织的酶蛋白复合物。可催化前列腺素生物合成的二级反应，催化花生四烯酸中产生前列腺素类和血栓素的反应。

04.050　脂肪分解　steatolysis
又称"脂肪水解"。脂肪在脂肪酶的作用下水解成甘油和脂肪酸的过程。催化甘油三酯的脂肪酶是限速酶，受多种激素的调节。在各种应激情况下，特别是长时间运动中机体脂解作用增强。

04.051　肉[毒]碱穿梭系统　carnitine shuttle system
脂酰辅酶A通过形成脂酰肉毒碱从细胞质转运到线粒体的穿梭循环途径。

04.052　β氧化途径　β-oxidation pathway
脂肪酸氧化分解的主要途径。脂肪酸被连续地从羧基端β碳原子开始，氧化降解生成乙酰辅酶A，同时生成还原型烟酰胺腺嘌呤二核苷酸（NADH）和还原型黄素腺嘌呤二核苷酸（$FADH_2$），并产生大量的腺苷三磷酸（ATP）。因脱氢和裂解均发生在β位碳原子而得名。每一轮脂肪酸β氧化均包括4步反应：氧化、水化、再氧化和硫解。有氧运动可使此代谢途径活跃。

04.053 柠檬酸转运系统 citrate transport system

将乙酰辅酶 A（乙酰 CoA）从线粒体转运到细胞质的穿梭循环途径。在转运乙酰 CoA 的同时，细胞质中的还原型烟酰胺腺嘌呤二核苷酸（NADH）氧化成氧化型烟酰胺腺嘌呤二核苷酸（NAD⁺），氧化型烟酰胺腺嘌呤二核苷酸磷酸（NADP⁺）还原为还原型烟酰胺腺嘌呤二核苷酸磷酸（NADPH），每循环 1 次消耗 2 分子 ATP。

04.03 蛋白质与运动

04.054 氨基酸 amino acid

组成蛋白质的基本结构单位。人体内有 20 种氨基酸，在营养和代谢上分为 3 类：必需氨基酸、条件性必需氨基酸及非必需氨基酸。

04.055 氨基酸库 amino acid pool

食物蛋白质经消化而被吸收的氨基酸（外源性氨基酸）与体内组织蛋白质降解产生的氨基酸（内源性氨基酸）的总称。分布于体内各处，参与代谢。

04.056 必需氨基酸 essential amino acid

人体不能自行合成或合成速度不能满足机体需要，必须从外界摄取以满足营养需要的氨基酸。共 8 种，分别是赖氨酸、色氨酸、亮氨酸、异亮氨酸、苯丙氨酸、缬氨酸、甲硫氨酸和苏氨酸。

04.057 非必需氨基酸 non-essential amino acid

构成人体蛋白质的 20 种氨基酸中，谷氨酸、丙氨酸、精氨酸、甘氨酸、天门冬氨酸、胱氨酸、脯氨酸、丝氨酸和酪氨酸等人体自身可以合成，并能够满足机体需要的氨基酸。

04.058 支链氨基酸 branched-chain amino acid

α-碳上含有分支脂肪烃链的中性氨基酸。包括 L-亮氨酸、L-异亮氨酸和 L-缬氨酸，均属于必需氨基酸，主要在骨骼肌内代谢，约占骨骼肌蛋白质的必需氨基酸的 35%，在改善运动骨骼肌质量和消除中枢性疲劳方面作用明显。肌肉中支链氨基酸分解代谢旺盛，是长时间持续运动时参与供能的主要氨基酸。每分子亮氨酸、异亮氨酸和缬氨酸完全氧化分别产生 42、43 和 32 分子 ATP。

04.059 甲硫氨酸 methionine

2-氨基-4-甲巯基丁酸。一种含硫的非极性 α 氨基酸。L-甲硫氨酸是组成蛋白质的 20 种基本氨基酸中的 1 种，是哺乳动物的必需氨基酸和生酮氨基酸。侧链易氧化成甲硫氨（亚）砜，符号：M。

04.060 谷氨酰胺 glutamine

体内含量最丰富的非必需氨基酸，约占总游离氨基酸的 50%，是合成氨基酸、蛋白质、核酸和许多其他生物分子的前体物质。在肝、肾、小肠和骨骼肌代谢中起重要调节作用，是机体内各器官之间转运氨基酸和氮的主要载体，也是生长迅速细胞的主要燃料。具有增强免疫功能、维持酸碱平衡、增强肌肉细胞内蛋白质合成等重要作用。

04.061 肽 peptide

2 个或 2 个以上的氨基酸以肽键共价连接形成的化合物。一般分子量段在 180~5000 之间。分子量段在 180~1000 之间的称为"小肽"、"寡肽"、"低聚肽"或"小分子活性多肽"，一般由 2~6 个氨基酸组成；分子量段在 1000~3000 之间的称为"多肽"；分子量段在 3000~5000 之间的称为"大肽"。

04.062 蛋白质 protein

生物体中广泛存在的一类生物大分子。由核

酸编码的 α 氨基酸之间通过 α 氨基和 α 羧基形成的肽键连接而成的肽链,经翻译后加工而生成的具有特定立体结构的、有活性的大分子。生物的结构和性状都与蛋白质有关。还参与氧运输、肌肉收缩、电子传递和其他遍及全身的活动。

04.063　胶原蛋白　collagen
动物结缔组织中含量最丰富的一种结构蛋白。由原胶原蛋白分子组成。原胶原蛋白是一种具有右手超螺旋结构的蛋白,每个原胶原分子都是由 3 条特殊的左手螺旋(螺距为 0.95nm, 每一圈含有 3.3 个残基)的多肽链右手旋转形成的。

04.064　纤维蛋白　fibrin
一类主要的不溶于水的蛋白质。通常含有呈现相同二级结构的多肽链。许多纤维蛋白结合紧密,并为单个细胞或整个生物体提供机械强度,起着保护或结构上的作用。

04.065　球蛋白　globulin
一类不溶或微溶于水,可溶于稀盐溶液的单纯蛋白质。可以被半饱和中性硫酸铵沉淀,广泛存在于动物和植物中,通过电泳或超速离心可以区分。如 α 球蛋白和 β 球蛋白, 7S 球蛋白和 19S 球蛋白。

04.066　免疫球蛋白　immunoglobulin, Ig
一种具有抗体活性或化学结构上与抗体相似的蛋白质。由 B 细胞产生,普遍存在于血液、组织液及外分泌液中,包括免疫球蛋白 G(IgG)、免疫球蛋白 M(IgM)、免疫球蛋白 A(IgA)、免疫球蛋白 D(IgD)和免疫球蛋白 E(IgE)。大负荷运动时可出现明显下降。

04.067　肌动蛋白　actin
肌肉细肌丝和真核细胞骨架中微丝的主要蛋白质。由 374 个氨基酸残基组成(42 kDa), 占细胞总蛋白质的 5%~10%。在低离子强度溶液中,是球状的单体,称为"球状肌动蛋白(globular actin)"。在肌肉细胞中为肌原纤维细肌丝的组成蛋白之一,约占肌肉细胞总蛋白的 10%。有与横桥结合的位点,与肌丝滑行有直接关系,在肌肉收缩过程中发挥重要作用。力量训练可使该蛋白质合成增加。

04.068　肌动球蛋白　actomyosin
肌纤维中肌动蛋白和肌球蛋白由横桥联合后的蛋白质。为肌肉的基本收缩物质。

04.069　辅肌动蛋白　actinin
肌肉中的少量二聚体蛋白质。集中于肌节 Z 线和 I 带。有 α 和 β 两种类型, α 型(200kDa)是纤丝状肌动蛋白交联蛋白,将微丝聚集成束,促使肌动蛋白纤维在凝胶和溶胶之间转变; β 型(70kDa)可促进肌动蛋白多聚化。

04.070　肌球蛋白　myosin
一组肌肉和非肌肉细胞收缩装置中的蛋白质。具有 ATP 酶活性,由 2 条相同的重链和 2 对轻链组成。重链的大部分是 α 螺旋,其头部具有 ATP 酶活性,并与肌动蛋白结合,而轻链具有激酶活性。在肌细胞内肌球蛋白与纤维形肌动蛋白组成肌小节的收缩单位,在肌肉收缩中起重要作用。

04.071　肌钙蛋白　troponin
在横纹肌中起主要调节作用的蛋白质。有 3 个亚基:与原肌球蛋白结合的肌钙蛋白 T、调节肌动球蛋白腺苷三磷酸(ATP)酶活性的肌钙蛋白 I 和钙结合的肌钙蛋白 C。肌钙蛋白复合体能调节肌动蛋白与肌球蛋白的结合,影响肌肉收缩。

04.072　肌红蛋白　myoglobin
由 153 个氨基酸残基组成、具有三级结构的球形蛋白质。含有 1 个血红素辅基,且分布于心肌和骨骼肌组织。能储存氧,与肌肉的收缩功能密切相关。

04.073　血红蛋白　hemoglobin
一组红色含铁的携氧蛋白质。人血红蛋白由 2 对珠蛋白组成四聚体，每个珠蛋白（亚基）结合 1 个血红素，其亚铁离子可逆地结合 1 个氧分子。氧解离曲线呈 "S" 形，提示亚基之间存在正协同作用。含量与机体有氧运动能力呈正相关，能反映运动员机能状态。

04.074　触珠蛋白　haptoglobin
一种酸性糖蛋白。属急性期反应蛋白。由于所含轻链类型的不同而具有遗传多态性。合成和降解主要在肝脏进行，并受细胞因子、前列腺素、激素的调节。运动应激时触珠蛋白会出现明显变化。

04.075　热激蛋白　heat shock protein, HSP
曾称 "热休克蛋白"。热刺激诱导细胞合成的一组进化上高度保守的蛋白质。广泛存在于原核、真核生物中的蛋白质，具有 "分子伴侣" 作用，参与多种胞内蛋白的折叠、装配和转运等功能。运动可使该蛋白表达增加。

04.076　金属硫蛋白　metallothionein
一类分子量较小，半胱氨酸残基和金属含量极高的蛋白质。与其结合的金属主要是镉、铜和锌，广泛存在于各种生物中，结构高度保守。哺乳动物的金属硫蛋白由 61 个氨基酸组成，含有 20 个半胱氨酸和 7 个金属离子。

04.077　解偶联蛋白　uncoupling protein
线粒体内膜上参与机体产热的重要转运蛋白质。被激活时会形成质子通道，可引起线粒体内膜质子转运速度加快，使腺苷三磷酸（ATP）合成依赖的线粒体内膜上的电化学梯度改变，致使氧化磷酸化被解偶联，不能合成 ATP，产能转化为产热。

04.078　葡糖转运蛋白　glucose transporter, GLUT
促进葡萄糖向细胞膜内转运的一个蛋白家族。葡萄糖转运蛋白-2（GLUT-2）是胰岛 B 细胞膜上的转运蛋白，在血糖浓度升高时促进葡萄糖的转运，继而刺激胰岛素释放；GLUT-4 是脂肪细胞和肌细胞膜上的转运蛋白，胰岛素能刺激葡萄糖的转运。

04.079　3-甲基组氨酸　3-methylhistidine
参与组成骨骼肌收缩的蛋白的氨基酸成分。当肌肉收缩引起骨骼肌收缩蛋白分解时，释放出 3-甲基组氨酸，因肌细胞中无相应的分解及再利用的酶，故从尿中排出。因此运动员尿中 3-甲基组氨酸总量可反映人体肌肉蛋白质分解代谢的强度，是运动员体能监控的重要指标之一。

04.080　β-羟基 β-甲基丁酸盐　β-hydroxy β-methyl butyrate, HMβ
人体内氨基酸正常代谢的产物。在力量运动时进行补充可减少肌肉蛋白质的分解，并可增加肌肉体积，增强肌力；在耐力运动时可促进脂肪分解和保护细胞膜，有助于提高耐力和降低体脂。

04.081　蛋白聚糖　proteoglycan
各种糖胺聚糖与不同的核心蛋白质结合而形成的一类糖复合体。主要存在于高等动物的细胞间质中，有些也可以整合在细胞膜中。

04.082　硫酸软骨素　chondroitin sulfate, CS
氨基聚糖的一种。细胞外基质成分之一。其二糖单位由半乳糖和 N-乙酰葡萄糖胺组成。单个聚糖约有 250 个单位，与蛋白质结合后可形成蛋白聚糖。

04.083　氨基肽酶　aminopeptidase
一种寡肽酶。主要作用是从肽链的氨基末端逐一水解出氨基酸，最后生成二肽。

04.084　氨基转移酶　aminotransferase

简称"转氨酶(transaminase)"。催化将氨基酸的氨基转移给酮酸的反应,从而产生相应的酮酸与氨基酸对的酶。需磷酸吡多醛作为辅基。

04.085 蛋白酶 proteinase
全称"蛋白水解酶"。催化多肽或蛋白质水解的酶的统称。

04.086 鸟氨酸循环 ornithine cycle
又称"尿素循环(urea cycle)"。肝脏中合成尿素的代谢通路。由氨、二氧化碳与鸟氨酸缩合形成瓜氨酸和精氨酸,再由精氨酸分解释出尿素。在此过程中鸟氨酸起催化尿素产生的作用。该循环的正常运转可防止运动过程中的氨中毒。

04.087 葡萄糖–丙氨酸循环 alanine-glu-cose cycle
葡萄糖在肝脏–肌肉之间的代谢循环。在肝脏中, 丙氨酸经联合脱氨基作用释放出氨用于尿素合成, 而生成的丙酮酸沿糖异生途径合成葡萄糖; 葡萄糖再由血液输送到肌肉组织, 沿着糖的分解途径生成丙酮酸, 后者再接受氨基生成丙氨酸, 如此循环往复。该循环可以为糖异生作用提供底物, 促进糖异生作用。

04.088 翻译后修饰调节 post-translational modification regulation
新合成的多肽链转变成有功能的蛋白质所经历的一系列化学反应。这些修饰作用包括从甲硫氨酸去除 *N*-甲酰基、磷酸化作用、乙酰化作用、羟化作用, 从巯基生成的二硫键连接辅基以及肽键断裂而将蛋白原转变成蛋白质。

04.04 核酸与运动

04.089 核苷 nucleoside
由嘌呤或嘧啶的碱基通过共价键与戊糖连接组成的化合物。核糖与碱基一般都是由糖的异头碳与嘧啶的 N-1 或嘌呤的 N-9 之间形成的 β-N-糖苷键连接的。

04.090 碱基对 base pair
核酸中两条链间的配对碱基。如腺嘌呤–胸腺嘧啶(A-T)对、腺嘌呤–尿嘧啶(A-U)对、鸟嘌呤–胞嘧啶(G-C)对、鸟嘌呤–尿嘧啶(G-U)对等。碱基对数目是表征 DNA 或双链 RNA 的链长单位。

04.091 单核苷酸多态性 single nucleotide polymorphism, SNP
不同物种、个体基因组 DNA 序列同一位置上的单个核苷酸存在差别的现象。有这种差别的基因座、DNA 序列等可作为基因组作图的标志。人基因组上平均约每 1000 个核苷酸即可能出现 1 个单核苷酸多态性的变化,其中有些单核苷酸多态性可能与疾病有关, 但大多数可能与疾病无关。是研究运动员基因选材的重要依据之一。

04.092 反义寡核苷酸 antisense oligonucleotide
人工合成的、与靶基因或信使核糖核酸(mRNA)某一区段互补的核酸片段。可以通过碱基互补原则结合于靶基因或 mRNA 上, 从而封闭基因的表达。包括反义脱氧核糖核酸(DNA)和反义核糖核酸(RNA), 其来源有人工合成和体内表达两类。

04.093 等位基因特异性寡核苷酸 allele-specific oligonucleotide, ASO
设计合成的,可以在适当的条件下与特异序列杂交而不与其相关的序列杂交的寡核苷酸。用针对每一个等位基因序列设计的等位基因特异性寡核苷酸可以容易地检出单个核苷酸的变异。在几种设计相识、用来区分密切相关等位基因的方法中，还可以用作 PCR 引物。

04.094　核糖核酸　ribonucleic acid, RNA
核酸的一类。由核苷酸通过 3′,5′-磷酸二酯键连接而成的多聚体。不同种类的 RNA 链长不同，行使的生物功能各种各样，如参与蛋白质生物合成的 RNA 有信使 RNA、转移 RNA 和核糖体 RNA；与转录后加工有关的 RNA 有核小 RNA、核仁小 RNA；与生物调控有关的 RNA 有微 RNA、干扰小 RNA 等。

04.095　核糖体 RNA　ribosomal RNA, rRNA
核糖体中的 RNA。真核生物核糖体中通常含 28S、18S、5.8S 和 5S 4 种 rRNA；原核生物中则含 23S、16S 和 5S 3 种 rRNA。约占细胞 RNA 总量的 80%，以非共价键与核糖体 2 个亚基中的核糖体蛋白结合。共同特点是单链，但可形成带茎、环结构的 4 个结构域，茎区为保守序列，环区为可能与其他 RNA 结合的区域，碱基组成中 AU 与 GC 总量不等。

04.096　脱氧核糖核酸　deoxyribonucleic acid, DNA
一类带有遗传信息的生物大分子。由 4 种主要的脱氧核苷酸(dAMP、dGMP、dCMT 和 dTMP)通过 3′,5′-磷酸二酯键连接而成。它们的组成和排列不同，显示的生物功能也不同，如编码功能、复制和转录的调控功能等。排列的变异可能产生一系列疾病。

04.097　DNA 双螺旋　DNA double helix
一种核酸的构象——2 条反向平行的多核苷酸链彼此缠绕形成 1 个右手的双螺旋结构。

04.098　线粒体 DNA　mitochondrial DNA, mtDNA
真核生物线粒体中含有的、在线粒体中复制和表达的 DNA。双链环状分子，每个细胞的拷贝数可达数千，属于母系遗传。含有的

基因能编码部分线粒体蛋白质(如膜蛋白)、组成线粒体自身翻译体系的转移核糖核酸(tRNA)和核糖体核糖核酸(rRNA)。

04.099　互补 DNA　complementary DNA
特指与信使核糖核酸(mRNA)分子具有互补碱基序列的单链 DNA 分子。由 mRNA 通过逆转录产生。可用于分子克隆或在分子杂交中作为细胞 DNA 中特殊序列的分子探针。与基因组 DNA 不同，互补 DNA 中不含内含子。

04.100　DNA 嵌合体　DNA chimera
含有来自不同种属遗传信息的 DNA(带有不同种属无关基因的重组 DNA)。

04.101　基因　gene
编码蛋白质或 RNA 等具有特定功能产物的遗传信息的基本单位。染色体或基因组的一段 DNA 序列(对以 RNA 为遗传信息载体的 RNA 病毒而言则是 RNA 序列)。包括编码序列(外显子)、编码区前后对基因表达具有调控功能的序列和单个编码序列间的间隔序列(内含子)。

04.102　调节基因　regulatory gene
控制编码 RNA 基因或蛋白质基因表达的基因。如编码激活蛋白或阻遏蛋白的基因。

04.103　即早期基因　immediate-early gene
细胞受刺激或激活后立即转录的基因。这些基因的表达可以调节其他所谓应答基因的后续表达。

04.104　基因定位　gene localization
通过遗传杂交、绘制图谱或核酸探针杂交等手段确定：①特定基因在特定染色体上的位置；②特定基因群的序列在给定染色体中的相对距离。

04.105　基因多态性　gene polymorphism

又称"遗传多态性"。同一群体中同时存在着2种或2种以上非连续性变异型或基因型的现象。基因内含子或调节序列区域碱基的改变一般并不影响蛋白质的表型,但对蛋白质的表达可能存在上调或下调作用,对本基因控制的细胞因子的产生具有增强或减弱的作用。是研究运动员基因选材的重要依据之一。

04.106　基因突变　gene mutation
由于核酸序列发生变化,包括缺失突变、定点突变、移框突变等,使之不再是原有基因的现象。

04.107　多核糖体　polysome
多个核糖体在 1 个信使核糖核酸(mRNA)分子上串成的颗粒体。mRNA 在核糖体中有一段裸露的序列。每个核糖体可以独立完成 1 条肽链的合成。

04.108　染色质　chromatin
真核细胞分裂间期的细胞核内由 DNA、组蛋白、非组蛋白及少量 RNA 组成的线性复合结构。易被碱性染料着色的一种无定形物质。

04.109　染色体　chromosome
细胞有丝分裂时出现的,易被碱性染料着色的丝状或棒状小体。由 DNA、蛋白质和少量 RNA 组成,载有直线排列、能自我复制的基因,有储存和传递遗传信息以及控制细胞分化发育的作用。

04.110　非同源染色体　nonhomologous chromosome
不属于同一对的染色体,含有不相似的基因,在减数分裂时不能互补配对。

04.111　遗传密码　genetic code
核苷酸序列所携带的遗传信息。编码 20 种氨基酸和多肽链起始及终止的一套 64 个三联体密码子。

04.112　密码子　codon
mRNA(或 DNA)上的三联体核苷酸残基序列。编码着指定的氨基酸,tRNA 的反密码子与 mRNA 的密码子互补。

04.113　反密码子　anticodon
tRNA 分子的反密码环上的三联体核苷酸残基序列。在翻译期间,能与 mRNA 中的互补密码互补结合。

04.114　起始密码子　initiation codon
指定蛋白质合成起始位点的密码。最常见的是蛋氨酸密码 AUG。

04.115　终止密码子　termination codon
在把 mRNA 上所携带的信息转译成相应蛋白质的过程中,特指在编码肽链的核苷酸链上所存在的终止转译的讯号密码子。即在已知的 64 组密码子中,有 3 组不编码任何氨基酸,而是专司终止多肽合成,是起句号作用的三联核苷酸密码子,分别是 UAG、UAA 和 UGA。

04.116　简并密码子　degenerate codon
编码相同氨基酸的几个不同的密码子。

04.117　启动子　promoter
DNA 分子中 RNA 聚合酶能够结合并导致转录起始的序列。

04.118　转录　transcription
遗传信息从基因转移到 RNA 的过程。包括转录起始、延伸、终止等过程。

04.119　转录因子　transcription factor, TF
直接结合或间接作用于基因启动子,形成具有 RNA 聚合酶活性的动态转录复合体的蛋白质因子。有通用转录因子、序列特异性转录因子、辅助转录因子等。

04.120　翻译　translation
在蛋白质合成期间将存在于 mRNA 上代表一个多肽链的核苷酸残基序列转换为多肽链氨基酸残基序列的过程。

04.121　环腺苷酸　cyclic adenylic acid, cAMP
又称"环腺苷一磷酸"。通常指 3′, 5′-环腺苷酸，一种重要的细胞信号转导的第二信使。细胞膜上的受体与配基结合后，激活 G 蛋白，进而激活腺苷酸环化酶，催化 ATP 生成环腺苷酸，有广泛的生理功能。

04.122　5-核苷酸酶　5-nucleotidase
一种催化核苷酸中磷酸链水解的特异性磷酸酶。广泛存在于各种组织的细胞膜上，但释放入血的 5-核苷酸酶仅来源于肝、胆组织，是肝胆系统疾病的辅助诊断指标。

04.123　反转录酶　reverse transcriptase
又称"逆转录酶"。以 RNA 为模板催化合成 DNA 的酶。

04.124　半保留复制　semiconservative replication
沃森和克里克于 1953 年提出的 DNA 复制方式。DNA 复制时以双链中的每一条单链作为模板，分别合成一条互补新链，重新形成的双链中各保留一条原有的 DNA 单链。

04.125　冈崎片段　Okazaki fragment
在 DNA 不连续复制过程中，沿着后随链的模板链合成的新 DNA 片段，随后共价连接成完整的单链。长度在真核与原核生物中存在差别，真核冈崎片段长度为 100~200 核苷酸残基，而原核为 1000~2000 核苷酸残基。

04.126　DNA 指纹分析　DNA fingerprint analysis
将个体的染色体 DNA 用限制性内切酶消化，分离得到不同大小的 DNA 片段，再以重复序列中的共有序列作为核酸探针进行杂交，对所得到不同生物个体相似 DNA 片段的带型图谱(即 DNA 指纹图谱，对每一个体都是独特的)进行分析的方法。能揭示并比较生物个体间关系的密切程度，有效应用于运动员基因选材。

04.127　夏格夫法则　Chargaff's rule
夏格夫(Chargaff)发现在双螺旋核酸结构中，腺嘌呤(A)必须与胸腺嘧啶(T)〔或尿嘧啶(U)〕配对，而鸟嘌呤(G)必须与胞嘧啶(C)配对，反之亦然。且 DNA 分子中腺嘌呤与胸腺嘧啶的摩尔数相等，鸟嘌呤与胞嘧啶的摩尔数相等，即嘌呤的总数等于嘧啶的总数。这一发现对 DNA 双螺旋模型的建立贡献很大。

04.128　遗传学中心法则　genetic central dogma
早期描述从一个基因到相应蛋白质的信息流的途径。遗传信息贮存在 DNA 中，DNA 被复制传给子代细胞，信息被拷贝或由 DNA 被转录成 RNA，然后 RNA 被翻译成多肽链。由于反转录酶的发现，也可以 RNA 为模板合成 DNA。

04.05　酶　与　运　动

04.129　酶　enzyme
由生物体内细胞产生的一种生物催化剂。一般由蛋白质组成。能在机体中十分温和的条件下，高效率地催化各种生物化学反应，促进生物体的新陈代谢。

04.130　单纯酶　simple enzyme
仅由氨基酸组成的单纯蛋白质。

04.131　缀合酶　conjugated enzyme
由蛋白质部分与非蛋白质部分结合组成的酶。

前者称为酶蛋白，后者称为辅助因子。与酶蛋白以非共价键相连、结合疏松者称为辅酶，与酶蛋白以共价键紧密结合者称为辅基。

04.132　酶活力单位　enzyme active unit, U
酶活力的度量单位。1961 年国际酶学会议规定：1 个酶活力单位是指在特定条件（25℃，其他为最适条件）下，在 1min 内能转化 1μmol 底物的酶量，或是转化底物中 1μmol 的有关基团的酶量。

04.133　米氏常数　Michaelis constant
在酶促反应中，某一给定底物的动力学常数，是由反应中每一步反应的速度常数所合成的。根据米氏方程，其值是当酶促反应速度达到最大反应速度一半时的底物浓度。符号 Km。

04.134　同工酶　isoenzyme
能催化同一种化学反应，但其酶蛋白本身的分子结构、组成有所不同的一组酶。如乳酸脱氢酶有 5 种同工酶，速度或耐力训练对不同同工酶活性影响不同。

04.135　限速酶　rate-limiting enzyme
整条代谢通路中催化反应速度最慢的酶。不但可以影响整条代谢途径的总速度，还可以改变代谢方向。

04.136　调节酶　regulatory enzyme
位于一个或多个代谢途径内的一个关键部位的酶。活性根据代谢的需要被增加或降低。

04.137　诱导酶　inducible enzyme
在正常细胞中没有或只有很少量存在，但在酶诱导的过程中，由于诱导物的作用而被大量合成的酶。

04.138　前馈激活　feed-forward activation
代谢途径中一个酶被该途径中前面产生的代谢物激活的现象。

04.139　别构调节　allosteric regulation
变构剂与酶分子上非催化部位特异性结合，引起酶蛋白构象改变，从而改变酶的催化活性的现象。不引起酶的构型变化，不涉及共价键变化。可调节代谢的速度和强度；调节代谢的方向，由分解改为合成，防止产物过剩，储存多余能源；调节能量代谢的平衡。

04.140　产物调节　product regulation
一种反馈调节。指反应链中某些代谢中间产物及终产物常常可以作为影响关键酶的效应物对关键酶的活性起促进或抑制作用。

04.141　底物调节　substrate regulation
代谢底物或代谢途径中早期的中间产物会对代谢后期催化某步反应的酶的活性产生影响，从而影响整个代谢途径的速度。

04.142　共价修饰　covalent modification
使酶分子发生共价键的变化而引起 2 种或多种形式间，也常常是有活性和无活性形式间的转变。包括不可逆共价修饰和可逆共价修饰 2 种。

04.143　蛋白激酶　protein kinase
将腺苷三磷酸（ATP）的 γ 磷酸基转移到底物特定的氨基酸残基上，使蛋白质磷酸化的一类磷酸转移酶。根据其底物蛋白被磷酸化的氨基酸残基种类，可分为 5 类：蛋白丝氨酸/苏氨酸激酶、蛋白酪氨酸激酶、蛋白组氨酸激酶、蛋白色氨酸激酶和蛋白天冬氨酰基/谷氨酰基激酶。

04.144　丝裂原活化蛋白激酶　mitogen-activated protein kinase
细胞内的一类丝氨酸/苏氨酸蛋白激酶。为细胞生长、分化、凋亡等信号转导途径中的关键物质。可由多种方式激活，在将细胞外刺激信号转导至细胞及其核内，并引起细胞生物学反应的过程中起着至关重要的作用。

04.145 碱性磷酸酶 alkaline phosphatase
催化有机单磷酸酯水解为磷酸和甘油的非特异性酶。最适 pH 为 8.6~10.3。在机体分布广泛,骨、肝、肾、肠黏膜等组织中含量丰富,共有 6 种同工酶(AKP1~6)。其中第 1、2、6 种来自肝脏,第 3 种来自骨细胞,第 4 种产生于胎盘及癌细胞,而第 5 种则来自小肠绒毛上皮与成纤维细胞。

04.146 蛋白酪氨酸磷酸酶 protein tyrosine phosphatase
一类能对特定蛋白残基进行去磷酸化或磷酸化的酶类。与酪氨酸蛋白激酶一起,在细胞信号转导中调节酪氨酸磷酸化和去磷酸化,在细胞生长调控和致癌中起重要作用。同时,其激活有助于改善胰岛素抵抗。

04.147 磷脂酰肌醇激酶 phosphatidylino-sitol kinase
细胞内重要的信号转导分子,是由 p85 调节亚单位和 p110 催化亚单位组成的异二聚体。可使肌醇环第三位羟基磷酸化,参与增殖、分化、凋亡和葡萄糖转运等多种细胞功

能的调节。

04.148 血管紧张素转换酶 angiotensin converting enzyme
催化无活性的血管紧张素 I 转化为高活性的血管紧张素 II 的一种酶。可刺激血管收缩导致血压升高,心肌收缩力增强,心率增加,并调节体液和电解质平衡。其基因多态性与有氧耐力密切相关。

04.149 过氧化氢酶 catalase
以铁卟啉为辅基的结合酶。能将对细胞有害的过氧化氢催化分解为分子氧和水,是生物防御体系的关键酶之一。适当运动能提高其活性,而过量运动会降低其活性。

04.150 一氧化氮合酶 nitric oxide synthase, NOS
催化 L-精氨酸分解生成一氧化氮(NO)和瓜氨酸的酶。其活性变化可反映组织内一氧化氮含量的变化。包括诱导型一氧化氮合酶(iNOS)、内皮型一氧化氮合酶(eNOS)和神经元型一氧化氮合酶(nNOS)3 种类型。运动对不同组织中该酶活性的影响不同。

04.06 维生素与运动

04.151 维生素 vitamin
维持人体生命活动必需的一类有机物质,也是保持人体健康的重要活性物质。在体内的含量很少,但在人体生长、代谢、发育过程中发挥重要作用。

04.152 脂溶性维生素 fat-soluble vitamin
由长的碳氢链或稠环组成的聚戊二烯化合物,可溶于脂类或有机溶剂中而不溶于水。包括维生素 A、D、E 和 K。可在人体肝脏贮存一定时间,短期摄入不足不会引起缺乏症,而摄入量过多有时会引起中毒症状。

04.153 水溶性维生素 water-soluble vitamin
可溶于水而不溶于有机溶剂的维生素。如维生素 B_1、维生素 B_2、维生素 B_6、维生素 B_{12}、泛酸、烟酸、生物素、叶酸和维生素 C 等。在组织内达到饱和后,多余部分随尿排出,摄入不足时易发生缺乏症。

04.154 β-胡萝卜素 β-carotene
体内存在的一种以异戊二烯为基本结构单位的有机物。可以在加氧酶催化下转化为维生素 A 或视黄醛。主要与射击、篮球等项目运动员运动能力(空间感觉和分析能力)有关。

04.155　泛醌　coenzyme Q, CoQ
又称"辅酶 Q"。一类带有长的异戊二烯侧链的脂溶性醌类化合物。定位于线粒体内，是多种线粒体酶的辅酶,参与细胞代谢和细胞呼吸过程;也是细胞自身产生的天然抗氧化剂和细胞代谢激活剂,具有保护和恢复生物膜结构的完整性、稳定膜电位和增强免疫反应等作用。

04.156　水合　hydration
为了恢复或维持液体平衡而单纯地供给水分,通过细胞内液与周围组织液的水分交换,为细胞提供一个存活及运行的理想环境。是运动员维持较好竞技状态和发挥最大运动潜能的必然要求。

04.07　激素、免疫、细胞因子与运动

04.157　激素　hormone
由内分泌组织或细胞合成的微量化学物质。由血液运输到靶组织,起着信使的作用,可调节靶组织(器官)功能。运动引起激素分泌的应答反应受负荷量、强度、持续时间等因素影响。

04.158　激素受体　hormone receptor
位于细胞表面或细胞内、能够结合特异激素并引发细胞响应的蛋白质。运动可使受体出现上调或下调的变化,进而逐步适应。

04.159　雷诺丁受体　ryanodine receptor, RyR
一类位于细胞内肌质网膜上最主要的钙离子释放通道。至少有 3 种亚型:RyR1(骨骼肌中)、RyR2(心肌中)和 RyR3(非肌细胞中),是骨骼肌和心肌细胞兴奋–收缩偶联过程的关键蛋白,对保持胞内钙的平衡起重要作用。

04.160　第二信使　second messenger
受细胞外信号的作用,在胞质溶胶内形成或向胞质溶胶释放的细胞内小分子。通过作用于靶酶或胞内受体,将信号传递到级联反应下游,如环腺苷酸、环鸟苷酸、钙离子、肌醇三磷酸和肌醇磷脂等。

04.161　G 蛋白　G protein
具有尿苷三磷酸(GTP)酶活性,在细胞信号通路中起信号转换器或分子开关作用的蛋白质。有三聚体 G 蛋白、低分子量的单体小 G 蛋白和高分子量的其他 G 蛋白 3 类。

04.162　穿膜蛋白　transmembrane protein
又称"跨膜蛋白"。一类膜整合蛋白。多肽链能从膜(特别是质膜)的一侧跨向另一侧。许多受体都属于穿膜蛋白。根据蛋白质分子穿越膜的肽段的多少,又可分为不同的家族,如七次穿膜蛋白和四次穿膜蛋白等。

04.163　信号转导　signal transduction
信号分子与细胞表面受体结合后,使胞外信号转变为胞内信号,从而引发靶细胞内变化的过程。一般是通过第二信使系统。

04.164　类固醇激素　steroid hormone
具有环戊烷多氢菲(甾核)基本结构,从胆固醇转变而来的一类激素。主要包括雄激素、雌激素、孕酮、糖皮质激素和盐皮质激素等。

04.165　含氮激素　nitrogenous hormone
化学组成中含有氮元素的激素。包括:①肽类或蛋白质激素,如下丘脑调节肽、腺垂体激素、胰岛素等;②胺类激素,如肾上腺素、去甲肾上腺素和甲状腺激素。

04.166　[促]红细胞生成素　erythropoietin, EPO
简称"促红素"。一种由肾脏分泌的、对调

节红细胞生成有较强特异性的激素。含 165 个肽结合糖基，分子量为 45kDa。可促进骨髓对铁的摄取和利用，加速血红蛋白生成，增加红细胞数量，有助于提高有氧运动能力。缺氧可使其分泌增加。世界反兴奋剂机构禁止运动员使用外源性的［促］红细胞生成素。

04.167 儿茶酚胺 catecholamine, CA

一类来自 L-酪氨酸的氨基酸前体物。为具有神经传感和激素的重要生理功能的神经递质或激素，包括肾上腺素、去甲肾上腺素和多巴胺。运动应激能使机体产生大量儿茶酚胺，后者会对机体产生多方面的影响。

04.168 β-促脂素 β-lipotropin

垂体前叶分泌的一种激素。β-内啡肽、黑素细胞刺激素、脑啡肽的前体，由 91 个氨基酸组成，具有中度促脂解活性，并能刺激黑素细胞使皮肤变黑。长时间、大强度运动可促进该激素的释放。

04.169 淋巴细胞亚群 lymphocyte subpopulation

形态相似而功能不同的淋巴细胞群体。依据其生物功能和细胞表面抗原表达的不同可以分为 T 细胞、B 细胞和自然杀伤细胞(NK 细胞)3 类。运动会引起 T 细胞表面抗原、淋巴细胞的增殖能力、NK 细胞数量等变化。

04.170 辅助 T 细胞亚群 helper T cell subset

一组能帮助特异性 T 或 B 细胞与抗原反应、能激活某些非淋巴细胞如巨噬细胞的 T 细胞。T 细胞还可以进一步分成为若干亚群，在免疫应答过程中和 B 细胞相互协作、相互制约，共同完成对抗原物质的识别、应答和清除，以维持机体内环境的稳定。高强度训练或比赛期间精神高度紧张会引起辅助 T 细胞亚群异常。

04.171 白细胞介素 interleukin

一类由单核–巨噬细胞和 T 细胞所分泌的、参与细胞分化诱导和免疫调节作用的蛋白质或多肽。属于细胞因子家族，包括白细胞介素 1~6(IL-1、IL-2、IL-3、IL-4、IL-5、IL-6)等近 15 种。

04.172 干扰素 interferon

具有抗病毒活性的一类糖蛋白。因具有干扰病毒复制、阻断病毒感染的功能而得名。根据产生的来源和结构的不同，可以分为干扰素 α~ω(IFN-α、IFN-β、IFN-γ、IFN-ω)，分别主要由淋巴细胞、成纤维细胞、单核–巨噬细胞和活化 T 细胞所产生。大负荷运动训练会引起干扰素水平下降。

04.173 补体 complement

一组具有酶活性的血清蛋白质。与抗体结合可使细菌或其他细胞溶解。其主要成分有：C1~C9、B 因子、C1 抑制因子和 C4 结合蛋白等，其中 C1 的活化可以引起其他成分的连续顺序性活化。其介导的生物学效应有：溶解细胞、调理作用、免疫黏附、炎症介质作用和清除免疫复合物等。运动可使补体出现明显变化。

04.174 细胞因子 cytokine

由多种细胞产生的可溶性因子。在细胞之间传递信息，具有广泛的生理功能。

04.175 表皮生长因子 epidermal growth factor

一种由 53 个氨基酸残基组成的单链多肽。人体中由颌下腺分泌的一种重要的生长因子。可促进表皮与上皮细胞的生长，还能刺激细胞外一些大分子(如透明质酸和糖蛋白等)的合成与分泌。

04.176 胰岛素样生长因子 insulin-like growth factor, IGF

结构与胰岛素相似的多肽。主要由肝脏产生，并受生长激素调控。哺乳动物体内重要的生长因子，可促进细胞增殖、组织生长及再生。在运动损伤修复阶段，会明显增加。

04.177 成纤维细胞生长因子 fibroblast growth factor
一类具有很强的促细胞分裂潜能的细胞因子。对中胚层和神经外胚层细胞具有促分裂作用，对内胚层细胞不具有促分裂作用。有酸性和碱性 2 类。对各种因素(包括运动)导致的神经、软组织的损伤修复具有一定的促进作用。

04.178 机械生长因子 mechanical growth factor, MGF
胰岛素样生长因子 I (IGF-I)的一种剪接异构体。不同于肝源性 IGF-I。运动训练和肌肉损伤后会显著上调。

04.179 低氧诱导因子 hypoxia-inducible factor
一类具有低氧作用的因子。能使许多蛋白质合成增加，促进肿瘤新生血管形成，增强肿瘤侵袭性。

04.180 核因子κ B nuclear factor-κ B, NF-κ B
一类关键性的核转录因子。通常以同源或异源二聚体非活性形式存在于几乎所有类型细胞的胞质，转位于细胞核后可调控基因转录。与免疫细胞的活化，T、B 细胞的发育，应激反应，细胞凋亡等多种细胞活动有关。

04.181 降钙素基因相关肽 calcitonin-gene-related peptide, CGRP
降钙素基因在心脏和神经系统转录表达的肽。属于舒血管活性多肽，参与许多心血管功能的调节。对运动时心肌收缩的增强及冠脉循环的改善起着重要的作用，并与运动性心脏肥大的发生有关。

04.182 分子网络调节 molecular network regulation
从分子水平上研究各组织和器官细胞代谢中的分子的网络调节。构成网络调节的分子都属于生物活性分子，包括细胞外网络分子、细胞膜网络分子、细胞内网络分子等。

04.08 自由基与运动

04.183 自由基 free radical
含有基数电子或不配对电子的原子、原子团和分子。具有高度活性、反应性强、半衰期短、多引起氧化反应等特点。运动可引起机体自由基产生增加。

04.184 超氧自由基 superoxide radical
分子氧在线粒体细胞色素氧化酶系统中接受 1 个电子而被还原生成具有 1 个不配对电子的原子团 O_2^-。

04.185 活性氧类 reactive oxygen species, ROS
由氧的不完全还原反应所产生的含氧化合物。包括以自由基形式存在和不以自由基形式存在的具有高活性的中间产物。可参与细胞生长增殖、发育分化、衰老和凋亡以及许多生理和病理过程。运动会引起骨骼肌的活性氧含量变化。

04.186 活性氮类 reactive nitrogen species
一氧化氮(NO)与包括活性氧在内的化合物相互作用，衍生出的一系列包括 $ONOO^-$ 及其质子形式过氧亚硝酸(HOONO)等具有高度氧化活性的自由基和硝基类化合物。

04.187 丙二醛 malondialdehyde
脂质过氧化的代谢产物。在组织和血液中的含量可以间接反映细胞受氧自由基损伤的程度。剧烈运动可导致其在机体血液等组织内的含量增加。

04.188　抗氧化酶　antioxidant enzyme, antioxidase

超氧化物歧化酶、硫氧还蛋白过氧化物酶、谷胱甘肽过氧化物酶和过氧化氢酶等的统称。体内一旦形成过氧化物，即刻发挥作用，利用氧化还原作用将过氧化物转换为毒害较低或无害的物质。

04.189　超氧化物歧化酶　superoxide dismutase

又称"过氧化物歧化酶"。属于金属酶。按照结合金属离子种类不同，该酶有以下 3 种：含铜与锌超氧化物歧化酶（Cu，Zn-SOD）、含锰超氧化物歧化酶（Mn-SOD）和含铁超氧化物歧化酶（Fe-SOD）。3 种超氧化物歧化酶均可催化超氧化物阴离子自由基歧化为过氧化氢与氧气。适宜运动可提高其活性。

04.190　谷胱甘肽过氧化物酶　glutathione peroxidase

在过氧化氢存在下，催化谷胱甘肽转变为氧化型的一种金属酶。每分子含有 4 个硒原子，辅酶为 NADPH。生物体中清除过氧化氢和其他有机过氧化物的脱毒酶。

04.191　谷胱甘肽还原酶　glutathione reductase

一种以 NADPH 为氢供体、氧化型谷胱甘肽为氢受体的还原酶。反应生成 $NADP^+$ 和还原型谷胱甘肽。

04.09　能量代谢与运动

04.192　高能磷酸化合物　high-energy phosphate compound

生物体内具有高能键的化合物。ATP 水解时自由能变化较大（约 34.54kJ/mol），为典型的高能化合物。体内各种磷酸化合物水解时释出的能量大于或等于 ATP 水解时释放的能量者均属此类，如磷酸肌酸。在人体生命活动（包括运动）的能量供应中具有重要作用。

04.193　腺苷三磷酸　adenosine triphosphate, ATP

由腺苷和 3 个磷酸基团连接而成的化合物。腺苷-5′-三磷酸含有 3 个高能磷酸键，水解时释放出高能量，是生物体内最直接的能量来源。

04.194　腺苷二磷酸　adenosine diphosphate, ADP

由腺苷和 2 个磷酸基团连接而成的化合物。

04.195　氧化磷酸化　oxidative phosphorylation

物质在体内氧化时释放的能量腺苷二磷酸（ADP）与无机磷合成腺苷三磷酸（ATP）的偶联反应。主要在线粒体中进行。

04.196　电子传递链　electron transport chain

又称"呼吸链"。多种递电子体或递氢体按次序排列的连接情况。生物氧化过程中各物质氧化脱下的氢，大多由辅酶接受，这些还原性辅酶的氢在线粒体内膜上经一系列递电子体或递氢体逐步传送到氧分子而生成水。与细胞内呼吸过程密切相关。

04.197　无氧供能过程　anaerobic energy supply

通过磷酸肌酸分解和葡萄糖酵解合成ATP提供机体能量的过程。短时间、大强度运动主要依靠无氧供能过程。与胞内能量转换有关。

04.198　有氧供能过程　aerobic energy supply

机体通过有氧途径合成 ATP，保证其持续供能、维持运动的过程。在不同运动项目、不同运动负荷和不同运动时间等情况下,机体有氧供能的参与程度不同。提高有氧供能过程的调节控制能力和糖原储备量以及选择合理的恢复手段是最为关键的环节。

04.199　苹果酸–天冬氨酸循环　malate-aspartate cycle

又称"苹果酸穿梭机制"。胞液中的 NADH 在苹果酸脱氢酶催化下将草酰乙酸还原成苹果酸的过程。后者可通过线粒体内膜的二羧酸载体与线粒体内的 α-酮戊二酸交换而进入线粒体内,再在苹果酸脱氢酶作用下脱氢生成草酰乙酸。主要存在于心、肝等组织。

04.200　α-磷酸甘油穿梭　α-glycerola-phosphate shuttle

胞液中糖酵解产生的磷酸二羟丙酮被 NADH 还原为磷酸甘油,并通过线粒体外膜进入线粒体,再由位于线粒体内膜的 α-磷酸甘油脱氢酶(辅酶为 FAD)催化磷酸甘油重新生成磷酸二羟丙酮和还原型黄素腺嘌呤二核苷酸($FADH_2$)的过程。主要存在于肌肉和神经组织。

04.201　肌酐　creatinine

为体内磷酸肌酸或肌酸的代谢产物,在肌肉中通过磷酸肌酸的非酶促反应而生成。不能为人体利用,随尿排出体外,可作为大强度运动的生化监控指标。

04.202　肌酸　creatine

由精氨酸、甘氨酸及甲硫氨酸在体内合成,为肌肉等组织中贮存高能磷酸键的物质。不仅可以快速提供能量,还能增加力量、增长肌肉、加快疲劳恢复。当体能消耗较大时,人体每天大约需要 5g 肌酸,但大部分饮食中不能完全满足。

04.203　肌激酶　myokinase

在肌原纤维附近存在的,催化 2 分子 ADP 与 1 分子 ATP、1 分子 AMP 间可逆反应的

一种腺苷酸激酶。对维持肌细胞中能量代谢的正常转换过程具有重要作用。

04.204　肌酸激酶　creatine kinase, CK

又称"肌酸磷酸激酶(creatine phosphokinase,CPK)"。细胞能量代谢的关键酶。根据分布的部位可分为肌肉型(M 型)、脑型(B 型)和线粒体型(Mt 型)肌酸激酶同工酶。正常情况下,极少透出细胞膜,运动会引起细胞膜结构和功能的破坏,使肌酸激酶透出细胞膜进入到血液中,因而血清肌酸激酶与运动密切相关。常用血清肌酸激酶作为运动训练的监控指标。

04.205　AMP 活化蛋白激酶　AMP-activated protein kinase, AMPK

对能量代谢最敏感的蛋白激酶。ATP 的水解产物 AMP 是其激活剂。在调节细胞能量代谢上起着重要作用,被称作细胞内的"燃料开关""能量感受器"。

04.206　α-酮酸脱氢酶系　α-keto acid dehydrogenase system

三羧酸循环中催化 α-酮戊二酸氧化脱羧生成琥珀酰辅酶 A 的酶系。由 α-酮酸脱氢酶 E1、琥珀酰转移酶 E2 和二氢硫辛酰脱氢酶 E3 组成。骨骼肌中此酶活性与运动员有氧运动能力有关。

04.207　血氨阈　ammonia threshold

在递增负荷运动时,血液中氨浓度随运动强度逐渐上升,当运动强度达某一负荷时,血氨浓度急剧上升的开始点。

04.208　巴斯德效应　Pasteur effect

氧存在下,糖无氧酵解速度放慢的现象。进行低强度运动时,氧供应相对充足,肌肉主要依赖糖和脂肪的有氧氧化供给能量。因此,肌糖原消耗不多,乳酸的生成极少。

04.209　反巴斯德效应　Crabtree effect

有些正常组织细胞如视网膜、小肠黏膜、粒细胞及多种癌细胞中，即使在有氧条件下，仍然以糖无氧酵解作为产生 ATP 主要方式的现象。

04.210　超代偿　supercompensation
曾称"超量恢复"。当运动引起的物质分解代谢过程一旦停止，再合成过程将占优势；恢复中，被消耗的物质不仅得以补偿，而且还能超过原有水平的现象。

04.211　代谢性疲劳　metabolic fatigue
因机体物质代谢过程中代谢底物的不足或代谢产物的堆积而导致的疲劳。如肌糖原减少，血乳酸、血氨和血尿素等的堆积和血 pH 的下降等，都可导致运动能力下降，不能维持预定的运动强度。

04.212　短冲间歇训练　sprint interval training
发展 ATP-CP 供能能力的训练方法。采用与专项有关的最快速度或最大力量的 5~10s 全力运动，以达到 ATP-CP 的最大消耗；间歇 30~90s，使 ATP-CP 达到最佳的恢复，又能维持下次运动而不动用糖酵解供能，血乳酸只维持在低水平上。

04.213　恢复性耐力训练　regeneration endurance training
强度低于乳酸阈强度的 20%~25%、训练时间每次不应少于 30min、恢复期血乳酸浓度<2mmol/L 的训练。

04.214　耐乳酸间歇训练　lactate tolerance interval training
提高糖酵解供能能力的一种训练手段。即在第一次练习后使血乳酸达到较高水平，然后保持在这一水平，使机体承受较长时间的酸刺激，从而提高耐受专项运动所产生乳酸的适应能力，从而提高如 800m、1500m 跑，200m、400m 游泳等高强度运动的速度耐力。训练中可采用 1~3min 运动、4~5min 休息的多次重复的间歇训练法，使血乳酸达到并维持在 12mmol/L 左右水平。

04.215　乳酸阈上间歇训练　interval training at lactate threshold
提高一般耐力专项运动员在比赛时的变速能力的训练方法。间歇训练的强度在血乳酸 3.5~6mmol/L 水平。

04.216　最大乳酸稳态　maximal lactate steady state
在恒定负荷运动中，乳酸生成率及清除率达到平衡时的最大值。是提高耐力的最佳负荷强度。

04.217　最高乳酸间歇训练　interval training in maximal lactate value
提高机体糖酵解供能能力的训练方法。通常采用间歇训练的方法(常采用 1~2min、间歇 3~5min、重复 4~5 次的大强度运动)使血乳酸达到尽可能高的水平，使机体获得最大的乳酸刺激。

05. 运　动　营　养

05.01　营养素及其代谢

05.001　运动营养学　sports nutrition
利用营养学、医学、运动生理和生物化学及运动训练学等理论和方法研究人身体活动的营养需要和代谢、营养监测和评价、膳食营养补充方法和技术及营养相关健康问题的学科。

05.002　营养　nutrition
机体摄取和消化食物、吸收和利用营养素及排出代谢废物以维持生长发育、组织更新和身体机能处于健康状态的全过程。

05.003　营养素　nutrient
食物中可为生物体提供能量、组织构成成分和具有组织修复及生理调节功能的物质。人体所需营养素包括蛋白质、脂类、碳水化合物、矿物质和微量元素、维生素、水、膳食纤维等 7 类约 50 种。

05.004　常量营养素　macronutrient
需要量相对较高的营养素。主要包括碳水化合物、脂肪、蛋白质，以及钙、钠、镁和钾。

05.005　微量营养素　micronutrient
需要量相对较低的营养素。主要指微量元素（至少包括铁、钴、铬、铜、碘、锰、硒、锌和钼）和维生素。

05.006　营养素密度　nutrient density
食物中某营养素满足人体需要的程度与其能量满足人体需要程度之比值。即 1000kcal 能量的食物中某营养素含量与其所含能量的比值。营养素密度=（一定数量某食物中的某营养素含量÷同量该食物中含的能量）×1000。

05.007　产能营养素　energy-yielding nutrient
在机体酶催化作用下，经过一系列生物化学反应，释放其蕴藏的能量的碳水化合物、脂肪和蛋白质。运动人体膳食中 3 种营养素的供能比一般为碳水化合物占 55%~65%，脂肪占 25%~35%，蛋白质占 12%~20%。

05.008　抗氧化营养素　antioxidant nutrient

具有清除自由基或抗氧化作用的营养素。如维生素 C、维生素 E、β-胡萝卜素，以及微量元素硒、锌、镁等。大强度运动可引起体内自由基产生增加。选择摄入含抗氧化营养素丰富的食物有利于清除体内过多的、有害的氧化物质。

05.009　植物化学物质　phytochemical substance
食物中植物来源的、已知必需营养素以外的化学成分。一般包括萜类化合物、类黄酮、植物多糖、有机硫化物等。具有多种生理功能，主要表现为抗氧化作用、调节免疫力、抑制肿瘤、抗感染、降低胆固醇等。运动应激可导致自由基生成增加、免疫力下降等，剧烈运动人群宜多选择含此类物质的食物。

05.010　优质蛋白　high quality protein
所含必需氨基酸种类齐全、数量充足、比例恰当，氨基酸模式与人类接近，且易于被人体消化、吸收的蛋白质。如鱼、肉、蛋、奶、大豆中的蛋白等。运动人群对蛋白质的需要量较普通人高，一般要求优质蛋白占总蛋白摄入的 1/3 以上。

05.011　完全蛋白　complete protein
所含必需氨基酸种类齐全、数量充足、比例适当，不仅能维持成人健康，而且能促进儿童生长发育的蛋白质。如奶、蛋、鱼、肉中的蛋白质。

05.012　半完全蛋白　semicomplete protein
所含必需氨基酸种类齐全，但有的氨基酸数量不足、比例不适当，可以维持生命，但不能促进生长发育的蛋白质。如谷类中的蛋白质。

05.013　不完全蛋白　incomplete protein
所含必需氨基酸种类不全，既不能维持生命，也不能促进生长发育的蛋白质。如肉皮中的胶原蛋白。

05.014　乳清蛋白　lactalbumin

从牛奶中提取的一种优质蛋白质。含有多种生物活性成分，易消化吸收，营养价值高。

05.015　大豆蛋白　soybean protein

大豆植物种子中所含蛋白质的总称。其中必需氨基酸的组成较适合人体需要，其生理效价为 100，属于优质蛋白。

05.016　酪蛋白　casein

哺乳动物乳汁中的主要蛋白质。由α、β、γ和κ酪蛋白组成。占乳蛋白总量的 80%~82%，营养价值较高。

05.017　大豆多肽　soybean peptide

将大豆分离蛋白经蛋白酶作用得到的蛋白质水解产物——多种多肽分子的混合物组成。易消化吸收，并具有多种生理功能。

05.018　多肽　polypeptide

由 11 个以上氨基酸以肽键相连形成的化合物。较蛋白质易消化、吸收，并具有某些生物调节机能。

05.019　维生素原　previtamin

又称"维生素前体"。通过食物进入人体，经体内化学反应可转换成 1 种或多种活性更高的维生素的化合物。

05.020　维生素 A　vitamin A

含有β-白芷酮环的多烯基结构，并具有视黄醇活性的一大类物质。脂溶性维生素之一，对酸、碱、热稳定。狭义维生素 A 指视黄醇，广义包括维生素 A 和维生素 A 原。良好食物来源是动物肝脏、鱼肝油、鱼卵、全奶、禽蛋等。对视力、皮肤和黏膜及骨骼生长、免疫功能等都有调节作用。用眼较多的运动项目应适当增加维生素 A 含量丰富的食物摄入。

05.021　维生素 A 原　provitamin A

黄、绿、红色植物中含有的在体内可转变为维生素 A 的类胡萝卜素。包括α-胡萝卜素、β-胡萝卜素、γ-胡萝卜素等。对酸、碱、热稳定，良好来源是深色蔬菜和水果。

05.022　维生素 B$_1$　vitamin B$_1$

又称"硫胺素(thiamin)"。由嘧啶环和噻唑环结合而成的一种水溶性维生素。在种子外皮、胚芽、黄豆、瘦肉和某些蔬菜中含量丰富。碱性环境中，易失去活性。缺乏易致脚气病。主要作用是以焦磷酸硫胺素(TPP)的辅酶形式参与能量代谢。运动员训练能量代谢增强，维生素 B$_1$ 需求较高，容易引起不足，可影响运动能量供给，应注意补充。

05.023　维生素 B$_2$　vitamin B$_2$

又称"核黄素(riboflavin)"。由核糖与异咯嗪组成的一种水溶性维生素。在酸性溶液中对热稳定，对光敏感；在碱性环境中易被破坏。在动物性食物和绿叶蔬菜及豆类中含量较高。主要作用是以黄素单核苷酸和黄素腺嘌呤二核苷酸的形式参与能量代谢。缺乏可引起皮肤、黏膜炎症。运动员对其需求高，缺乏可影响运动能量供给，应注意补充。

05.024　叶酸　folic acid

一种广泛存在于绿色蔬菜中的 B 族维生素。具有促进骨髓中幼细胞成熟的作用，缺少可导致红细胞异常、未成熟细胞增加、巨幼红细胞贫血及白细胞减少。

05.025　维生素 PP　vitamin PP

又称"尼克酸(nicotinic acid)""烟酸(niacin)""维生素 B$_3$""抗癞皮病因子"。吡啶 3-羧酸及其衍生物的总称。水溶性维生素之一。对酸、碱、热稳定，一般烹调损失小。在肝、肾、瘦肉、全谷、豆类、乳类、绿叶蔬菜中含量丰富。烟酸在体内转化为烟酰胺，后者是辅酶Ⅰ(烟酰胺腺嘌呤二核苷酸)和辅酶Ⅱ(烟酰胺腺嘌呤二核苷酸磷酸)

的组成成分。人类维生素 PP 缺乏可致糙皮病, 运动人体缺乏可影响运动能量供给, 应注意摄入其含量丰富的食物或充足补充。

05.026　维生素 C　vitamin C
又称"抗坏血酸(ascorbic acid)"。一种含 6 碳的α-酮基内酯的弱酸。水溶性维生素之一, 在水果和蔬菜中含量丰富。其水溶液不稳定, 高温下容易被破坏, 在有氧存在或碱性环境中极易氧化。主要参与体内的氧化还原反应, 包括: 促进骨胶原的生物合成、改善铁和叶酸代谢、清除自由基、改善免疫机能、解毒及预防癌症等。运动人体可适量补充。

05.027　维生素 D　vitamin D
含环戊氢烯菲环结构, 并具有钙化醇生物活性的一大类物质。脂溶性维生素之一。主要存在于海水鱼、肝、蛋黄等动物性食品中。普通的烹调加工不会引起维生素 D 损失。主要作用为调节钙、磷代谢, 促进骨骼生长发育。缺乏会导致少儿佝偻病和成人软骨病。

05.028　维生素 E　vitamin E
含苯并二氢吡喃结构, 并具有α-生育酚生物活性的一类物质。是脂溶性维生素。食物中维生素 E 在油炸烹调时活性明显降低。具有抗衰老、抗氧化、改善脂代谢、改善免疫机能等作用。运动人体可适量补充。

05.029　丙酮酸　pyruvic acid
机体物质能量代谢的中间产物之一。在三羧酸循环中, 位于无氧分解和有氧分解的交汇点上。在促进减体重和减体脂、改善运动情绪、增加肌肉耐力及运动能力、抑制自由基生成和促进自由基清除及抗疲劳等方面具有作用。

05.030　牛磺酸　taurine
一种含硫的非蛋白氨基酸。在体内以游离状态存在, 不参与体内蛋白的生物合成。具有预防心血管疾病、改善内分泌状态、增强人体免疫、促进学习和记忆能力并防治缺铁性贫血等作用。

05.031　低密度脂蛋白　low density lipoprotein, LDL
密度较低的血浆脂蛋白。颗粒直径为 18~25nm, 密度 1.019~1.063g/cm³, 分子量为 3×10^6Da, 约含 25%蛋白质与 49%胆固醇及胆固醇酯。在血浆中起转运内源性胆固醇及胆固醇酯的作用, 把胆固醇从肝脏运送到全身组织。浓度升高与动脉粥样硬化的发病有关, 其中的胆固醇可积存在动脉壁上, 久之引起动脉硬化。

05.032　高密度脂蛋白　high density lipoprotein, HDL
颗粒最小的血浆脂蛋白。直径为 7.5~10nm, 密度为 1.21g/cm³, 分子量为 $(1.5~3) \times 10^6$Da, 含有 6%胆固醇、13%胆固醇酯及50%蛋白质。在肝、肠和血液中合成, 可将内源性胆固醇(以胆固醇酯为主)从组织运往肝脏。血浆高密度脂蛋白含量的高低与患心血管病的风险呈负相关, 是动脉硬化预防因子。

05.033　顺式脂肪酸　cis-fatty acid
空间结构上, 氢原子位于不饱和键同一侧的脂肪酸。食物和食用植物油中的不饱和脂肪酸多为顺式的。

05.034　反式脂肪酸　trans-fatty acid
空间结构上, 氢原子不与不饱和键在同一侧的脂肪酸。性质类似于饱和脂肪酸。动物脂肪中一小部分脂肪酸是反式的。自然食物中含量较少, 但在油炸及烘烤食物含量剧增。过多摄入会增加心血管疾病发病的风险。

05.035　左旋肉碱　L-carnitine
一种广泛存在于人体内的类氨基酸。可作为脂肪酸运输的载体, 将中长链脂肪酸从线粒体膜外转移到膜内, 在线粒体基质中进行β-

氧化，产生人体所需要的能量。补充左旋肉碱可以帮助运动机体分解脂肪。

05.036　共轭亚油酸　conjugated linoleic acid, CLA
由亚油酸衍生的一组亚油酸异构体。普遍存在于人体和动物体内的营养物质。牛羊肉及其奶制品中含量较多。参与脂质和糖代谢，具有抗氧化、抗肿瘤和减少体脂的作用。

05.037　固醇　sterol
一类由3个己烷环及1个环戊烷结合而成的环戊烷多氢菲衍生物。除细菌中缺如外，广泛存在于动植物的细胞及组织中。可作为细胞膜脂的成分及构成肾上腺皮质激素和性激素等发挥生物学作用。

05.038　胆固醇　cholesterol
一类环戊烷多氢菲的衍生物。参与构成细胞膜，是合成胆汁酸、维生素 D 及甾体激素的原料。

05.039　食物生热效应　thermic effect of food
又称"食物特殊动力作用"。进餐后数小时内发生的超过安静代谢率的能量消耗现象。是蛋白质、脂肪和糖 3 种能源物质在消化、转运、代谢和储存过程中消耗能量的结果，约占总热能消耗的 10%，运动员约占 15%。

05.040　氮平衡　nitrogen balance
氮的摄入量与排出量之间的平衡状态。可用来表示蛋白质的平衡。有 3 种情况。①总氮平衡：摄入氮等于排出氮。体内蛋白质的合成量和分解量处于动态平衡。一般营养正常的健康成年人属此。②正氮平衡：摄入氮大于排出氮。体内蛋白质的合成量大于分解量。生长期的儿童少年、孕妇和恢复期的伤病员等属此。③负氮平衡：摄入氮小于排出氮。体内蛋白质的合成量小于分解量。慢性消耗性疾病、组织创伤患者等属此。

05.041　蛋白质消化率　protein digestibility
在消化道内被吸收的蛋白质占摄入蛋白质的百分数。反映食物蛋白质在消化道内被分解和吸收程度的一项指标。评价食物蛋白质营养价值的生物学方法之一。

05.042　蛋白质净利用率　protein net utilization
反映食物蛋白质被机体利用程度的指标。蛋白质净利用率(%)=消化率×生物价。

05.043　蛋白质互补作用　protein complementary action
基于食物蛋白质中限制氨基酸的种类和数量的差异，将 2 种以上食物混合食用，使其必需氨基酸取长补短，达到更接近人体需要的比例，从而提高蛋白质在体内利用率的作用。

05.044　蛋白质节省作用　protein-sparing action
补充充足的糖类以避免身体动用蛋白质作为能源物质氧化供能的作用。一般体重的人，每天至少摄入 100g 左右的糖类才能节省体内的蛋白质。

05.045　生物价　biological value, BV
食物蛋白质消化吸收后被机体利用的程度。越高表明被机体利用的程度越高，即蛋白质营养价值越高，最高值为 100。BV=氮储留量×100/氮吸收量=$[I-(F-Fk)-(U-Um)]\times100/[I-(F-Fk)]$。$I$、$F$、$U$、$Fk$、$Um$ 分别为摄入氮、粪氮、尿氮、粪代谢氮、尿内源氮。

05.046　限制氨基酸　limiting amino acid
食物蛋白质中一种或几种必需氨基酸含量相对较低，导致其他必需氨基酸在体内不能被充分利用，造成其蛋白质营养价值较低的必需氨基酸。

05.047　氨基酸评分　amino acid score, AAS
又称"蛋白质化学评分"。目前广为应用的

评价蛋白质的方法。适用于单一蛋白质的评价和混合食物中蛋白质的评价。AAS=被测食物蛋白质每克氮或蛋白质氨基酸含量(mg)×100/参考蛋白质每克氮或蛋白质氨基酸含量(mg)。

05.048 糖醇 sugar alcohol
广泛用于食品、饮料、医药产品的单糖衍生物。常见的有山梨醇、甘露醇、木糖醇、麦芽糖醇等。

05.049 膳食纤维 dietary fiber
不能被人体小肠消化吸收,但在大肠却部分或全部发酵的可食用的植物性成分、碳水化合物及其相类似物质的总和。包括多糖、寡糖、木质素及相关的植物物质。可分为可溶性膳食纤维和不可溶性膳食纤维两类。可溶性膳食纤维能降低血液胆固醇,调节血糖,降低心血管病的危险;不可溶性膳食纤维可调节肠的功能,防止便秘。

05.02 食物营养

05.050 食物营养价值 nutritive value of food
某种食物所含营养素和能量能满足人体营养需要的程度。价值取决于食物中营养素的种类、数量、相互比例及可吸收性。

05.051 血糖指数 glycemic index, GI
食用一定量(通常为 50g)的食物升高血糖的效应与相当量的标准食品(通常为葡萄糖 50g)升高血糖效应之比。

05.052 低血糖指数食物 food with low-glycemic index
食用后升高血糖效应较低的食物。在胃肠中停留时间长、吸收率低、葡萄糖释放缓慢,葡萄糖进入血液后的峰值低、下降速度也慢,血糖指数通常在 55 以下。

05.053 高血糖指数食物 food with high-glycemic index
食用后升高血糖效应较高的食物。血糖指数在 75 以上。

05.054 高能量食物 high energy food
含高脂肪和/或高碳水化合物、低纤维素的食物。

05.055 低能量食物 low energy food
含低脂肪和/或低碳水化合物、高纤维素的食物。

05.056 食物营养强化 food nutrition fortification
在食物加工过程中人为地加入一些人体所必需的,但在日常膳食中又易缺乏的营养素,以保证人体的营养需要的方法。

05.057 营养强化食物 nutrient-fortified food
在食物加工过程中人为添加了营养素的食物。运动员膳食中不同程度地缺乏部分营养素,可以通过选择相应强化食物增加摄入。

05.058 零食 snack
非正餐时间所吃的各种食物。提供的能量和营养素是全天摄入的组成部分,在评估营养摄入量时应计算在内。运动人体由于能量需求高,常以液态或固态食物形式的加餐方式补充一定的能量、营养素和水。

05.059 深色蔬菜 fuscous vegetable
深绿色、红色、橘红色、紫色的蔬菜。富含胡萝卜素,还含有叶绿素、叶黄素、番茄红素、花青素及芳香物质等,是维生素 A 的主要来源。建议运动人群每日蔬菜中至少1/3 选择深色蔬菜。

05.060　奶制品　milk product
哺乳动物鲜奶及所有以其为主要原料制成的产品的总称。营养成分齐全，含较丰富的优质蛋白质、矿物质和免疫活性物质等，易消化吸收。包括消毒鲜奶、奶粉、炼乳、奶油、奶酪等。推荐正常成年人每天摄入奶类及其制品 300g。

05.061　蛋类　egg product
主要指鸡、鸭、鹅、鹌鹑、火鸡等产的卵。优质蛋白质的良好来源之一。含蛋白质约 12%，易于消化吸收。由其制成的产品包括皮蛋、咸蛋、糟蛋、鸡蛋白/蛋黄粉等。推荐正常成年人每天摄入蛋类及其制品 25~30g。

05.062　畜产品　livestock meat product
来源于猪、牛、羊等动物的肉类及其制品。其所含蛋白质为利用率高的优质蛋白，含量约为 20%；脂肪为饱和脂肪，人体不宜摄入过多。运动人群膳食中可选择脂肪含量低的牛、羊肉作为蛋白质的食物来源，少选或不选脂肪含量高的猪肉、猪排等。推荐正常成年人每天摄入畜肉和禽肉类及其制品共 50~75g。

05.063　禽肉类　poultry meat product
来源于鸡、鸭、鹅、鹌鹑、鸽子等动物的肉类及其制品。其所含蛋白质为利用率高的优质蛋白，含量约为 20%，脂肪含量差别大。运动人群膳食中可选择脂肪含量低的禽肉作为蛋白质类的食物来源。推荐正常成年人每天摄入畜肉和禽肉类及其制品共 50~75g。

05.064　豆类制品　bcan product
大豆(黄豆、黑豆、青豆)和其他豆类等的总称。蛋白质含量为 35%~40%，为优质蛋白质。非发酵豆制品包括豆浆、豆腐、豆腐干、干燥豆制品(如腐竹)，发酵豆制品包括腐乳、豆豉、臭豆腐等。推荐正常成年人每天摄入大豆类及坚果 30~50g。

05.065　谷类　grain
稻谷、小麦、玉米、小米、高粱米及多种杂粮等的总称。人体能量的主要来源。血糖指数较高。推荐正常成年人每天摄入谷类、薯类及杂豆共 250~400g。从事耐力运动的人群应适当增加谷类食物的摄入。

05.066　薯类　tuber
土豆、白薯、红薯、芋头及山药等根茎类作物的总称。人体能量的来源之一。血糖指数较低。推荐正常成年人每天摄入谷类、薯类及杂豆共 250~400g。

05.067　鱼虾类　fish and shrimp
来源于江河湖海可食鱼虾及其制品的总称。蛋白质含量约 18%，为优质蛋白质；脂肪含量约 5%，主要为不饱和脂肪酸。推荐正常成年人每天摄入 50~100g。

05.068　食糖　sugar
用于食品、饮料和烹饪的食用糖。分白砂糖和绵白糖 2 种，前者是蔗糖的结晶体，后者是蔗糖晶粒被一层转化糖浆包裹而成。冰糖则是白砂糖经过再溶、清净、再结晶而制成的。运动人体补糖有时也应用白砂糖。

05.03　合理膳食

05.069　营养师　nutritionist
从事营养指导、监控、评价和营养与食品安全知识传播，促进大众健康的专业工作人员。

05.070　运动营养师　sports nutritionist
从事身体活动人群的营养指导、监控、评价和营养与食品安全知识传播,促进健康并取得相应专业技术资格的工作人员。

05.071　平衡膳食　balanced diet
又称"合理膳食"。通过合理的膳食组成和科学的烹调加工，从膳食中摄入的能量和各种营养素与机体需要保持平衡，既能满足人体生长发育、生理及身体活动的需要，又不存在营养相关的健康问题的膳食或膳食过程。

05.072　平衡膳食宝塔　balanced dietary pyramid
按平衡膳食的要求使膳食中所含的营养素种类齐全、数量充足、比例适当的膳食结构。是普通人及运动人群保持健康和运动能力的基础。

05.073　膳食指南　dietary guideline
指导广大居民实践平衡膳食、获得合理营养的膳食指导性原则。通常是应用营养学原理，紧密结合本国居民膳食消费和营养状况的实际情况而制定。

05.074　运动员平衡膳食指南　balanced dietary guideline for athlete
满足运动员能量和营养素摄入的质、量和比例要求的膳食指导性原则。包括食物多样，谷类为主，营养平衡；食量和运动量平衡，保持适宜体重和体脂；多吃蔬菜、水果、薯类、豆类及其制品；每天喝牛奶或酸奶；肉类食物适量，多吃水产品；注重早餐和必要的加餐；重视补液和补糖；在医生指导下合理使用营养素补充品；注意食品安全。

05.075　膳食营养素推荐供给量　recommended dietary allowance, RDA
营养学术权威机构向各国公众推荐的为保持健康所需每日膳食中应含有的热能和营养素的量。亦可作为评价人群营养状况的根据，作为营养工作人员的工作指南以及政府或经济机构安排全社会食物生产供应计划的重要基础。由于 RDA 值未考虑预防慢性病以及过量危害等因素，近年来已被膳食营养素参考摄入量(DRI)所取代。

05.076　膳食营养素参考摄入量　dietary reference intake, DRI
在膳食营养素推荐供给量基础上发展起来的一组每日平均膳食营养素摄入量的参考值。包括平均需要量、推荐摄入量、适宜摄入量和可耐受最高摄入量 4 项内容。

05.077　平均需要量　estimated average requirement, EAR
某一特定性别、年龄及生理状况群体对某种营养素需要量的平均值。摄入量达到平均需要量水平时只可以满足群体中 50%个体的需要。可以用于评估群体中摄入不足的发生率、检查个体摄入不足的可能性，是评价膳食营养素摄入量的一个指标。

05.078　推荐摄入量　recommended nutrient intake, RNI
可以满足某一特定性别、年龄及生理状况群体中 97%~98%个体需要的摄入量。相当于传统使用的膳食营养素推荐供给量。是健康个体的膳食营养素摄入量目标。长期摄入推荐摄入量水平，可以维持组织中有适当的储备。个体摄入量低于推荐摄入量时并不一定表明该个体未达到适宜营养状态。

05.079　适宜摄入量　adcquate intake, AI
能满足某特定目标人群中几乎所有个体需要的摄入量。通过观察或实验获得的健康人群某种营养素的摄入量。是个体的营养素摄入目标，同时作为限制过多摄入的标准。健康个体摄入量达到适宜摄入量，出现营养缺乏的危险性很小；如长期摄入量超过适宜摄入量，则可能产生毒副作用。

05.080　可耐受最高摄入量　tolerable upper intake level, UL
平均每日可以摄入的，不至于损害健康的该营养素的最高量。主要用于检查个体摄入量是否过高，避免发生中毒。大多数情况下，该摄入量包括膳食、强化食物和添加剂、营养补剂等各种来源的营养素之和。摄入量超过该摄入量时，发生毒副作用的危险性增加。

05.081　素食者　vegetarian

排除一切动物性食品，而将植物性食品(如谷类、豆类、坚果、蔬菜和水果)作为饮食基本内容的人群。不吃红肉但偶尔食用鱼和禽肉及一些动物蛋白(如乳制品和鸡蛋)的人群为半素食人群。

05.04　营养监控、诊断与评价

05.082　膳食调查　dietary survey
通过不同方法对调查对象在一定时期内的膳食摄入量进行计算，与推荐的每日膳食营养素适宜摄入量(AI)比较，以了解调查对象的膳食结构、摄入情况和饮食习惯，评价正常营养需要得到满足程度的工作。方法有回顾法、记账法、称重法及化学分析法。

05.083　营养调查　nutrition survey
全面了解人群或个体营养状况的一种基本方法。旨在了解各类人群和个体在不同生理状态、生活劳动及身体活动条件下的膳食和营养状况，从而提出有针对性的改进措施，以进一步改善营养状况，提高健康水平。通常包括膳食调查、体格及临床体征检查、营养状况的实验室检查。

05.084　运动员营养评价　nutritional assessment for athlete
通过膳食调查、体格测量和身体成分分析、生物化学检测和临床检查等，了解人体的膳食组成、营养状况和健康水平的方法。对运动员进行营养评价，旨在为改善运动员的健康状况、训练成效和运动能力提供科学依据。

05.085　维生素负荷试验　vitamin loading test
受试者摄入一定量的维生素后，通过测定尿中维生素的排出量，来评定人体内水溶性维生素贮存水平的方法。若体内原有维生素贮量充足，则尿中维生素排出量多；若体内维生素不足，则尿中排出量少。

05.086　身体成分　body composition
组成人体质量的脂肪重量和去脂体重(瘦体重)各组成成分的比例。瘦体重是肌肉、皮肤、骨骼、器官、体液及其他非脂肪组织的总和，肌肉是最重要的组成部分。瘦体重与体力、有氧能力、最大摄氧量、运动员的肌肉力量有密切关系。

05.087　运动能量消耗　exercise energy expenditure
高于基础代谢水平的身体活动所消耗的能量。高强度运动时能量消耗增加可能达到安静代谢率的 10~15 倍。运动员的能量消耗因运动量(包括运动强度、密度、运动持续时间)的不同有很大的差异。

05.088　血糖　blood glucose
血液中葡萄糖的浓度。空腹血糖的正常范围是 3.9~6.1mmol/L，餐后 2h 小于 7.8mmol/L。运动开始时血糖略升高；短时间运动，血糖可维持在正常范围；当运动达到 1~1.5h 及以上时，体内糖原耗竭，血糖水平可逐渐降低。运动员常通过运动中有规律的补糖维持血糖水平，减少体内糖原分解，维持体能、延缓疲劳。

05.089　铁蛋白　ferritin
机体内一种贮存铁的可溶性组织蛋白。水平下降见于缺铁性贫血、妊娠、类风湿关节炎等，升高主要见于白血病、肝癌等。

05.090　营养质量指数　index of nutrition quality, INQ

营养素密度(该食物所含某营养素占供给量的比)与热能密度(该食物所含热能占供给量的比)之比。评价食物营养质量的指标。食物对某种营养素的 INQ≥1，即认为该食物对此种营养素而言是高质量的，INQ<1 则相反。

05.091　消瘦　marasmus
体内脂肪与蛋白质减少,体重下降超过正常标准 20%的现象。基本原因为能量消耗明显大于热量摄入。

05.05　膳食营养干预

05.092　营养干预　nutrition intervention
旨在改变与营养有关的行为、危险因素、环境条件或健康状况表现的策略。

05.093　膳食配餐　dietary catering
根据合理营养的原则和方法为客户制订饮食方案的过程。

05.094　饮食限制　dietary restriction
又称"热量限制(caloric restriction，CR)"。在保证个体基本营养素如必需氨基酸、维生素、矿物质和水分等足够摄入(不发生营养不良)的情况下，限制每日饮食摄取总热量的饮食方案。越来越多的研究表明，科学的饮食限制对健康有益。

05.095　营养处方　nutrition prescription
根据个体的特别需要和合理营养原则为其设计的饮食和/或膳食补充方案或方法。

05.096　运动营养处方　nutrition prescription for athlete
根据运动个体的特别需要和合理营养原则为其设计的饮食和/或膳食补充方案或方法。

05.097　减体重　weight loss
通过各种方法降低身体体重(主要是体脂)以达到理想体重的过程。通常采用的方法包括减少饮食摄入,增加运动消耗体内的脂肪(体脂)、水分甚至骨骼肌等。应尽量避免方法不当造成水、电解质失调，体能下降的情况。

05.098　控体重　weight control
通过各种方法控制身体体重(主要是体脂)以达到理想体重的过程。通常采用的方法包括减少饮食摄入,增加运动消耗体内的脂肪(体脂)、水分甚至骨骼肌等。应尽量避免方法不当造成水、电解质失调，体能下降的情况。

05.099　快速减体重　fast weight loss
使体重迅速减轻的方法。常用于按照体重分级别或较低的体重对运动员发挥有利的项目。方法有 2 种: 在比赛前几周内通过减少脂肪和肌肉来减轻体重,或在比赛前几天内通过减少水摄入来减轻体重。

05.100　慢速减体重　slow weight loss
在较长时间内以比较温和的方法(如适当控制能量摄入和增加有氧运动)将体重稳定在理想水平的方法。

05.06　食　品　安　全

05.101　食品安全　food safety
食品(食物)的种植、养殖、加工、包装、储藏、运输、消费等活动符合国家强制性标准和要求,不存在可能损害人体健康的有毒有害物质而导致其病亡或者危及消费者及其后代的隐患的状态。既是社会概念,也是政治概念、法律概念、经济学概念。既包括生产安全,也包括经营安全;既包括结果安全,也包括过程安全;既包括现实安全,也包括未来安全;既包括质的安全,也包括量的安全。

05.102　运动员食品安全　food safety for athlete

运动员训练、生活过程中所涉及的饮食安全问题。包括依据各项法律法规的要求而建立的各项监督检测、预防控制及评估等。重点内容之一是运动员饮食和营养品补充中禁用物质的管控,以防止运动员违禁成分检测阳性。

05.103　食品腐败变质　food spoilage

食品在微生物和其他因素(食品本身成分、水分,外环境的温度、湿度等)的共同作用下,其感官性状和化学成分发生改变,降低或完全丧失食用价值的过程。不同种类食品的腐败变质有其不同特点。

05.104　食品卫生　food hygiene

食品生产、加工、运输、储藏、销售、供给过程中影响人体健康的各种不利因素及其防控措施与方法的研究与应用,旨在确保食品对人体安全卫生、无毒无害,同时使食品尽可能地保持原有的营养成分及自然风味,从而有益于人体健康。

05.105　食品污染　food contamination

食品受到有害物质的侵袭,致使食品的质量安全性、营养性和/或感官性状发生改变的过程。根据污染物的性质,可分为生物污染、化学污染和物理污染。

05.106　食品生物污染　biological contamination of food

因微生物及其毒素、病毒、寄生虫及其虫卵等对食品的污染造成的食品质量安全问题。微生物及其毒素主要包括细菌及细菌毒素、

霉菌及霉菌毒素等。污染途径主要有原料污染、加工过程中的污染,以及食品贮存、运输和销售中的污染。

05.107　食品化学污染　chemical contamination of food

因化学物质对食品的污染造成的食品质量安全问题。化学污染物包括化学农药、工业有害物质(如重金属、多环芳烃类、N-亚硝基化合物等)、不合格的食品加工工具和容器、食品添加剂、植物生长促进剂等。

05.108　食品物理污染　physical contamination of food

食品生产、加工、运输、贮存、烹饪、销售等过程中的杂质超过规定的含量,或食品吸附、吸收外来的放射性物质所引起的食品质量安全问题。

05.109　食源性疾病　food-borne disease

摄取了随食物或饮水进入人体的生物性、化学性、物理性有害物而引起的疾病。

05.110　食物中毒　food poisoning

进食了含有生物性、化学性有毒有害物质或把有毒有害物质当作食物摄入后所出现的而非传染性的急性或亚急性疾病。属于食源性疾病范畴。

05.111　食品兴奋剂污染　doping contamination of food

食品中被污染了国际反兴奋剂组织列出的违禁物质,被运动员食用后致使其兴奋剂检测阳性的污染。化学污染的一种。

05.112　危害分析及关键控制点　hazard analysis and critical control point, HACCP

一种建立在良好操作规范(GMP)和卫生标准操作规程(SSOP)基础之上,保证食品免受生物、化学及物理污染的有效预防控制体

系。主要控制目标是食品的安全性,重点是食品的关键加工点。由七方面内容组成:进行危害分析(HA)和确定预防计划措施;确定关键控制点;建立关键限值;监控每个关键控制点;建立关键限值发生偏离时可采取的纠偏措施;建立记录保存系统;建立验证程序等。

05.07 营养相关疾病和机能失调

05.113 脱水 dehydration
因水摄入不足或体液丢失过多造成的体内水的缺乏,并伴有电解质缺乏的现象。运动员及高温高湿环境工作者应少量多次补充水分和电解质,以预防机体脱水。

05.114 运动性脱水 exercise-induced de-hydration
运动导致大量出汗而补液不足所致机体大量丢失水分和钠离子,引起细胞外液严重减少的现象。易发生于高温高湿环境下长时间、大强度运动时。口渴感是出现脱水的最早和有效的主观指标,但此时体液丢失已达到2%。运动员在运动前、中、后应分别补充含糖、电解质的运动饮料。

05.115 水中毒 water intoxication
因摄入过量水而导致的脱水、低血钠继而引起的一组细胞水肿症候群。表现为全身水肿,严重时可引起肺水肿、脑水肿、胃肠及泌尿系统水肿等;出现精神萎靡、嗜睡、面色苍白、体温低下,严重者出现惊厥和昏迷;肌张力低下,四肢无力,共济失调,腱反射迟钝或消失,心音低钝及腹胀;厌食、恶心及呕吐、腹胀;少尿甚至无尿;四肢凉、脉细弱、尿少、皮肤弹性差、眼窝凹陷等。常见原因是大量出汗后仅补充白水。处理方法是尽快采用高渗盐水补钠并处理脑水肿、肺水肿等并发症。

05.116 低钠血症 hyponatremia
由于大量出汗或禁食造成钠丢失过多或摄入过少而致的血钠低于135mmol/L引起的症候群。临床表现与水中毒相似。处理方法同水中毒。

05.117 低钾血症 hypopotassaemia
由于大量出汗、排尿或禁食造成钾丢失过多或摄入过少所致的血钾低于3.5mmol/L引起的症候群。表现为全身肌肉无力甚至呼吸困难;抑郁、倦怠、神志淡漠、嗜睡、定向障碍及精神紊乱、神志不清甚至昏迷等;恶心、腹胀、便秘甚至麻痹性肠梗阻;心动过速、心悸、心律失常、心功能不全、低血压甚至猝死。处理方法是尽快补钾。

05.118 神经性厌食综合征 anorexia nervosa syndrome
一种自我强迫性饥饿的综合征。多发生于常需要减控体重的舞蹈演员和女子运动员等人群。常见症状为精神不正常;过度追求消瘦,恐惧变胖并失去饮食兴趣;拒绝维持正常体重,对体形不满;自我高度期望,但生活感到无能为力;具有困扰-强迫性的性格特征;限制食物摄入量和不正常的饮食行为及/或贪食,过度运动,呕吐、滥用泻药或利尿药以及隔绝社交活动等。

05.119 神经性食欲过盛综合征 neurogenic hyperorexia syndrome
反复使用泻药、催吐等方法以后,发生饥饿或想吃某种食物的欲望增加,并发展成无法控制的大吃大喝的症状。患此症运动员体重常波动,厌食与食欲过剩可循环发生,运动员会产生抑郁感,自尊心受损害。

05.120 运动员致病性控体重行为 athletes' disease-causing behavior of weight

control

运动员中一类希望保持低体重来改进技能的人群,在采用限制饮食量控制体重遇到困难的情况下,每天求助于服用泻药、节食片剂或利尿剂等来控制体重或减轻体重的行为。

05.121　营养失调性疾病　malnutrition-related disease

营养过剩或不足引起的疾病。营养不足相关疾病的病因可能有:营养素供给不足;营养素摄取、消化、吸收障碍;营养素丢失过多;感染、肿瘤及其他消耗性疾病;代谢障碍;药物的影响等。营养过剩相关疾病的病因有:营养素供给过多、长期活动不足、代谢异常等。常见的包括维生素缺乏症、肥胖症、糖尿病、高脂血症、痛风症和动脉粥样硬化等。

05.122　原发性营养缺乏　primary nutritional deficiency

又称"膳食性营养缺乏"。食物供应不足、膳食调配或选择不当,使摄入的膳食营养素含量不足或不平衡;或由于食物加工过精过细、烹调方法不合理,使食物中营养素损失、破坏过多等因素造成营养素摄入不足所引起的疾病。主要原因有不良的饮食习惯、过多地食用精制食品和经济状况不良等。

05.123　继发性营养缺乏　secondary nutritional deficiency

又称"条件性营养缺乏"。由食物摄取机能障碍、营养素供给不能满足机体所需、营养素吸收障碍、营养素利用障碍和营养素排泄增加等因素所致的疾病。

05.124　营养缺乏病　nutritional deficiency disease

由于机体长期缺少一种或数种营养素而引起的疾病。

05.125　营养过剩病　nutrition excess disease

摄取过多食物或某种营养素导致机体代谢失调所引起的疾病。常见有肥胖症、糖尿病、高血脂症、痛风症和动脉粥样硬化等。

05.126　女运动员三联征　the female athlete triad syndrome

一种发生于经常运动女性中的,以膳食紊乱、闭经和骨质疏松 3 种疾病为主的症候群。因运动项目或外表的需要而强调低体重是青少年或成年女运动员发生该病的主要原因。不论患一种或多种病症,都会影响运动员的运动成绩和身体机能,甚至引起严重病变。

05.127　营养不良　malnutrition

长期营养摄入不足、过剩或营养素比例不平衡所导致的身体机能降低的状态。常继发于慢性腹泻、短肠综合征和吸收不良性疾病等原因;另外涉及非医学原因,如贫穷、食物短缺、缺乏营养知识、饮食结构不合理等。

05.128　乳糖不耐受　lactose intolerance

由于体内缺乏分解乳糖的乳糖酶,使未分解吸收的乳糖进入结肠后被肠道存在的细菌发酵成为小分子的有机酸(如醋酸、丙酸、丁酸等),并产生 CH_4、H_2、CO_2 等气体的病症。临床表现为肠鸣、腹胀、腹痛、排气、腹泻、嗳气、恶心等。

05.08　运动营养品及补充

05.129　运动营养品　sports dietary supplement

运动人群在膳食以外食用的膳食补充品。分为营养素补充品和特殊功效营养品两大类。包括食品(含特殊配方的运动食品)、保健食品、药食两用中药和可食用植物及其提取物等。旨在补充膳食摄入的不足,改善运动人体的营养状态,延缓疲劳发生或促进疲劳消除,以及预防或消除运动相关的机能紊乱和伤病等。

05.130　膳食补充剂　dietary supplement
含有 1 种以上的维生素、矿物质、可食用植物、药食两用中药、氨基酸等营养辅助成分及健康辅助成分的口服产品。有片剂、胶囊、粉末、软皮胶囊及液体,属于食品。

05.131　营养补剂　nutritional supplement
由 1 种或多种必需的营养素按规定的工艺要求生产销售的口服产品。包括维生素和矿物质补充剂。主要特点为不以食物为载体,而是以胶囊、片剂或口服液等剂型出现。

05.132　保健食品　health food
标明具有特定保健功能,适宜特定人群食用,可调节机体功能,不以治疗疾病为目的的食品。当运动人群因大强度、长时间运动出现运动性免疫低下、低血红蛋白等医学问题时,可根据自身情况和训练安排在医师指导下选用相应的保健食品,改善和调节身体机能。

05.133　运动饮料　sports drink
营养素的组分和含量能适应运动员、普通运动人群和体力劳动人群的生理特点及营养需要的饮料。分为供运动员使用和普通运动人群(包括体力劳动人群)使用 2 种。碳水化合物、钠和钾是其必需成分,渗透压是运动员用运动饮料的强制性指标,且饮料中不得含有国际反兴奋剂机构最新规定的禁用物质。

05.134　能量棒　energy bar
运动员或其他进行身体活动的人在剧烈运动时用来保持能量供应的膳食补充品。主要成分为碳水化合物,有些还含有一定量的优质蛋白以及维生素和矿物质。

05.135　运动员补糖　carbohydrate supplementation to athlete
为增加体内肌糖原和肝糖原含量、提高血糖水平、减少肌糖原消耗及加速肌糖原的恢复,运动员在运动前、中、后阶段通过膳食和/或营养品摄入而补充碳水化合物的措施。

05.136　糖原填充法　carbohydrate loading
又称"糖原负荷"。通过对赛前几天内饮食和运动的调整,使体内肌糖原达到最大储备,以增加机体耐力,获得较好运动成绩的方法。

05.137　经典糖原填充法　classic carbohydrate loading
比赛前 1 周 1~2 次力竭性运动和 3 天低糖膳食,使糖原大量消耗,在随后的 2~4 天进行高糖膳食,以增加赛前肌糖原储备的方法。

05.138　改良糖原填充法　modified carbohydrate loading
采用比赛前 6 天渐减性运动模式和渐增式膳食糖摄入模式来增加赛前肌糖原储备的方法。

05.139　运动员补液　fluid replacement in athlete
在机体出现水、电解质平衡失调时采取的相应补充措施。运动员从事大运动量和高强度训练,常常丢失大量的水和电解质,需要在运动前、中、后阶段进行适当补充,以改善水合状态,防止出现水、电解质平衡失调而影响其运动能力。

05.140　运动饮料国家标准　state standard for sports drink
由国家标准化行政主管部门为运动饮料制定的,在全国范围内统一执行的生产和卫生等方面的技术要求。

06. 医务监督

06.01 体适能

06.001 体适能 physical fitness
从体育学角度评价健康的一个综合指标,即机体有效与高效执行自身机能的能力,也是机体适应环境的能力。包括与健康、运动技能和代谢相关的多个参数,直接与整体生活质量相关。

06.002 健康体适能 health physical fitness
与健康相关的体适能。直接与个体从事日常生活和工作的能力有关,主要用于评价机体呼吸循环系统、身体成分和肌肉骨骼系统三方面的机能。

06.003 运动技能体适能 skill physical fitness
运动者为在比赛中获得最佳成绩所追求的体适能。包括灵敏性、平衡性、协调性、爆发力、反应时和速度等。

06.004 代谢性体适能 metabolic physical fitness
血糖、血脂、血胰岛素、骨密度等的机能状态。与许多慢性疾病的发生或发展直接相关,与运动锻炼的效果直接相关。运动锻炼可降低血脂水平、控制血糖、提高骨密度等,并影响机体整体体适能水平。

06.005 心肺血管机能 cardiovascular and pulmonary function
心脏、血管与呼吸系统协同工作的能力。直接影响肌肉利用燃料长时间工作的能力。

06.006 灵敏性 agility
人体在各种复杂条件下快速、准确、协调地改变身体姿势、运动方向和随机应变的能力。与速度、力量、柔韧性、协调性等有关。体操、球类等项目的锻炼对发展灵敏性效果好。

06.007 平衡性 balance
身体对来自前庭器官、肌肉、肌腱、关节内的本体感受器及视觉等各方面刺激的协调能力。即人体在静态或动态中维持身体平衡的能力。

06.008 协调性 coordination
机体在运动过程中,通过神经系统、运动系统、多组肌群共同参与和调节整合,流畅、准确、协调地完成动作的能力。

06.009 爆发力 power
肌肉在最短时间收缩时所能产生的最大张力。大小取决于肌肉收缩力量和速度的大小。爆发力=力×速度,度量单位是功率。

06.010 速度 speed
身体某部分在短时间内快速运动的能力。包括对外界信号刺激快速反应的能力、人体快速完成动作的能力及快速移动的能力。

06.011 体力活动 physical activity
有意识、有目的的由骨骼肌收缩产生的身体活动。具有较强的主观性和方向性,包括竞技运动、工作与劳动、日常生活活动、健身活动等。

06.012 剧烈运动 vigorous exercise
耗能是基础代谢 6 倍以上[>6 代谢当量(MET)]的运动,或超出60%的个人最大机能能力水平的运动。

06.013　中等强度运动　moderate intensity exercise
耗能是基础代谢 3~6 倍的运动，或强度范围接近于 40%~60%的个人最大机能能力水平的运动。

06.014　最大运动强度　maximal exercise intensity
人体所能耐受的最大运动强度。可用脉搏来判断。男性最大运动强度时脉搏=220−年龄；女性最大运动强度约为男性的 90%。

06.015　亚健康状态　subhealth state
人体处于非病非健康、有可能趋向疾病的状态。人在身体、心理和社会环境等方面表现出不适应，介于健康与疾病之间的临界状态。

06.016　体脂率　body fat rate
身体脂肪重量与体重的百分比。

06.017　瘦体重　lean body mass
体内非脂肪组织的重量。

06.018　体重指数　body mass index, BMI
评价体重是否适宜的指标。体重指数=体重/身高 ^{2}(kg/m^2)。

06.019　男性型肥胖　android-type obesity
脂肪在躯干和腹部过度堆积(身体外形呈苹果样变化)的现象。

06.020　女性型肥胖　gynoid-type obesity
脂肪主要在臀部和大腿部位堆积(身体外形呈梨样变化)的现象。

06.021　蠕变性肥胖　creeping obesity
一般成年人随着年龄的增加而出现的渐进性的脂肪量增加。

06.022　心肺机能　cardiopulmonary function
又称"有氧[代谢]能力(aerobic capacity)"。人体心脏、肺脏、血管、血液等组织的功能。用来衡量心脏将富含氧气的血液输送到各组织脏器的能力。

06.023　分级运动试验　graded exercise test
一种典型的通过观测心率、血压、心电图、通气量及摄氧量等指标对身体活动的反应来评价心肺机能的方法。可以使用台阶、自行车功率计或者跑台来进行测试。

06.024　运动负荷试验　exercise load test
通过一定负荷量生理运动，了解个体病理生理变化的诊断实验。对健身者、运动员、疑似或已知心血管病患者,尤其是冠心病患者进行临床评估的最重要和最有价值的无创性诊断实验。也可用于对易感人群进行易患冠心病危险的预测。

06.025　肌力　muscle strength
骨骼肌的最大随意收缩能力。人体随意运动能力的基础，表现为绝对肌力、相对肌力、肌肉爆发力和肌肉耐力等。

06.026　绝对肌力　absolute muscle strength
肌肉做最大收缩时所产生的张力。通常用肌肉收缩时所能克服的最大阻力负荷来表示。

06.027　相对肌力　relative muscle strength
又称"比肌力"。使肌肉单位生理横断面(常以 1cm^2 为单位)肌纤维做最大收缩时所能产生的肌张力。

06.028　肌肉爆发力　muscle outburst power
肌肉在最短时间收缩时所能产生的最大张力。通常用肌肉单位时间的做功量表示。

06.029　肌肉耐力　muscle endurance
肌肉在一段时间内连续收缩产生力的能力。常用肌肉克服某一固定负荷的最多次数(动力性运动)或最长时间(静力性运动)来表示。

06.030 急性肌肉酸痛 acute muscle soreness
发生在运动期间或运动结束后短期内(1h 左右)的肌肉酸痛。

06.031 延迟性肌肉酸痛 delayed onset muscle soreness
发生在运动后 12~48h 内的肌肉酸痛。

06.032 肌肉疲劳 muscle fatigue
运动引起肌肉产生最大收缩力量或者最大输出功率暂时性下降的生理现象。

06.033 骨密度 bone mineral density
全称"骨骼矿物质密度"。评价骨骼强度的主要指标之一,即每平方厘米矿物质含量。人体在 20~29 岁时达到最高值,以后随衰老进程而下降。诊断骨质疏松的最基本依据,通常选择腰椎、股骨近端和跟骨作为骨密度的检测部位。

06.034 柔韧性 flexibility
人体各关节的活动幅度,即关节的肌肉、肌腱和韧带等软组织的伸展能力。通常用关节活动度来表示。

06.035 关节活动度 range of motion, ROM
又称"关节活动范围"。关节运动时所通过的运动弧或转动角度。评定肢体运动功能的最基本指标之一。

06.036 主动关节活动度 initiative joint range of motion
被检查者做肌肉随意收缩时带动相应关节的活动范围。由肌肉的主动收缩产生。

06.037 被动关节活动度 passive joint range of motion
被检者在肌肉完全松弛的情况下,由外力作用于关节而发生运动的范围。无随意的肌肉收缩。

06.038 脊柱侧凸 scoliosis
脊柱的 1 个或数个节段向侧方弯曲并伴有椎体旋转的三维脊柱畸形。国际脊柱侧凸研究学会定义,应用科布(Cobb)法测量站立正位 X 线像的脊柱侧方弯曲,如角度大于 10°,定义为脊柱侧凸,包括结构性脊柱侧凸和非结构性脊柱侧凸。

06.039 结构性脊柱侧凸 structural scoliosis
伴有旋转的结构固定的脊柱侧方弯曲。患者不能通过平卧或侧方弯曲自行矫正侧凸,或虽矫正但无法维持。累及的椎体固定于旋转位,或两侧弯曲的 X 线像表现不对称。

06.040 非结构性脊柱侧凸 non-structural scoliosis
脊柱及其支持组织无异常,在侧方弯曲像或牵引像上可以被矫正的脊柱侧方弯曲。累及椎体未固定于旋转位,向两侧弯曲的 X 线像表现对称。

06.041 新坐位体前屈试验 new sit-and-reach test
因为坐位体前屈试验未考虑到上肢、躯干和下肢的长度比例问题,所以霍普金斯和赫尔科设计了一种新方法以避免这些因素的干扰,即让受试者背靠墙坐,测其能够达到的刻度,然后再测其继续向前弯曲所能达到的刻度,用二者之差来表示柔韧性。

06.042 运动处方 exercise prescription
对从事体育锻炼者或患者,根据医学检查资料(包括运动试验及体力测验),按其健康、体力及心血管功能状况,结合生活环境条件和运动爱好等个体特点,用处方的形式规定运动种类、运动时应达到的和不宜超过的运动强度、每次运动持续的时间、每周运动次数及注意事项等。

06.043 运动持续时间 exercise duration
每次运动所持续的时间。即达到运动处方所

要求强度的持续时间。时间长短要根据个人资料、医学检查、运动频度的大小而定。

06.044　运动频度　exercise frequency
每周运动的次数。运动间隔时间过长或过短都会影响运动处方的效果。

06.045　运动强度　exercise intensity
单位时间内完成的运动量。可用最大吸氧量、心率、功率、速度(m/s)等表示。其安排恰当与否是影响运动处方效果的关键。

06.046　运动效应　exercise effect
人体对运动产生的反应。包括 VO_{2max} 的变化、静息时血压的变化、胰岛素的敏感性和体脂成分的改变等。同样的运动负荷可以引起多种类型的效应：①急性效应：在 1 次或少数几次运动后就产生一定效应，但这种效应不会随运动的增加而增加。②快速效应：出现较早，而且比较稳定。③递增效应：在整个过程中逐渐递增。④延迟效应：运动很长时间后产生的效应。

06.047　靶心率　target heart rate
又称"运动中适宜心率"。能获得最佳效果并能确保安全的运动心率。即健身者在运动过程中所应保持的心率。计算公式：年轻人，(220–年龄)×85%；中年人，(220–年龄)×70%；老年人，(220–年龄)×60%。

06.048　心率储备　heart rate reserve
实测的最大心率和安静心率之差,表示人体劳动或运动时心率可能增加的潜在能力。

06.049　自觉疲劳程度量表　rating of per-ceived exertion, RPE
又称"主观疲劳评定量表"。与触摸脉搏一起使用并以自我主观感觉来评估运动强度的方法。通常运动中的自觉强度以数字6~20 来代表，其中 12~14 表示有些吃力，相当于 60%~80% VO_{2max}，一般运动最适当范围在 11~15。

06.050　重量训练　weight training
又称"渐进式阻力训练(progressive resistance training)"。用来发展肌肉力量和耐力素质的训练方法。主要包括静力性力量练习和动力性力量练习。

06.051　静力性力量练习　static strength training
肌肉收缩时的长度保持不变(采用相对静止的动作形式)发展力量素质的练习。可提高肌肉力量,但由于神经的兴奋和抑制没有交替，容易产生疲劳。

06.052　动力性力量练习　dynamic strength training
肌肉收缩时长度发生变化,从而使全身或部分肢体产生运动的练习。可提高绝对力量、速度力量和力量耐力。主要包括固定阻力练习、等动练习、超等长练习和循环训练。

06.053　过度运动　excessive exercise
迫使身体过度劳累,进行机体不能适应的运动负荷。主要表现：①心理变化，如注意力下降、焦虑、疲惫等；②生理变化，如体重、食欲、睡眠质量下降，静息心率、静息血压升高。长期过度运动还会导致免疫功能降低，月经周期紊乱。

06.054　生物学年龄　biological age
生物体从出生、发育到成熟所经过的年龄。包括成人骨骼、牙齿、第二性征和体型等形成过程的年龄。鉴别人体发育程度最终围绕人体生物年龄的增长和成熟度而定。

06.055　骨龄　bone age
骨骼在生长发育过程中各骨化中心出现与骨愈合的年龄。可用来评定青少年身体发育状况及预测青少年未来身高。通常采用拍摄手腕骨 X 线片的方法判定骨龄。

06.056　心理年龄　mental age
又称"智力年龄(intellectual age)"。依照个体心理活动的健全程度确定的个体年龄。主要依据是：①个体在社会实践中发展起来的，以思维和语言为核心的认知、情感和意志相统一的心理活动过程；②个体构成意识活动的独特心理组织系统。

06.057　时序年龄　chronological age
又称"日历年龄"，按照人的出生年月计算的年龄。一般从肌肉强度、肺活量、心脏射血及新陈代谢速率等方面进行综合判断人体生理及其功能的发展水平。

06.058　身体形态测量　anthropometric measurement
研究人体生长发育规律、体质水平、营养状况等人体外部特征的重要方法和运动员选材必不可少的手段。测量内容主要有体格测量、体形测量、身体成分测量和身体姿势测量等。

06.059　体重　body weight
又称"人体的质量"。描述人体横向发育的指标，反映人体骨骼、肌肉、皮下脂肪和内脏器官综合变化状况的重要整体指标。其在 1 天内随饮食和运动时排汗量的变化有所变动。一般在上午 10 时左右测量比较稳定。

06.060　身高　body height
人体直立时头顶点至身高计底板之间的垂直距离。人体生长发育过程中反映人体骨骼发育状况和身体纵向发育水平的重要指标。1 天内身高的变动在 1.5cm 左右，清晨起床时最高，傍晚最低，在清晨或上午测量身高为宜。

06.061　形态指数　morphological index
根据人体各部分的比例和相互之间的内在关系，将 2 项或 2 项以上指标的测量值按照一定的数学方法计算得出的相对值。可使不同年龄、性别、地区和种族的个体或群体之间的身体发育水平评价建立在对等条件之上，使相互之间的比较更具有科学性。

06.062　体型　somatotype
对人体某个阶段形态结构及身体成分的描述。肌肉和骨骼的发达程度与脂肪贮存程度是判定的主要依据。随年龄、营养、发育和体质状态的不同而变化。

06.063　体质　constitution
在遗传性和获得性基础上表现出来的人体形态结构、生理机能和心理因素等综合的、相对稳定的特征。人的生命活动和工作能力的物质基础。主要包括身体形态发育水平、生理功能水平、身体素质和运动能力发展水平、心理发展水平及适应能力等 5 个方面。

06.064　HELP 哲学观　HELP philosophy
一种健康哲学观念。HELP 中的 H 即 health，代表健康，健康是生命的根本；E 即 everyone，代表每个人，要让每个人都有良好的健康行为；L 即 lifetime，代表一生，从生命的早期就开始重视健康行为，使人们认识到不良健康行为具有积累性；P 即 personal，代表个人，每个人都要根据个人的习惯，在此基础上调整自己的行为。此观念为当今社会保障人类健康生存提供了理论基础。

06.065　饮食失调　eating disorder
亚临床的不健康饮食方式，常常是进食障碍的先兆症状。一般认为，遗传的和生物学的、心理学的以及社会文化方面的因素均有可能引起这种疾患的发生。

06.066　应激　stress
机体在各种内外环境因素刺激下出现的非特异性全身反应。人体生理、心理对各种过强的不良刺激反应的总和。对健康有改善或损害的双重作用。

06.067　心理应激　psychological stress
机体在某种环境刺激作用下,由于客观要求和应付能力不平衡所产生的一种适应环境的紧张反应状态。其产生可提高人的警觉水平,从而应付各种环境变化的挑战。若过度,有害于人体的身心健康。

06.068　躯体应激　physical stress
由紧张刺激引起的伴有躯体机能及心理活动改变的一种身心紧张状态。主要有心率、呼吸加快,出汗,肌肉颤抖,疲劳等稳态失衡的反应,属交感神经机能的唤起,一旦应激原消除,躯体应激反应也即消失。

06.069　腰臀比指数　waist-to-hip ratio, WHR
评价身体脂肪分布的指数。WHR=腰围/臀围。美国运动医学学会推荐的评价标准:成年男性 WHR≥0.94,成年女性 WHR≥0.82,则患心血管疾病的危险性大大增加;对于 60 岁以上的老年人,判断患病危险性的标准则是男性 WHR≥1.03,女性 WHR≥0.90。

06.070　水下称重法　hydrodensitometry
身体成分检测中最常用的方法。建立在阿基米德原理的基础上,根据水的密度,利用浮力定律计算实际人体密度的最常用方法。将被测者水下称得的体重和在空气中称得的体重进行比较,从而计算出身体的体积,再得出身体密度和体脂百分比。

06.071　空气置换法　the air displacement method
根据容器内的空气量的变化测量身体成分的一种新方法。原理同水下称重法。被测者进入空气置换仓内几秒钟,感受器计算压力测出人体排出的空气量,精确地分析身体成分,确定脂肪及瘦体重的基准值,包括密度、体脂量、体脂率、瘦体重等。

06.072　生物电阻抗法　bioelectric impedance analysis, BIA
利用人体中脂肪组织含水量少、导电性差,而肌肉和内脏含水量多、易导电这一特性,通过人体内不能感知的微弱电流来测定电阻,从而计算出体脂肪率及其他身体成分如蛋白质和无机物等的含量,得出各项身体指标指数的方法。

06.073　双能 X 射线吸收法　dual-energy X-ray absorptiometry, DEXA
通过应用 2 种高、低不同能量(高能量 80~100keV 和低能量 40~50keV)的光子透过机体某一部位,原始的光子能量以指数方式衰减,不同密度的组织衰减光子的程度不同,记录 2 种不同能量光子被不同组织衰减的程度,从而计算脂肪组织、非脂肪组织和骨矿物质含量的方法。目前被国际运动医学会认为是测定身体成分的新的金标准。

06.074　皮褶厚度法　skinfold measurements
采用皮褶厚度测量仪测量人体几个位点的皮褶厚度,代入经验公式后计算人体密度、人体脂肪率的估算方法。常用的测量位点有肱三头肌、胸部、腋窝、肩胛部、腹部、髂骨前部、大腿部。

06.075　身体姿势　body posture
身体各部分在空间的相对位置。身体姿势的测评可分为静态与动态 2 种,前者指静止中立位和坐位姿势,后者指活动过程中所呈现的身体姿势。静态姿势的测评有观察分析法、图谱对照法和照片分析法。动态姿势的测评一般采用影像分析法。

06.02　运 动 卫 生

06.076　儿童　child
一般指 0~14 岁(15 岁以下)的未成年人。医学上把胎儿从母体出生到青春发育期以前统称为儿童，可分为学龄前儿童和学龄儿童。

06.077　少年　teenager
一般指 11、12 岁到 14、15 岁这一时期。即初中阶段的学生。

06.078　生长　growth
人体随着年龄的增长，机体内细胞增殖、增大，细胞间质增加，整体上表现为组织、器官及身体形态和重量的变化，以及身体化学组成成分改变的过程。

06.079　交叉生长　cross-growth
一般于 10 岁，多数男性形态指标略大于女性，至 12 岁左右多数女性略大于男性，约于 13 岁以后主要形态指标(如身高、体重)则一般男性大于女性的交替现象。

06.080　发育　development
人体随着年龄的增长，各器官系统的功能不断分化和完善，心理、智力持续发展，运动技能不断获得和提高的过程。

06.081　成熟　maturation
机体在形态和机能等方面达到成人水平的阶段。表现为身高、体重达到一定水平，各系统功能基本完善，骨骼与牙齿的钙化基本完成，性器官具有繁殖子代的能力等。人体进入成熟期意味着生长发育的结束。

06.082　生长发育突增期　growth spurt period
人体整个生长发育过程中有 2 个突增期，第一个突增期为从胎儿中期到 2 岁前；第二个突增期在青春期，女孩为 9~11 岁，男孩为 13~15 岁，在此期间产生明显的性别差异。

06.083　头尾发展规律　laws of development from head to limb
在运动器官和神经系统生长发育过程中，首先发育的是头部的运动(如转头、抬头)，然后是上肢运动(如抓物)，再发展躯干运动(如翻转、直坐)，最后发展下肢运动(如站和走)的规律。

06.084　青春发育期　period of puberty development
由儿童少年时期过渡到成人的一个迅速发育的阶段。以生长突增为青春发育期开始的标志，以性成熟为结束。

06.085　青春性高血压　high blood pressure at puberty
青春发育期开始后，心脏发育速度加快，血管发育处于落后状态，同时由于性腺、甲状腺等分泌旺盛，而引起的血压升高。

06.086　身体素质　physical quality
人体综合性的活动能力。主要指人在运动、劳动与生活中表现出来的力量、速度、耐力、灵敏性和柔韧性等机体能力。

06.087　身体素质增长敏感期　sensitive period of physical fitness growth
身体素质增长速度快的年龄阶段。

06.088　绝对力量发展特征　development feature of absolute strength
绝对力量的自然发展可分为 4 个阶段：第一阶段，10~13 岁，力量增长速度很快，特别是屈肌力量，绝对力量可提高 46%；第二阶段，13~15 岁，力量增长速度明显下降，绝对力量只增加 8%；第三阶段，15~16 岁，力量增长 14%；第四阶段，16~21 岁，绝对力量增长很慢，只增长 6%，接近最大力量。男孩在 10 岁以前与女孩差异不大，增长速度也较慢，从 11 岁起男孩与女孩出现差异，增长速度也开始加快。在 11~13 岁期间力量增长最快，18~25 岁力量增长缓慢，25 岁左右达到最大力量。

06.089　相对力量发展特征　development feature of relative strength

相对力量增长的速率不大,只在个别年龄阶段(如 12~14 岁),每年增长 1%~3%的特征。要增加相对力量可进行全面训练,如改变肌肉重量与体重的比例。

06.090　速度力量发展特征　development feature of speed strength

男孩和女孩在 7~13 岁时速度力量增长都很快,13 岁后男孩的增长速度大于女孩,到 16~17 岁时增长速度又都下降的特征。在儿童时期,速度力量的发展与最大力量的发展相比,前者发展要快些和早些。

06.091　力量耐力发展特征　development feature of strength endurance

男孩 7~17 岁,力量耐力的发展呈直线上升;而女孩 15 岁前呈持续上升,15 岁后则开始停滞,甚至下降的特征。

06.092　反应速度发展特征　development feature of reaction speed

反应速度在 6~12 岁大幅度提高,于 12 岁时达到第一次高峰点;性发育阶段稍减慢;随后到 20 岁左右出现第二次高峰点的发展特征。

06.093　步频发展特征　development feature of stride frequency

儿童从 7 岁开始步频自然增长,13 岁后下降的特征。动作频率主要取决于协调性,6~13 岁是协调性发展的敏感期。在此阶段可对儿童少年进行提高步频的训练。

06.094　最高跑速发展特征　development feature of maximum run speed

男孩和女孩跑步最高速度的发展在 7~13 岁期间几乎是平行的,13~16 岁期间男女之间开始产生差异,男孩持续增长,女孩落后于男孩的特征。男孩在 8~13 岁、女孩在 9~12 岁增长最快。

06.095　耐力素质发展特征　development feature of endurance quality

耐力素质总的发展趋势是男孩随年龄增长而逐渐提高,20 岁达最高峰,以后随年龄增长而下降;女孩在 13 岁后开始下降,17~18 岁又逐渐回到 13 岁的水平,21 岁又逐渐下降的特征。

06.096　协调能力发展特征　development feature of coordinated ability

儿童少年 6~9 岁是发展一般协调能力的最有利时期,9~14 岁是发展专门协调能力的最有利时期,协调能力的自然发展在 13~14 岁(个别人到 15 岁)达到高峰。

06.097　早衰　premature failure

儿童在早期专项训练中由于片面追求单项训练,强调早出运动成绩,忽略身体发育特点,训练强度过大,比赛过多,致使身体不能适应而产生多种伤病,使运动寿命缩短,过早终止运动训练的现象。

06.098　老年期　geratic period

60 岁以上的年龄段。世界卫生组织提出的老年人划分标准中,60~74 岁称为年轻的老年人,75 岁以上称为老年人,90 岁以上称为长寿老人。

06.099　衰老　decrepitude

人体随着年龄的增长,形态结构和生理机能出现的一系列退行性变化。

06.100　老化　aging

又称"变老"。衰老变化的过程,是人在生命过程中随年龄增长而产生的、削弱机体适应能力的生物过程的总和,也是有机体或某个器官由幼嫩到衰老的生理生化和形态上的变化。

06.101　肌少症　sarcopenia

又称"老年人肌力流失"。一种随年龄增加，以骨骼肌纤维（尤以Ⅱ型肌纤维即快肌纤维为主）体积和数量减少、肌力下降、结缔组织和脂肪增多等为特征的综合性退行性病征。

06.102 月经周期 menstrual cycle
月经规律性来潮的周期。即 2 次月经第 1 天的间隔时间，一般为 28~30 天，包括月经期、经后期、经间期与经前期。

06.103 经血量 menstrual blood volume
月经周期流血的总量。我国一般女性经血量平均为 57.6ml。

06.104 月经初潮 menarche
月经的首次来潮。一般健康少女初潮时间为 13~15 岁。运动员初潮年龄迟于非运动员 2~3 年。

06.105 月经期表型 phenotype in menstrual period
女运动员月经期可有以下 4 种表现：正常型、抑制型、兴奋型和病理型。

06.106 正常型月经期 normal in menstrual period
女运动员月经期自我感觉良好，运动能力不变，心血管机能试验正常。

06.107 抑制型月经期 repression in menstrual period
女运动员月经期自感疲乏无力，嗜睡，体力及一般工作能力下降，厌烦训练，心血管机能试验恢复时间延长，心率慢，血压降低。

06.108 兴奋型月经期 exaltation in menstrual period
女运动员月经期情绪异常激动，各种生理指标有提高的趋势，肌肉发紧，动作僵硬，下腹有痉挛性疼痛，头晕，睡眠差，心率较快，

呼吸频率增加，血压升高。

06.109 病理型月经期 pathologic type in menstrual period
女运动员月经期的一种类似中毒现象的病理反应。感觉腰背疼痛，头晕，头痛，睡眠不佳，恶心，口渴，全身不适，不愿训练，运动成绩下降。

06.110 月经失调 irregular menses
月经周期、月经持续时间、经血量三者之一超过正常范围的变化。

06.111 人工月经周期 artificial menstrual cycle
对不习惯月经期参加比赛的运动员，用内分泌制剂提前或延后月经期，人为形成的卵巢–子宫内膜的周期性变化。

06.112 更年期 climacteric period
女性从生育年龄过渡到老年的阶段，卵巢功能逐渐减退后到接近完全停止的阶段。此期突出表现是绝经，多见于 45~50 岁，早者 40 岁左右，晚者可于 55 岁甚至更晚出现。整个更年期可出现以一系列自主神经功能失调为主的症候群。

06.113 绝经 menopause
女性随着年龄的增长，卵巢功能完全衰竭，到月经永久性停止的生理现象。通常在 50 岁左右，最后一次行经后，停闭 1 年以上，进入绝经期。

06.114 妊娠期体育卫生 pregnancy physical health
在妊娠期的前 3 个月应注意勿过多运动，不宜进行大运动量训练，可进行散步、体操等一般锻炼。

06.115 产后体育卫生 postpartum physical health

产后 6 周内,应避免重体力或下蹲动作时间过长。产后医疗体育以体操为主,可进行腹部的、轻柔的按摩手法。女运动员可从产后 3~4 个月起逐步恢复一般训练,哺乳期和产后 6~7 个月内不宜进行大运动量训练和比赛。

06.116 更年期体育卫生 menopause physical health

更年期应加强体育锻炼和户外活动,呼吸新鲜空气,促进血液循环,每日要坚持散步、慢跑、体操或太极拳等锻炼。运动量要因人而异,以"不感疲劳"为度,提高改善机能状态。

06.117 月经期体育卫生 menstrual period physical health

经期应避免过冷、过热的刺激,经期的第 1、2 天应减少运动量及强度,不宜从事剧烈运动,一般不宜下水游泳。有痛经、月经过多或月经失调者,经期应减少运动量及训练时间,降低运动强度,甚至停止体育活动。

06.118 运动卫生 sports sanitation

运动训练卫生、个人卫生、场地卫生和自我身体检查的总称。

06.119 运动训练卫生 sports training sanitation

主要指运动训练生理原则,即循序渐进、系统性、全面性和区别对待原则。

06.120 个人卫生 personal hygiene

保护和增进个人健康所采取的医学预防措施。包括遵守日常生活制度,特别要注意不吸烟,已有吸烟习惯时应戒除;讲究饮食卫生,防止食物中毒和传染病;注意身体锻炼,增强对各种疾病的抵抗力。

06.121 场地卫生 ground sanitation

运动场地设备要符合运动项目要求,达到卫生标准。如在自然水域游泳或跳水时要了解

水质是否清洁、水底是否有危险物、水深是否符合跳水要求等。

06.122 自我身体检查 self-physical examination

参加运动者对本人健康状况和身体反应进行观察并记录在训练日记中的简易医学检查。包括主观感觉如自我感觉、运动情绪、睡眠、食欲等,客观现象如脉搏、体重、肺活量、握力、出汗情况等。

06.123 循序渐进原则 principle of step by step

学习运动技能的过程宜遵循由易到难,逐步学习掌握;运动量由小到大,逐渐增加的原则。

06.124 系统性原则 principle of systematization

运动训练应经常、不间断、系统进行的原则。否则不易获得也不能巩固锻炼效果,如心脏对运动的适应表现为安静时每搏量增加,剧烈运动时心输出量比一般人明显增大,这需要数月反复训练才能达到。

06.125 全面性原则 comprehensive principle

全面发展运动员身体形态、功能、力量、速度、耐力和灵敏度等,使运动器官和内脏功能协调发展的原则。有利于提高运动水平。

06.126 区别对待原则 the principle of different treat

根据运动员的健康状况、训练水平、年龄、性别等特点安排训练内容,避免强求一律的原则。

06.127 生活制度 life norm

对训练、学习、休息、睡眠、进餐等各种活动,规定合理的时间分配和交替顺序的行动准则。

06.128 日光锻炼 sunlight exercise

利用日光促进温暖和生物化学作用而进行的锻炼。光能被身体吸收，转化为热能，引起体温改变，增强代谢作用。进行日光锻炼时，应避免长时间暴晒，防止出现日射病。

06.129　水锻炼　water exercise
利用水的温度、机械作用和化学作用而进行的锻炼。冷水具有一定压力时，可引起兴奋，使心跳加快、呼吸加深和代谢作用加强；温水刺激抑制过程，使血管扩张、血压降低、嗜睡。

06.130　空气锻炼　air exercise
利用空气的温度、湿度、流动和电离作用而进行的锻炼。可在休息、运动和劳动时进行，穿背心和短裤，使身体尽量暴露于空气中，空气中的阴电荷可刺激中枢神经系统，加强

新陈代谢，提高机体抵抗力。

06.131　运动医务监督　sports medical supervision
用医学、生理学和生物化学方法，对从事体育运动的人的身体素质进行全面检查和观察，评价其发育水平、训练水平和健康状况，为体育老师和教研员提供科学训练依据，保证运动训练顺利进行并取得较好成绩的一种手段。

06.132　自我监督　self-supervision
运动员采用的对训练和比赛成绩、健康状况及身体反应定期进行记录的自我检查方法。是医学观察的重要补充。通常包括主观感觉和客观检查两部分内容。

06.03　运动性疾病

06.133　运动性高血压　exercise-induced hypertension
症状性高血压的一种。可在过度训练或过度紧张状态下出现，也可由某些专项运动训练（主要为力量训练）引起。多数人持续几周至几个月，也有持续多年者。

06.134　少年性高血压　juvenile hypertension
常见于年龄在 18 岁以下(体格发育良好，个子高，多数参加篮球、排球运动)的少年的高血压。血压常表现为收缩压升高，可达 150~160mmHg，一般舒张压不高。

06.135　运动性晕厥　exercise-induced apsychia
运动员在运动中或运动后突然出现的一过性意识丧失。常因脑血流暂时减少或血中化学物质变化所致。一般意识丧失的时间短暂，不超过 3min。

06.136　运动性蛋白尿　post exercise pro-teinuria
健康者在安静时尿液无异常，但在运动后尿中出现蛋白而不伴随其他特异性症状或体征，并在 24h 内基本消失的现象。

06.137　运动性血尿　exercise-induced hematuria
健康人在运动后出现的一过性尿中含有红细胞，虽经详细检查却找不到其他原因的症状。血尿可表现为镜下血尿或肉眼血尿，前者易被忽略。男性运动性血尿的发生多于女性，以跑、跳项目和球类项目运动员多见。

06.138　运动性血红蛋白尿　exertional hemoglobinuria
运动前尿液正常，运动后出现褐色(酱油色)尿，但不伴随尿频、尿急、尿痛，也无寒战、黄疸及肌肉剧烈疼痛等症状。多见于长跑、篮球等项目运动后，由一定的负荷量和运动强度诱发。

06.139　运动性肌红蛋白尿　exercise-induced myoglobinuria

运动后出现肌肉剧烈疼痛、肿胀、僵硬和尿色呈酱油色、咖啡色、褐色或葡萄酒色的现象。多数人的尿色异常在运动后 24h 内发生，一般经几天后消失，但肌肉症状消失和恢复正常功能需几周时间。

06.140　运动性猝死　exercise-induced sudden death

在运动中或运动后即刻出现症状，且在 6h 内发生的非创伤性突然死亡。绝大多数病例都有器质性疾病存在，其中以心血管疾病最为常见，占 70%~80%，其次为脑血管病、中暑等。

06.141　运动性腹痛　exercise-induced stomachache

发生在运动过程中和/或运动之后的腹部疼痛。多见于田径、马拉松跑、公路自行车等项目。疼痛部位多在右上腹，也可出现在左上腹或下腹部，呈钝痛或胀痛。除腹痛症状之外，一般不伴随其他特异性症状。

06.142　肌肉痉挛　muscle spasm

俗称"抽筋"。肌肉发生的不自主的强直收缩所表现的一种症状。运动中最易发生痉挛的肌肉为小腿腓肠肌，其次是足底的屈踇肌和屈趾肌。常因寒冷、出汗过多或疲劳引起。

06.143　运动性贫血　sports anemia

单纯由于运动训练过程中生理负荷过大，导致血液中红细胞数和/或血红蛋白量低于正常值范围的现象。

06.144　运动性哮喘　exercise-induced asthma

在剧烈运动后出现的大、小气道阻塞，阻塞的严重程度与气管的过度反应性直接相关。主要表现为运动后 5~15min 内支气管痉挛达到高峰，出现咳嗽、气急、胸闷、喘息等症状，而后 30~120min 内可自行缓解。

06.145　运动性胃肠综合征　exercise-induced gastrointestinal tract syndrome

运动员在运动中或运动后出现的消化系统症候群（如腹痛、便意、腹泻、呕吐等症状）。严重者可呕吐咖啡样物、排出黑便或血性便。以长跑运动项目（如马拉松运动）较易出现，骑车、游泳、速度滑冰、越野滑雪等相对少见。

06.146　运动性头痛　exercise-induced headache

运动员因运动诱发的头痛。用力性头痛是其中重要的一种，常因体力活动引起，多见于长跑、越野滑雪和高山下降滑雪运动员。头痛常出现在双侧，从轻微疼痛到剧烈疼痛，呈跳动性，持续时间从不足 1h 到几天不等。

06.147　运动性月经失调　athletic menstrual cycle irregularity

女运动员长期受运动训练的强度和持续时间的影响，引起大脑皮层控制下的下丘脑–垂体–性腺轴功能紊乱而发生的症状总和。主要包括月经初潮延迟、月经量稀少、黄体期缩短、无排卵和闭经。

06.148　运动性过敏症　exercise-induced anaphylaxis

运动本身引起的最严重的一种变态反应。患者在运动后先出现皮肤发热、搔痒，接着出现红斑、荨麻疹，有时还有头痛、低血压、上呼吸道阻塞等症状。

06.149　运动性紫癜　exercise-induced purpura

剧烈运动后因红细胞外渗出现在皮肤或黏膜上的瘀点。多见于儿童和少年，以篮球、足球等球类运动员多见。大多数病例紫癜发生以足跟部、面部和肘前窝部为主。停止剧烈运动后，紫癜在几天内可逐渐消失。

06.150　运动性中暑　exercise-induced heat-

stroke
在高温环境下,肌肉运动时机体产热超过散热而造成运动员体内过热的状态。多见于年轻锻炼者,尤其是战士、马拉松运动员。多骤然发生,主要表现为高热,中枢神经系统障碍,皮肤发热、干燥或呈粉红色。

06.151　热射病　heat apoplexy
发生在高热环境中的一种急性疾病。重症中暑的一种,一般表现为体温上升,脉搏及呼吸加快。严重者可引起昏迷,体温高达41℃以上,脉搏极快,而呼吸短促,甚至可因心力衰竭或呼吸衰竭而死亡。

06.152　日射病　heliosis
因日光直接照射头部引起机体的强烈反应。重症中暑的一种。表现为呼吸和周围循环衰竭现象。体温升高可能不明显,出现头痛、头晕、眼花等症状,重者可昏睡。

06.153　热痉挛　heat cramp
高热环境下由于出汗过多,盐分大量丢失,引起肌肉兴奋性升高而继发的肌肉疼痛和痉挛。重症中暑的一种。轻者只是对称性肌肉抽搐,重者大肌群也发生痉挛。负荷较重的肢体肌肉最易发生。

06.154　运动性冻伤　athletic cold injury
冬季户外活动中,当外界温度过低时,由于身体内支配和控制体温的中枢功能降低,引起体温调节障碍,即可能引起的局部冻伤。多见于长时间户外运动项目,常发生于手足末端、鼻尖、两耳等部位。

06.155　哈佛台阶试验　Harvard step test
一种简易的对心功能进行测试的定量运动试验方法。

06.156　重力性休克　gravitation shock
运动员剧烈跑动后突然中止运动时,由于肌肉的收缩作用骤然停止,出现血液淤滞在下肢,造成循环血量明显减少,出现大脑暂时性缺血而发生昏厥的现象。多见于径赛运动员,尤以短跑、中跑多见。

06.157　体位性低血压　postural hypotension
从平卧位突然转变为直立位或长时间站立时发生的低血压。可分特发性与继发性2种。特发性的典型症状是直立位时血压下降、衰弱感。继发性则常继发于某些疾病。严重者可引起晕厥。

06.158　低血糖　hypoglycemia
当血液内葡萄糖浓度低于2.8mmol/L时出现的相应症状与体征。主要表现为饥饿感及神经系统症状。

06.159　时差反应　time difference reaction
由于旅行中短时间内跨越较多的时区,目的地时间和出发地时间不一致而引起的机体一系列不适症状。常表现为睡眠障碍、倦怠、注意力不集中、运动能力下降等。

06.160　热习服　heat acclimatization
当赛地的气温显著高于平时训练和生活地区的气温时,刚到达比赛地的运动员会产生不适反应,在一定的时间内让运动员适应当地热环境的过程。促进运动员热习服常用的手段是提前到达比赛地点并进行适应性训练。

06.161　过度训练　overtraining
运动员因训练负荷过大或机体机能下降,导致在训练后疲劳长期不能消除,反复积累的功能紊乱或病理状态。

06.162　过度紧张　overstress
运动员在训练或比赛时,体力和心理负荷超过了机体的潜力而发生的生理紊乱或病理现象。可在一次剧烈训练或比赛后立即出现或几次训练后、赛后发生。多发生于训练水平低、经验较少的新人。

06.163 停训综合征 stop-training syndrome
长期从事运动训练的运动员骤然停止训练或明显减量训练而引起的体内一些系统和器官的功能紊乱。常见症状有烦躁不安、头痛、乏力、失眠、胸闷、食欲下降、腹胀等。

06.164 活动性变态症 physical allergy
运动引起的荨麻疹或血管性水肿。包括胆碱能性荨麻疹、运动性过敏症、寒冷性荨麻疹、皮肤划纹症和日光性荨麻疹。

06.165 胆碱能性荨麻疹 cholinergic urti-caria
活动性变态过敏症的一种，常因运动而加剧。表现为特有的点状风团，周围有大片红斑，疹直径为 1~3mm。在运动或被动加热后 2~30min 内出现，先发生在上胸和颈部，很快发展到全身。

06.166 运动员上呼吸道感染 athlete of upper respiratory tract infection
运动员常因大负荷训练使免疫机能受到暂时抑制而发生的上呼吸道感染。

07. 运 动 康 复

07.01 总 论

07.001 康复 rehabilitation
综合和协同地将各种措施(医学、社会、教育和职业措施等)应用于残疾者和功能障碍者，使其功能恢复至最高可能的水平，从而不受歧视地成为社会组成部分的过程。

07.002 康复医学 rehabilitation medicine
具有独立的理论基础、功能测评方法、治疗技能和规范的医学应用学科。旨在加速人体伤病后的恢复进程，预防和/或减轻其后遗功能障碍程度。

07.003 康复团队 rehabilitation team
由康复医师、运动医学医师、物理治疗师、作业治疗师、言语治疗师、假肢/矫形技师、康复护士、康复心理医师、社会工作者等组成的康复工作小组。

07.004 团队模式 team approach
多学科和多专业合作，共同致力于患者功能康复的工作方式。通常采用团队会议方式进行，由康复医师召集，物理治疗师、作业治疗师、言语治疗师、康复护士、心理治疗专家、假肢/矫形技师、社会工作者、营养师等组成，从各自专业角度讨论患者的主要功能障碍、治疗情况和下一步治疗计划等。

07.005 康复目标 rehabilitation goal
康复治疗所应该达到的功能结局。包括躯体、生理、精神和心理功能的改善，最终目标是重返社会。

07.006 康复对象 rehabilitation client
残疾者、慢性病患者、伤病亚急性期有导致残疾可能的患者，以及手术后需要积极康复者、老年人和亚健康人群。

07.007 康复评定 rehabilitation evaluation
在临床检查的基础上，对病、伤、残者的功能状况及水平进行客观、定性和/或定量的描述，并对结果做出合理解释的过程。至少应包括躯体功能、言语(交流)功能、心理精神功能及社会适应性等 4 个方面，旨在对患者的功能障碍进行具体剖析，找出关键环节，以便进行针对性的康复治疗。

07.008　康复治疗　rehabilitation therapy
主要包括物理治疗、作业疗法和言语/吞咽疗法，另外还有心理治疗和康复工程。我国还有传统康复治疗。运动疗法是物理治疗的主要内容之一。

07.009　社区康复　community based reha-bilitation
在社区层次上采取的综合性康复措施。利用和依靠社区资源，使残疾人能得到及时、合理和充分的康复服务，改善和提高其躯体和心理功能，提高生活质量以便回归正常的社会生活。

07.010　运动防护师　athletic trainer
从事运动损伤和疾病的预防、评估、急救、治疗和康复的人员。

07.011　运动防护　athletic training
由运动防护师及医疗辅助人员完成的，旨在优化患者参与体育活动质量的实践行为。包括对导致损伤、功能受限、残障的各种紧急、急性与慢性医学问题的预防、诊断与处理。

07.012　残疾　disability
由于各种躯体、身心、精神疾病或损伤、先天性异常及其他健康问题所致的解剖结构、生理功能的异常和/或丧失，造成机体的功能障碍状态。其结果是不同程度地影响身体活动、日常生活、工作、学习和社会交往活动能力。这些功能障碍通常不能通过单纯临床治疗而痊愈。

07.013　原发性残疾　primary disability
由各类疾病、损伤、先天性异常等原因直接引起的功能障碍。常见原因有疾病、外伤、营养不良、先天性发育缺陷和老年病等。

07.014　继发性残疾　secondary disability
原发性残疾后的合并症或并发症所导致的功能障碍。即各种原发性残疾后，由于躯体活动受限，肌肉、骨骼、心肺功能等出现失用或废用性改变，而导致器官和系统功能的进一步减退，甚至丧失。

07.015　国际功能、残疾和健康分类　international classification of functioning, disability and health, ICF
世界卫生组织于2001年5月通过的新残疾分类概念，用残损、活动受限、参与受限3个层次表示，反映人体健康功能状态的3个侧面(身体功能、个体功能、社会功能)。旨在成为国际通用的标准语言，促进医护人员、健康人、患者、残疾者之间的相互交流；也有利于社会对残疾者的理解和相互沟通。

07.02　康复运动评定

07.02.01　肌　力

07.016　徒手肌力评定　manual muscle test, MMT
评定者借助重力或徒手施加阻力的前提下，评定受试者所测肌肉(或肌群)最大自主收缩能力的肌力评定方法。

07.017　徒手肌力评定分级　MMT grading
对徒手肌力的评价方法，从弱到强共分为6级。最常用的是洛维特(Lovett)分级：0级，无可见或可感觉到的肌肉收缩；1级，可触及肌肉轻微收缩，但无关节活动；2级，在消除重力姿势下能做全关节活动范围的运动；3级，能抗重力做全关节活动范围的运动，但不能抗阻力；4级，能抗重力和一定的阻力运动；5级，能抗重力和充分阻力的运动。

07.018　等长肌力评定　isometric strength test
采用等长收缩形式测定肌力的方法。包括握力、捏力、背拉力及四肢肌力等。

07.019　等速肌力评定　isokinetic strength test
通过专门设备在预定角速度下，测定骨骼肌收缩的最大力量的方法。

07.020　运动神经元募集　motor neuron recruitment
单位时间内运动神经元兴奋的数量及其释放速率。是决定肌力大小最重要的因素之一。

07.02.02　肌　张　力

07.021　肌张力　muscle tone
骨骼肌维持特定姿势的收缩状态。表现为持续、微小、交替的肌肉收缩，是维持身体各种姿势和正常活动的基础。正常肌张力有赖于完整的外周和中枢神经系统机制以及肌肉收缩能力、弹性、延展性等因素。

07.022　肌张力评定　muscle tone assessment
通过对肌肉硬度、关节活动受限的程度及阻力、不同姿势时肌肉运动的状态、完成特定动作时关节运动的阻力等评价肌张力的方法。包括①静止性肌张力评定：在肢体静息状态下，观察肌肉外观、触摸肌肉的硬度、检查被动牵伸肢体时关节活动受限的程度及阻力。②姿势性肌张力评定：在患者变换姿势时观察肌肉运动状态。③运动性肌张力评定：在患者完成特定动作时检查关节运动阻力。

07.023　肌张力过高　hypertonia
肌张力高于正常静息水平的肌肉状态。

07.024　[肌]张力失常　dystonia
以持续和扭曲的不自主运动为特征的骨骼肌收缩亢进状态。

07.025　肌张力低下　hypotonia
肌张力低于正常静息水平的肌肉状态。

07.026　痉挛　spasticity
上运动神经元综合征患者由于牵张反射高兴奋性所致的速度依赖性肌肉过度收缩，且

长期存在的病理生理状态。肌张力增高的常见形式。

07.027　强直　rigidity
主动肌和拮抗肌张力同时增加，使得各个方向的关节被动活动阻力均增加的肌张力亢进现象。但不依赖牵张刺激速度。

07.028　改良阿什沃思量表　modified Ashworth scale
根据关节被动运动阻力来分级肌张力，评定痉挛的量表。要求在1s内完成关节活动。分级为：0级，无肌张力的增加；1级，肌张力略微增加，受累部分被动屈伸时，在关节活动范围之末时呈现最小的阻力或出现突然卡住和释放；1+级，肌张力轻度增加，在关节活动范围后50%范围内出现突然卡住，然后在关节活动范围后50%均呈现最小的阻力；2级，肌张力较明显地增加，通过关节活动范围的大部分时，肌张力均较明显地增加，但受累部分仍能较易被移动；3级，肌张力严重增高，被动运动困难；4级，僵直，受累部分被动屈伸时呈现僵直状态，不能活动。

07.029　踝阵挛试验　ankle clonus test
通过突然踝关节背伸运动，诱发腓肠肌与比目鱼肌连续节律性收缩，计算节律收缩的频度和持续时间，判断肌肉痉挛严重程度的方法。

07.030　潘氏试验　Penn's test

按照痉挛发作次数评定痉挛程度的方法。分级为：0 级，无肌张力增高；1 级，肢体受刺激时出现轻度肌张力增高；2 级，偶有肌痉挛，<1 次/小时；3 级，经常痉挛，>1 次/小时；4 级，频繁痉挛，>10 次/小时。

07.031 钟摆试验　pendulum test
通过观察肢体自由落体摆动过程的摆动次数，分析肌肉痉挛程度的方法。通常只适用于膝关节和肘关节。

07.02.03　关节活动范围

07.032 主动活动范围　active rang of motion
肌肉随意收缩使关节产生运动时所通过的运动弧。

07.033 被动活动范围　passive rang of motion
由外力使关节活动时所通过的运动弧。

07.034 功能位　functional position
关节运动不能恢复的前提下，可以保持最佳关节功能的关节位置。

07.035 抗痉挛位　anti-spastic position
最有利于缓解肌肉痉挛的肢体位置。

07.02.04　平衡功能、协调功能

07.036 平衡功能　balance function
维持身体姿势稳定的能力。正常平衡为：①能保持体位；②随意运动中可调整姿势；③安全有效地对外来干扰做出反应。

07.037 静态平衡　static balance
静止状态维持姿势的能力。可以在站立位或坐位进行评定，结果分析包括站立维持时间以及身体重心自发摆动或偏移的程度等。

07.038 动态平衡　dynamic balance, dynamic

equilibrium
运动状态维持姿势的能力。其评定包括稳定极限测定和重心主动转移的能力。

07.039 稳定极限　balance threshold
一种判断平衡能力的方法。可在站立位和坐位进行测定，要求被检查者有控制地将身体尽可能向各个方向倾斜，当重心超出支持面范围时诱发出保护性上肢伸展反应。测量方法可以采用测量倾斜角度或测量支持面到最大倾斜时重心位置的距离。

07.02.05　协 调 功 能

07.040 协调功能　coordination function
人体多组肌群共同参与并相互配合，进行平稳、准确、良好控制的运动能力。完成精细运动技能动作的必要条件。

07.041 协调运动障碍　coordination dys-

function
共济失调和随意运动障碍的总称。共济失调表现为随意运动无法平稳执行，动作速度、范围、力量及持续时间均出现异常，包括轮替运动障碍、震颤、失写症等；随意运动障碍包括手足徐动症、舞蹈症等。

07.02.06　心肺功能评定

07.042 应激试验　stress test
通过机体应激，使机体功能逐步进入最大或

失代偿状态，诱发相应的生理和病理生理表现，从而有助于临床诊断和功能评估的试

验。以此确定机体的最大功能储备,帮助制定运动训练方案等。以心电运动试验最具有代表性。

07.043　心电图运动试验　ECG exercise test
在运动时以心电图为主要检测指标的试验方法。通常包括活动平板试验和踏车试验。

07.044　6 分钟步行[试验]　6 min walking test
又称"6 分钟步行测试"。让患者步行 6min 或 12min,记录其所能行走的最长距离。患者运动能力评定的简易方法。

07.045　主观用力程度计分　Borg score of perceived exertion
根据运动者自我感觉用力程度衡量相对运动水平的半定量指标。

07.046　心率–血压乘积　rate pressure product, RPP
心率和收缩压的乘积。代表心肌耗氧相对水平。发生心肌缺血时的 RPP 可作为心肌缺血阈。

07.047　呼吸功能　respiratory function
机体通气和换气的能力。通气功能指通过呼吸使空气进入肺泡,然后再排出体外;换气功能指通过肺泡壁的毛细血管二氧化碳弥散进入肺泡,然后随呼气排出,同时将氧气吸收进入血管,与血红蛋白结合,运输到组织进行代谢。

07.02.07　步 态 分 析

07.048　步态　gait
人类步行的行为特征。

07.049　步态分析　gait analysis
通过生物力学、运动学、电生理学和能量代谢的手段,揭示步行和步态异常的关键环节和影响因素,从而协助康复评估和治疗的评估方法。也有助于协助临床诊断、疗效评估、机理研究等。

07.050　自然步态　nature gait
最佳能量消耗或最省力的步行姿态。要求步长、步宽、步频合理,上身姿势稳定。

07.051　人体重心　human gravity
重力线穿越人体的中心点。位于第二骶骨前缘,两髋关节中央。直线运动时该中心是身体上下和左右摆动度最小的部位。

07.052　廓清机制　clearance mechanism
步行摆动相下肢适当离开地面,以保证肢体向前行进的过程。包括摆动相早期–中期髋关节屈曲,摆动相早期膝关节屈曲,摆动相中期–末期踝关节背屈。骨盆稳定性参与廓清机制。支撑相也有一定影响。

07.053　运动学分析　kinematics analysis
研究步行时肢体运动时间和空间变化规律的科学方法。主要包括步行整体时间与空间测定和肢体节段性运动方向测定。

07.054　动力学分析　kinetics analysis
对步行时作用力、反作用力强度、方向和时间的研究方法。

07.055　动态肌电图检查　dynamic electromyography
又称"表面肌电图"。在活动状态同步检测多块肌肉电活动的测定方法。揭示肌肉活动与步态关系的肌肉电生理研究。

07.056　氧价　oxygen cost
步行 1m 所消耗的平均能量。通常用每米步行距离每千克体重的吸氧量表示。氧价越低，说明步行的能量利用效率越高或者越省力。

07.057　三维运动分析　three-dimensional motion analysis
通过多台检测仪(数字化检测仪或特殊摄像机)连续获取受试者运动时关节标志物的信号，通过计算机转换为数字信号，重建并分析受试者三维运动特征的方法。

07.058　步长　step length
一足着地至对侧足着地的平均距离。

07.059　步幅　stride length
一足着地至同一足再次着地的距离。

07.060　步宽　gait width
两脚跟中心点或重力点之间的水平距离。

07.061　步频　cadence
单位时间的平均步数(步/min)。步频=60(s)÷步长平均时间(s)。

07.062　步速　walk velocity
步行的平均速度(m/s)。步速=步幅÷步行周期。

07.063　足偏角　toe out angle
足中心线与同侧步行直线之间的夹角。

07.064　步行周期　gait cycle
平均步幅时间，相当于支撑相与摆动相之和。即一足着地到该足再次着地的时间过程。

07.065　支撑相　stance phase
下肢接触地面和承受重力的时相。占步行周期的60%，包括早期、中期和末期。

07.066　摆动相　swing phase
下肢在空中向前摆动的时相。占步行周期的40%，包括早期、中期和末期。

07.067　单腿支撑时间　single support time
支撑足全部着地，对侧足处于摆动相的时间，是唯一单足支撑全部重力的时相。正常步速时为步行周期的38%~40%。

07.068　双腿支撑时间　double support time
步行时双足均在地面的时间。支撑足首次触地及承重反应期相当于对侧足的减重反应和足离地，双支撑相是步行周期中最稳定的时期，双支撑相的时间与步行速度成反比。

07.03　物理治疗技术

07.03.01　运 动 治 疗

07.069　物理治疗　physical therapy
利用物理因子进行保健和疾病治疗的方法。包括运动疗法和理疗，是最早开展，也是目前应用最多的康复治疗方法。例如，各种主动运动和被动运动(有氧训练、肌力训练、关节活动训练等)和电、光、声、热、磁等理疗技术。

07.070　活动　activity
泛指一切物体或事物的动态变化。在运动医学与康复医学范畴特指与躯体运动相关的动态变化。

07.071　运动　exercise
泛指物体的各种物理性活动。在运动医学的范畴特指人体有特定目标的各种躯体活动。运动与力学中的作用力和反作用力紧密关联。

07.072　制动　immobilization
由于神经瘫痪、局部固定或卧床休息,使躯体处于固定或者不动的状态。

07.073　运动训练　exercise training
反复进行并持续较长时间的有目的和针对性的活动。有特定内容和规范,旨在提高身体活动能力的各种运动锻炼。

07.074　运动疗法　therapeutic exercise, exercise therapy, kinesiotherapy
以运动学、生物力学和神经发育学为基础,以改善躯体、生理、心理和精神功能障碍为主要目标,以作用力和反作用力为治疗因子,通过改善、代偿和替代的途径,改善运动组织(肌肉、骨关节、韧带等)的血液循环和代谢,促进神经肌肉功能,提高肌力、耐力、心肺功能和平衡功能,减轻异常压力或施加必要的治疗压力,纠正躯体畸形和功能障碍的治疗方法。

07.075　运动训练节奏　rhythm of exercise training
训练过程的节律。分为持续性和间断性。持续性训练的优点是,训练过程容易计划和操作,患者比较容易适应。间断性训练的优点是,体力较好者可以进行更大强度的"冲击性"训练,体力很差或病情严重者则可以通过间断时间得到休息,避免乳酸积累和过负荷。两种训练节奏可以结合,成为持续性训练中相互穿插的间断性高强度活动。

07.076　运动训练强度　exercise training intensity
训练过程中单位时间的运动负荷。

07.077　极量运动　maximal exercise
正常人可以达到的生理极限运动,或者患者可承受的最高运动负荷。

07.078　亚极量运动　submaximal exercise

一般为最高运动负荷的 70%~85% 的运动负荷。适用于病情稳定患者的有氧训练。

07.079　无氧阈训练　exercise at anaerobic threshold
在康复训练中,以无氧阈作为靶运动强度的训练方法。

07.080　准备活动　warm-up
又称"热身活动"。以使身体运动相关的组织和器官功能逐步激活,适应靶强度运动需要的小强度活动。

07.081　训练活动　training period
达到预定目标强度的活动。与身体运动相关的组织和器官功能适应靶强度运动的需要,并保持稳定状态。

07.082　整理活动　cooling-down
又称"结束活动"。以使运动相关的组织和器官功能逐步恢复到安静水平的小强度活动。

07.083　被动运动　passive exercise
由他人或器械对患者的肢体施加动力,引起关节活动、肌肉和肌腱牵张、韧带和关节囊牵张的运动方式。广义上包括各种手法治疗。用于保持和改善关节活动范围;牵伸肌肉、肌腱和韧带;保持或改善肢体血液循环,促进静脉回流等。

07.084　主动运动　active exercise
患者主动独立完成,无外力作用的运动方式。以增强肌力和耐力,改善关节功能、心肺功能和全身状况的运动方式。可作为肌力3级患者的肌力训练。

07.085　电刺激运动　exercise evoked by electrical stimulation
采用电刺激的方式诱发肌肉收缩活动的运动方式。以预防肌肉萎缩和关节粘连形成,为主动运动做准备。可作为肌力 0~1 级患者的肌力训练。也可以采用肌电生物反馈触发，即仪器提取患者靶肌肉的阈下肌电信号，用于触发产生较强的阈上电刺激施加给该肌肉，产生肌肉运动。

07.086　助力运动　assistive exercise
借助外力辅助患者完成主动肌肉收缩的运动方式。外力包括器械（如滑轮和重量）、健侧肢体或他人帮助。常是电刺激运动向主动运动过渡的中间形式，可作为肌力 1~2 级患者的肌力训练。

07.087　抗阻运动　resistance exercise
患者主动进行对抗阻力运动的训练方式。阻力可以来自器械或他人，以提高肌力和肌肉耐力。可作为肌力 4~5 级患者的肌力训练。在运动形式上介于静力性与动力性运动之间。

07.088　等长运动　isometric exercise
肌肉收缩时肌纤维的长度不变，张力增加，关节角度不变的运动方式。用于肌力训练，特别是可以在关节固定时进行肌肉收缩训练，也可以用于避免关节弧疼痛点的肌力训练。

07.089　等张运动　isotonic exercise
肌肉收缩时肌纤维长度缩短或延长，张力基本保持不变，关节角度变化的运动方式。

07.090　等速运动　isokinetic exercise
肢体运动速度和力矩恒定，肌肉在运动中的任何一点都能达到最大收缩力的运动方式。

07.091　动力性运动　dynamic exercise
运动中有关节运动的活动方式。主要为等张收缩运动。助力运动、主动运动和抗阻运动都是动力性运动。

07.092　静力性运动　static exercise
运动中没有关节运动的活动方式。主要为等长收缩运动。

07.093　开链运动　open chain exercise
运动轴的近端固定、远端活动的运动方式。有利于进行特定肌肉的运动训练。

07.094　闭链运动　close chain exercise
运动轴的远端固定、近端活动的运动方式。有利于运动轴肌肉群协同运动训练。

07.095　肌力训练　muscle strength training
以增强肌肉绝对随意收缩力量为主要目标的运动锻炼方法。训练时强调大重量、少重复。

07.096　肌耐力训练　muscle endurance training
以增强肌肉运动耐力为主要目标的运动锻炼方法。训练时强调小重量、多次重复。

07.097　渐进抗阻训练　progressive resistance training
逐渐增加或者递减运动负荷的训练方法。即测定可重复 10 次的最大收缩力，按照最大收缩力的 50%、75%和 100%的负荷递增，或者按照 100%、75%、50%的强度递减。

07.098　循环抗阻训练　circuit weight lift training, circular resistance training
中等负荷抗阻、持续、缓慢、大肌群、多次重复的运动锻炼方法。以增加肌力和耐力，增强心血管素质。

07.099　牵张训练　stretching training
对肌肉和韧带进行的牵伸性活动训练。缓慢持续的牵张动作有利于缓解肌肉痉挛，同时有利于挛缩的结缔组织延伸。快速牵张则有利于促进神经肌肉的兴奋性，可用于促进瘫痪肌肉的收缩。

07.100　呼吸训练　respiration training,

breath training

保证呼吸道通畅，提高呼吸肌功能，促进排痰和痰液引流，改善肺和支气管组织血液代谢，加强气体交换效率的锻炼方法。广泛用于呼吸系统疾病、胸部手术后及其他合并呼吸功能障碍疾病的康复。

07.101 缩唇呼气训练 pursed-lip breathing training

通过缩唇的方式增加呼气阻力的治疗方法。这种阻力可向内传至支气管，使支气管内保持一定压力，防止支气管及小支气管壁塌陷，增加肺泡内气体排出，减少肺内残气量，从而吸入更多新鲜空气，缓解缺氧症状。其方法是经鼻腔吸气，呼气时将嘴缩紧，如吹口哨样，在4~6s内将气体缓慢呼出。

07.102 局部呼吸训练 segmental lung expansion training

在胸部局部加压的呼吸方法。治疗师或患者把手放于需加强部位，在吸气时施加压力。用于增加胸部局部的呼吸能力。

07.103 抗阻呼吸训练 resistive breathing training

在呼气时施加阻力的训练方法。用于慢性支气管炎肺气肿或阻塞性肺疾病患者，以适当增加气道阻力，减少或防止气道在呼气时塌陷，从而改善呼气过程，可以采用缩唇呼气（吹笛样呼气）、吹瓶呼吸、吹球囊呼吸和发音呼吸等。

07.104 腹式呼吸训练 abdominal breathing training

强调以膈肌呼吸为主以改善异常呼吸模式的方法。用于慢性支气管炎肺气肿或阻塞性肺疾病患者。呼气与吸气的时间比例大致为1:1。强调适当深呼吸，以减慢呼吸频率，提高通气效率。

07.105 咳嗽训练 cough training

咳嗽动作训练。第一步，先进行深吸气，以达到必要吸气容量；第二步，吸气后要有短暂闭气，以使气体在肺内得到最大分布，同时气管到肺泡的驱动压尽可能保持持久；第三步，关闭声门，当气体分布达到最大范围后再紧闭声门，以进一步增强气道中的压力；第四步，通过增加腹内压来增加胸膜腔内压，使呼气时产生高速气流；第五步，声门开放，当肺泡内压力明显增高时，突然将声门打开，即可形成由肺内冲出的高速气流，促使分泌物移动，随咳嗽排出体外。

07.106 胸部叩击 chest percussion

胸部叩击和震颤。有助于黏稠的浓痰脱离支气管壁。其方法为治疗者手指并拢，掌心成杯状，运用腕动力量在引流部位胸壁上双手轮流叩击拍打30~45s，患者可自由呼吸。叩击拍打后手按住胸壁部加压，治疗者整个上肢用力，此时嘱患者做深呼吸，在深呼气时做颤摩振动，连续做3~5次，再做叩击，如此重复2~3次，再嘱患者咳嗽以排痰。

07.107 能量保存技术 energy conservation technique

以较少能量消耗完成预定日常生活、工作、学习和娱乐活动的技术。即活动前先做好计划安排，工作节奏适度，轻重工作交替进行，活动中间休息，以节省体力，避免不必要的氧耗。

07.108 放松疗法 relaxation therapy

通过精神放松和肌肉放松，缓解肌肉痉挛、缓解疼痛、降低身体和心理应激、调节自主神经、改善睡眠的锻炼方式。

07.109 关节松动手法 joint mobilization

西式手法治疗中作用于关节的操作方法。在关节活动允许范围内操作，用于缓解因力学因素导致的关节疼痛和僵硬。

07.110 平衡训练 balance training

促进身体平衡功能的运动锻炼。包括薄弱肌肉的专项训练、薄弱肢体的闭链运动训练、躯干控制力训练、平衡器官训练、步行训练等。用于中枢或外周神经瘫痪、骨关节疾病、老年人以及其他运动控制障碍性疾病等。

07.111　协调训练　coordination training
促进身体协调功能的运动锻炼,包括上下肢协调、左右侧协调、速度协调、位相协调等。用于中枢神经系统疾病、老年人以及运动控制障碍性疾病等。

07.112　步行训练　ambulation training
以提高步行能力为目标的运动锻炼,包括独立步行和辅助步行。

07.113　减重步态训练　partial weight bearing gait training
步行时通过悬吊装置部分减轻体重以改善步行能力的锻炼方式。广泛用于各类神经瘫痪的患者。

07.114　辅助步行训练　gait training with walking aides
使用助行器具协助步行的锻炼方式。包括助行器、拐杖等。

07.115　转移训练　transfer training
提高患者体位转换能力的活动训练。包括卧位–坐位、坐位–站位、床–轮椅、轮椅–座椅转移等。

07.116　医疗体操　therapeutic gymnastics
有医疗针对性的体操活动。包括中国传统形式的拳、功、操,例如,腰椎操、颈椎操、五禽戏、八段锦、易筋经等。对骨关节、韧带、肌肉、心肺功能等均有积极作用。

07.117　文娱治疗　recreation therapy
有医疗针对性的球类运动、游戏等各种娱乐性活动。最常见的有乒乓球、羽毛球、门球等,不包括激烈对抗竞争的运动。

07.118　水疗法　hydrotherapy
利用水的浮力,使患者可以在身体负重降低或消失的情况下,进行在陆地无法完成的肢体活动训练、平衡训练、耐力训练等。例如,水中步行、医疗体操、肌力训练等。水温较高时有利于缓解肌肉痉挛。用于各种瘫痪患者、严重骨关节疾病患者、老年人等。

07.119　压力疗法　pressure therapy
应用压力治疗功能障碍的方法。压力有正压和负压。肌肉的正压用于缓解肌肉痉挛,骨骼的正压可促进骨质代谢,肢体的正压用于治疗静脉曲张、抑制皮肤瘢痕增殖等,肢体负压治疗可使肢体血管扩张、改善组织代谢等。

07.03.02　神经肌肉促进技术

07.120　神经肌肉促进技术　neuromuscular development technique
以姿势反射、神经反射、各种感受器、中枢神经重塑等生理活动为基础,促进瘫痪肌肉功能恢复的锻炼方法。包括鲁德技术、本体促进技术、博巴斯技术、布伦斯特伦技术和运动再学习技术。

07.121　鲁德技术　Rood technique
利用温、痛、触、视、听、嗅等多种感觉刺激,调整感觉通路兴奋性,加强与中枢神经系统的联系,实现神经功能重塑的一种神经肌肉促进技术。原则是针对特定的功能障碍,选择适当的感觉刺激,反复训练。

07.122　博巴斯技术　Bobath technique
以维持正常姿势控制、抑制异常病理反射和异常运动模式、控制痉挛为主要内容的方法。原则：①遵循人体发育的规律，制定的针对运动功能障碍的训练方法，特别是关键点的控制是此技术手法操作的核心。②利用各种反射促进或抑制肌肉张力和平衡反应，增强运动功能。③采用感觉刺激帮助调整肌张力。

07.123　本体促进技术　proprioceptive neuromuscular facilitation technique
通过刺激人体本体感受器，来激活和募集最大数量的运动肌纤维参与活动，促进瘫痪肌肉收缩；同时通过调整感觉神经的兴奋性以改变肌肉的张力、缓解肌痉挛的一种神经肌肉促进技术。原则是要有明确目标，遵循运动功能发育顺序，利用反射运动，需要感觉提示和反复训练。

07.124　布伦斯伦技术　Brunnstrom tech-
nique
在中枢神经系统损伤初期，以协同运动等病理运动模式和反射模式作为促进手段，然后再把这些运动模式逐步修整成功能性运动，以恢复运动控制能力的一种神经肌肉促进技术。原则：①遵循恢复六阶段理论，按每一阶段进行针对性训练。②利用反射和联合反应，启动运动，并对运动进行修正。

07.125　运动再学习技术　motor relearning technique
将中枢神经系统损伤后恢复运动功能的训练视为再学习或重新学习的治疗方法。原则：利用学习和动机理论以及人类运动科学和运动技能知识，强调患者主观参与和认知重要性，按照运动学习信息加工理论和现代运动学习方法，对患者进行再教育，以恢复其运动功能。

07.03.03　牵　引

07.126　牵引　traction
通过外力或重力，对患者的躯体施加两个相反方向力，以使关节间隙增大、组织放松的治疗方法。例如，颈椎牵引、腰椎牵引和关节牵引等。

07.127　牵引处方　prescription of traction
以处方的形式规定适当的牵引类型，以及患者体位（角度和位置）、牵引重量、持续时间、作用方式（间断和连续）、频率、疗程、注意事项等。

07.128　颈椎牵引　cervical traction
对各类颈椎病，尤其是神经根型颈椎病进行的牵引治疗方法。

07.129　腰椎牵引　lumbar traction
又称"骨盆牵引（pelvic traction）"。适用于腰椎间盘突出症、腰椎小关节紊乱等腰痛患者的牵引处方。一般用仰卧位腰椎牵引带固定方式。

07.130　关节牵引　joint traction
适用于四肢关节由于骨科疾患引起的关节活动范围受限，特别是挛缩及粘连关节的牵引方法。在牵引器上将所需牵引的关节近端肢体固定于适当位置，于关节的远端肢体施加牵引力量。如果功能有改善，可以继续牵引，直至功能完全恢复或不再改善。

07.131　间断牵引　intermittent traction
牵引过程中牵引力间断性放松，如此反复多次的牵引方法。

07.132　持续牵引　continuous traction
牵引力持续作用于牵引部位的方法。

07.03.04 物理因子治疗

07.133 冷疗法 cold therapy
以冷作为因子的治疗方法。包括冷水敷、冰敷、冷风等方式。用于促进血管收缩、减少出血和肿胀、减轻疼痛等。

07.134 热疗法 heat therapy
以热作为因子的治疗方法。包括蜡疗、红外线治疗、湿热治疗等。用于增加胶原结缔组织的延展性，改善局部血液循环和代谢，促进神经–肌肉功能等。

07.135 电疗法 electrotherapy
利用各种电刺激和电场进行治疗的方法。包括干扰电疗法，低频、中频和高频电疗法等，广泛用于疼痛、软组织损伤、神经瘫痪、肌肉痉挛等。

07.136 低频电疗法 low frequency electrotherapy
输出脉冲频率小于 1000Hz 的电疗法。包括交流电刺激和直流电刺激。

07.137 经皮神经电刺激疗法 transcutaneous electrical nerve stimulation, TENS
经皮肤输出低频脉冲电流(单相、双相或不对称脉冲)、主要用于疼痛疾病的治疗。

07.138 中频电疗法 medium frequency electrotherapy
输出脉冲频率在 1~100kHz 的电疗法。包括等幅中频治疗、干扰电治疗、调制中频治疗等。

07.139 音乐电疗法 musical electrotherapy
应用电子设备播放音乐，将该音乐与由音乐信号转换成的同步电信号同时作用于人体治疗疾病的方法。

07.140 干扰电疗法 interferential electrotherapy
将 2 组或 3 组不同频率的中频电流同时交叉输入机体，在机体内交叉处产生干扰后，产生低频调制中频电流的治疗。分为动态干扰电疗法和立体动态干扰电疗法,用于深部组织的疼痛及组织粘连的松解等。

07.141 高压电位疗法 high voltage field therapy
使用能输出高电压(>1kV)的交变电场，作用于自主神经功能紊乱、失眠、便秘、疼痛等疾病的治疗。

07.142 超短波疗法 ultra short wave therapy
输出波长 10~1m、频率 30~300MHz 的高频电场作用人体以治疗疾病的方法。作用为改善局部血液循环、镇痛、消散炎症、加速组织再生修复、缓解痉挛等。

07.143 微波疗法 microwave therapy
输出波长 1m 至 1mm、频率 300MHz 至 300GHz 的小剂量微波治疗疾病的方法。作用为改善血液循环、加快渗出物吸收、消炎、消肿止痛、降低肌张力等。

07.144 磁场疗法 magnetic field therapy
利用磁场调节身体功能，用于止痛、消炎、消肿、镇静、促进创面愈合、促进骨折愈合、软化瘢痕等的治疗方法。

07.145 超声疗法 ultrasound therapy
利用超声的机械特性和温热作用对人体病患进行治疗的方法。主要作用是镇痛解痉、软化瘢痕、松解粘连、减轻或消除血肿、促进组织再生、骨痂生长、加速骨折修复等。

07.146 光疗法 phototherapy
利用光线的生物作用进行疾病治疗的方法。包括红外线、紫外线和激光治疗等。

07.147 红外线疗法 infrared therapy
以波长主要介于 0.76~400μm 的红外线治疗疾病的方法。其生物学效应主要是热作用。治疗作用包括改善血液循环，促进肿胀消退，促进炎症消散吸收，促进组织再生，缓解痉挛、镇痛、干燥等。

07.148 紫外线疗法 ultraviolet therapy
以波长主要介于 400~180nm 的紫外线治疗疾病的方法。其生物学效应主要是光化学作用。中长波紫外线的主要治疗作用是消炎、镇痛、抗佝偻病、脱敏、促进组织再生，短波紫外线有明显的杀菌作用。

07.149 低能量激光疗法 low energy laser therapy
利用低能量激光对组织产生激活作用，改善组织血液循环，加速组织修复，加快代谢产

物和致痛物质的排除；抑制致病物质的合成，提高痛阈；减少炎性渗出，提高免疫功能的治疗。作用于反射区能调节相应节段的生理功能，刺激穴位，起"光针"作用。

07.150 生物反馈疗法 biofeedback therapy
应用电子技术将人的肌电、皮温、血压、心率、脑电等体内不随意生理活动转变为视听信号，通过学习和训练使患者对体内非随意生理活动进行自我调节控制，改变异常活动、治疗疾病的方法。

07.151 功能性电刺激 functional electric stimulation
用电流刺激已丧失功能的器官或肢体，以代偿或纠正功能障碍的治疗方法。包括膈肌起搏、膀胱电刺激和肢体功能性电刺激等。

07.04 医 学 康 复

07.152 医学康复 medical rehabilitation
又称"临床康复(clinic rehabilitation)"。综合采用各种康复治疗手段，对各类伤、残、病患者的病理和病理生理异常以及相应的功能障碍进行的针对性康复医疗实践。包括神经瘫痪康复、骨关节疾病康复、脏器病康复、慢性疼痛康复等。

07.153 骨科康复 orthopedic rehabilitation
针对骨关节疾病与外伤、运动损伤、手术导致的原发性和继发性功能障碍采取的综合措施。以改善和提高功能，使患者重返社会。

07.154 神经康复 neurological rehabilitation
针对神经疾病与外伤导致的原发性和继发性功能障碍所采取的综合措施。以改善和提高功能，使患者重返社会。

07.155 心肺康复 cardiopulmonary rehabilitation
针对心肺疾病导致的原发性和继发性功能障碍所采取的综合措施。以改善和提高功能，使患者重返社会。

07.156 儿童康复 pediatric rehabilitation
针对儿童先天和后天的疾病以及外伤导致的原发性和继发性功能障碍采取的综合措施，包括教育措施。以改善和提高功能，使患儿重返社会。

07.157 老年康复 geriatric rehabilitation
针对老年人的疾病、外伤及老龄导致的原发性和继发性功能障碍采取的综合措施。以改善和提高功能，使患者具有尽可能好的生活质量，并重返社会。

07.158 脑卒中康复 stroke rehabilitation

针对脑卒中患者躯体和脑高级功能障碍采取的综合性措施。以改善和提高功能，使患者重返社会。

07.159　脑卒中康复方案　rehabilitation program of stroke

以物理治疗(运动疗法、理疗)、作业治疗、言语治疗、矫形器和辅助具应用、心理治疗、营养支持、康复护理、肌肉痉挛临床处理(神经阻滞、手术、药物)、其他合并症处理等为主要措施的针对脑卒中康复的治疗方案。

07.160　脊髓损伤康复　rehabilitation of spinal cord injury

针对脊髓损伤患者躯体和心理的功能障碍采取的综合性措施。以改善和提高功能，使患者重返社会。采用积极的康复措施，控制脑卒中危险因素，预防疾病、残疾和再次发作也是重要的康复内容。

07.161　脊髓损伤平面　spinal cord injury level

保持正常脊髓生理功能的最低截面。包括感觉平面和运动平面。

07.162　脊髓损伤康复方案　rehabilitation program of spinal cord injury

以物理治疗(运动疗法、理疗)、作业治疗、言语治疗、矫形器和辅助具应用、心理治疗、膀胱训练、直肠训练、压疮处理、营养支持、康复护理、肌肉痉挛临床处理(神经阻滞、手术、药物)、其他合并症处理等为主要措施的针对脊髓损伤的康复方案。

07.163　外周神经损伤康复　rehabilitation of peripheral nerve injury

针对外周神经损伤和疾病及其功能障碍采取的综合性措施。以改善和提高功能，使患者重返社会。主要措施包括物理治疗(运动疗法、理疗)、作业治疗、矫形器和辅助具应用等。

07.164　脑瘫康复　rehabilitation of cerebral palsy

针对脑瘫导致的功能障碍和发育问题采取的综合性措施和针对性教育。以改善和提高功能，使患儿能够加入社会。预防发育过程中的各类功能障碍也是重要的内容。主要措施包括：物理治疗(运动疗法、理疗)、作业治疗、言语治疗、矫形器和辅助具应用、康复教育等。要兼顾儿童发育的特点调整治疗方案。

07.165　运动损伤康复　rehabilitation of sports injury

针对运动损伤(骨关节、肌肉和韧带)导致的功能障碍采取的综合性措施。以改善和提高功能，使患者能够重返社会。主要措施包括：物理治疗(运动疗法、理疗)、作业治疗、矫形器和辅助具应用、中国传统康复治疗等。

07.166　骨折康复　rehabilitation of bone fracture

针对骨折导致的关节和肌肉功能障碍进行的康复治疗。主要措施包括：物理治疗(运动疗法、理疗)、作业治疗、矫形器和辅助具应用、中国传统康复治疗等。

07.167　半月板损伤康复　rehabilitation of meniscus injury

针对半月板损伤导致的关节和肌肉功能障碍而进行的康复治疗。主要措施包括：物理治疗(运动疗法、理疗)、关节护具和中国传统康复治疗等。

07.168　骨关节炎康复　rehabilitation of osteoarthritis

针对骨关节炎导致的关节和肌肉功能障碍进行的康复治疗。主要措施包括：物理治疗(运动疗法、理疗)、关节护具和中国传统康复治疗等。运动训练要注意避免诱发疼痛和增加病变关节负荷的活动。

07.169　类风湿关节炎康复　rehabilitation of rheumatoid arthritis

针对类风湿骨关节炎导致的关节和肌肉功能障碍进行的康复治疗。主要措施包括：物理治疗(运动疗法、理疗)、作业治疗、关节矫形器和护具、中国传统康复治疗等。运动训练要注意避免诱发疼痛和增加病变关节负荷的活动。

07.170　颈椎病康复　rehabilitation of cervical spondylosis

针对颈椎病导致的疼痛和肌肉功能障碍进行的康复治疗。主要措施包括：物理治疗(运动疗法、理疗)、颈部护具、中国传统康复治疗等。

07.171　肩周炎康复　rehabilitation of shoulder periarthritis

针对肩关节周围炎导致的疼痛和关节活动障碍进行的康复治疗。主要措施包括：物理治疗(运动疗法、理疗)、中国传统康复治疗等。

07.172　腰痛康复　rehabilitation of low back pain

针对腰痛(腰椎间盘突出症、腰椎滑脱等)导致的疼痛和活动障碍进行的康复治疗。主要措施包括：物理治疗(运动疗法、理疗)、中国传统康复治疗等。

07.173　脊柱侧弯康复　rehabilitation of scoliosis

针对特发性脊柱侧弯的发展特征而采取的纠正脊柱畸形和阻止畸形发展的措施。常用的手段包括脊柱矫形器、脊柱矫形体操和姿势矫治。

07.174　关节手术后康复　post joint surgery rehabilitation

针对关节手术后的功能恢复需求而进行的康复治疗。主要措施包括：早期关节被动活动和主动活动、步行训练和理疗。

07.175　烧伤康复　burn rehabilitation

针对烧伤后瘢痕和关节功能障碍进行的康复治疗。主要措施包括：物理治疗(关节活动训练、压力治疗、水疗、超声治疗、肌力训练等)、作业治疗、辅助具应用等。

07.176　癌症康复　cancer rehabilitation

针对癌症本身和临床治疗(放疗、化疗、手术)所导致的疼痛、体能下降和活动障碍而进行的康复治疗。主要措施包括：物理治疗(理疗和运动疗法)、矫形器应用、中国传统康复治疗等。通过积极的康复锻炼，保证患者可以耐受必要的临床治疗也是重要的康复内容。

07.177　冠心病康复　rehabilitation of coronary artery disease

针对冠心病导致的心血管和运动功能障碍而进行的康复治疗。措施包括综合采用主动积极的身体、心理、行为和社会活动的训练与再训练，帮助患者缓解症状，改善心血管功能，在生理、心理、社会、职业和娱乐等方面达到理想状态，提高生活质量，重返社会。同时强调积极干预冠心病危险因素，阻止或延缓疾病的发展过程，减轻残疾和减少再次发作的危险。

07.178　冠心病康复训练分期　phase of coronary artery disease rehabilitation

通常采用3期或4期分期。1期为住院期，2期为出院后早期，3期为强化康复训练，4期是终身维持期。

07.179　高血压康复　rehabilitation of hypertension

针对高血压导致的心血管和运动功能障碍而采取运动训练、药物控制、生活方式干预、心理应激处理等的综合措施。使高血压患者的症状得到控制，预防高血压合并症的发生，从而使患者获得合理的生活质量，重返社会。

07.180　心力衰竭康复　rehabilitation of heart failure

针对慢性心力衰竭导致的心血管和运动功能障碍,在药物治疗的基础上采取的运动疗法等康复治疗措施。尽可能减轻症状、延长寿命、提高生活质量,保持一定的社会交往和工作能力。

07.181　慢性阻塞性肺疾病康复　rehabilitation of chronic obstructive pulmonary disease

针对慢性阻塞性肺疾病导致的呼吸和运动功能障碍而进行的康复治疗。主要措施包括:物理治疗(呼吸训练、耐力训练、理疗)、行为治疗、中国传统康复治疗等。

08. 中医药应用

08.001　电针法　electro-acupuncture

将毫针刺入腧穴得气后,再通以接近人体生物电的脉冲电流,利用针和电两种刺激,激发调整经络之气,以防治疾病的方法。

08.002　三棱针疗法　three-edged needle therapy

用三棱针刺破血络或腧穴,放出适量血液,或挤出少量液体,或挑断皮下纤维组织,以治疗疾病的方法。

08.003　皮肤针疗法　cutaneous needle therapy

运用皮肤针叩刺人体一定部位或腧穴,激发经络之气,调整脏腑气血,以达到防病治病目的的外治方法。

08.004　穴位注射疗法　point injection therapy

以针刺和药物相结合来治疗疾病的一种方法。可根据所患疾病,按照穴位的治疗作用和药物的药理性能,选择相适应的腧穴和药物,发挥其综合效应,达到治疗疾病的目的。

08.005　头皮针疗法　scalp acupuncture therapy

在头部特定的穴位进行针刺防治疾病的方法。

08.006　耳针疗法　ear acupuncture therapy

在耳郭穴位上用针刺或其他方法刺激以防治疾病的方法。

08.007　灸法　moxibustion

将艾绒或其他药物置于患者体表腧穴或腧穴上方烧灼、温熨等,通过经络传导灸火的温、热及药物的作用,从而起到温通气血、扶正祛邪,达到治疗疾病和预防保健作用的方法。

08.008　艾炷灸　moxa-cone moxibustion

将艾炷直接或间接置于施灸部位上的灸法。

08.009　着肤灸　direct moxibustion

又称"直接灸"。将艾炷直接放在皮肤上施灸的一种方法。根据灸后对皮肤刺激的程度不同,又分为无瘢痕灸和瘢痕灸2种。

08.010　隔物灸　indirect moxibustion

又称"间接灸"。在穴位与皮肤之间隔垫某种物品而施灸的一种方法。隔垫的物品常常是盐、姜片、蒜、附子等。

08.011　艾条灸　moxibustion with moxa sticks

又称"艾卷灸"。用桑皮纸包裹艾绒卷成圆筒形的艾卷,将其一端点燃,对准穴位或患处施灸的一种方法。

08.012　温和灸　mild-warm moxibustion

将艾条燃着的一端与施灸部位的皮肤保持2~3cm 的距离进行熏烤，使患者有温热感而无灼痛感，至皮肤红晕为度的悬灸法。

08.013　雀啄灸　sparrow-pecking moxibustion
将艾条燃着的一端接近施灸部位，待其有灼痛感后迅速提起，如此一上一下如同鸟雀啄食一样，至皮肤红晕为度的悬灸法。

08.014　温针灸　warming needle moxibustion
针刺与艾灸相结合的一种针灸方法。在针刺得气后，将针留在适当的深度，在针柄上穿置一段长约 2cm 的艾卷或在针尾上搓捏少许艾绒点燃施灸，直待燃尽，除去灰烬，再将针取出。

08.015　温灸器灸　moxibustion with moxibustioner
用温灸器施灸的方法。温灸器是一种专门用于施灸的器具，包括温灸盒、灸架和温灸筒等。

08.016　拔罐疗法　cupping therapy
以罐为工具，借助热力、抽气等方法，排除罐内空气，造成负压，使之吸附于腧穴或应拔部位的体表，造成局部皮肤允血和瘀血，以防治疾病的方法。

08.017　留罐　cup retaining
拔罐后将罐留置于施术部位 10~15min 后再起罐的过程。

08.018　火罐法　fire cupping
利用点火燃烧法排除罐内空气形成负压的拔罐疗法。

08.019　闪火法　fire twinkling method
用镊子或止血钳等器具夹住 95%乙醇棉球，点燃后在罐内绕 1~3 圈或稍作短暂停留后，迅速抽出并及时将罐扣在应拔的部位上的火罐法。

08.020　架火法　fire throwing method
用乙醇棉球或纸片，燃着后投入罐内，趁火最旺时，迅速将火罐扣在应拔的部位上的火罐法。

08.021　煮罐法　cupping with boiling water method
先将竹罐放在水中煮沸后再吸拔在治疗部位的拔罐方法。

08.022　药罐法　medicinal cupping method
先将竹罐放在药液中煮沸后再吸拔在治疗部位的拔罐方法。

08.023　抽气罐法　suction cupping method
将抽气罐紧扣在需拔罐的部位上，用抽气筒将罐内空气抽出，使之产生所需负压，抽气罐即能吸住的拔罐法。

08.024　闪罐法　flash-cupping method
将罐拔吸上后立即取下，如此反复吸拔多次，至皮肤潮红充血或瘀血的拔罐法。适用于肌肉比较松弛、吸拔不紧或留罐有困难处，以及局部皮肤麻木或功能减退的虚证患者。

08.025　走罐　moving cupping
又称"推罐(cup moving)"。在面积较大、相对平坦及肌肉丰厚的部位，将已拔住的罐体推拉移动，以扩大作用面的拔罐疗法。

08.026　留针拔罐　acupuncture cupping method
将针刺和拔罐相结合应用的一种治疗方法。即先针刺得气后留针，再以针为中心点，将罐拔上，留置 10~15min 后起罐起针。

08.027　刺血拔罐　blood-letting puncturing and cupping

又称"刺络拔罐"。在刺络(刺血)之后再施行拔罐，以加强刺血治疗作用的方法。

08.028　按摩　massage
又称"推拿"。在人体体表的一定部位上，运用各种手法和进行特定肢体活动来防治疾病的方法，包括按法和摩法。

08.029　摩法　rubbing manipulation
用拇指指腹、手掌面或手掌的尺侧在人体一定部位或穴位上做轻缓而有节律的盘旋摩动，以达到理气和中，活血止痛，散瘀消积作用的方法。

08.030　按摩腰眼　knead Yaoyan
对位于第四腰椎棘突下旁开3.5寸凹陷中的腰眼穴进行按摩，用于治损伤、疲劳及肾虚腰痛的方法。

08.031　按压法　pressure manipulation
用手指指腹或手掌着力在体表某一部位或穴位上，逐渐用力下压的手法。可以分为指按压和掌按压。指按压多用于穴位和痛点(阿是穴)，有镇静和止痛的作用。掌按压可以使肌肉放松，消除疲劳，并可使轻微错位的关节复位。

08.032　扳法　pulling manipulation
又称"搬法"。用双手分别握住关节上下两部作被动屈伸和旋转活动的手法。有舒展筋脉、滑利关节、松解粘连、帮助复位等作用。根据用力方向和施行方法的不同，有侧扳、后扳、斜扳等多种。

08.033　保健按摩　therapeutic massage
又称"保健推拿"。用作强身保健的按摩方法。常用的有浴面、摩腹、擦腰等法。

08.034　弹拨法　poking channels manipulation
又称"拨法"。用手指按于穴位或一定部位

上，适当用力来回拨动的方法。能解痉止痛，对松解软组织粘连有一定作用。

08.035　踩法　treading manipulation
用单足或双足踏在受者的治疗部位上，并做适当弹跳(弹跳时，足尖不离开踩踏部位)的治疗方法。施术时，术者要借助于设置栏杆、吊环等器物，以承受体重和控制踩踏的力量。

08.036　超觉静坐　transcendental meditation
又称"TM 功"。一种以静为主进行气功锻炼的改良瑜伽术。

08.037　搓法　twisting manipulation
两手自然伸直，五指并拢，两手夹住肢体对称部位，相向用力，方向相反地来回搓动肢体肌肉的手法。旨在使皮肤、肌肉放松，血液畅流，促进组织代谢，消除肌肉酸胀、疲劳，提高皮温和肌肉的工作能力。

08.038　点穴法　finger-pointing manipulation
以手指代针以按、压、点、掐等作用于经穴，引起应答性反应，达到防治疾病目的的手法。理论基础和配穴方法与针灸疗法基本相同。

08.039　抖法　shaking manipulation
用手握住患者肢体远端，在向远端拉伸的基础上，使肢体作连续小幅度上下或左右抖动，以松解粘连，缓解痉挛，滑利关节，增大关节活动范围的手法。

08.040　端法　holding manipulation
单手或双手握住骨折或脱位之骨的远端，根据不同情况，从下向上端，或直端、斜端，或从外向内托，使离位之骨复位的方法。

08.041　防治性按摩　preventive and remedial massage
以预防治疗某些运动损伤和运动性疾病为

目的的按摩方法。常在比赛或训练前进行，也可作为准备活动的一项内容。

08.042 分筋 adhesion separation manipulation, spasmrelaxation
手指端垂直于肌纤维或韧带走行方向拨动，用以分离粘连、缓解肌肉痉挛、促进局部血液循环的方法。适用于治疗肌肉、肌腱和韧带的慢性损伤。

08.043 抚摩法 stroke manipulation
手掌或指腹贴放于治疗部位上，徐缓、轻柔地来回做直线或圆周的摩动手法。有消肿止痛、镇静解痉等作用。

08.044 俯腰过伸法 lumbar hyperextension in prone position
操作者用双手将俯卧位患者两下肢提起并后伸，同时加以摇晃抖动 10 余次的治疗方法。适用于治疗腰部肌肉、韧带损伤和小关节紊乱。

08.045 滚法 rolling manipulation
用手背近小指侧或小指、环指、中指的掌指关节突起部和小鱼际，贴于治疗部位上，掌指关节依次略为屈曲，通过腕关节屈伸及前臂旋转的协同动作，产生轻重交替、持续不断的力作用于治疗部位的手法。

08.046 恢复性按摩 rehabilitative massage
促进疲劳消除、恢复与提高机体运动能力的按摩方法。

08.047 挤压法 extrusion process
又称"挤按法"。单手或双手在治疗部位对称用力挤压的治疗手法。多用于治疗腱鞘囊肿等软组织损伤。

08.048 颈部斜扳法 cervical obliquely pulling manipulation
患者头略向前屈，操作者站于患者体后，一手抵住患者头后侧部，另一手搬住对侧颌部，使头向一侧旋转至最大程度时，两手同时用力做相反方向扳动的治疗方法。

08.049 颈部旋转定位扳法 cervical localized rotation manipulations
患者坐位，颈前屈至一定角度后，操作者在其背后，用一臂肘部托住其颌部，且同侧手扶住其枕部（向右扳用右手，向左扳则用左手），用力，先做颈项部向上牵引，同时将患者头部被动向患侧旋转至最大限度后，再做扳动的治疗方法。

08.050 空拳盖击 beating with empty-hand
各指屈曲，呈空拳状，以各指中节指背和掌根部叩击肌肉的按摩手法。

08.051 空拳竖击 swiping with empty-hand
手握成空拳状，以手尺侧缘叩击肌肉的按摩手法。

08.052 叩击法 percussion manipulation
用空拳、手指指尖、手掌尺侧面由轻到重有节奏敲打肌肉的按摩手法。有促进气血运行、消除疼痛、缓解肌肉痉挛等作用。

08.053 理筋手法 therapeutic manipulation for injured soft tissue
用手顺着筋脉反复多次缓缓地进行按压推移的手法。有舒理筋脉、畅通气血等作用。

08.054 拿法 grasping manipulation
用拇指和示指、中指，或用拇指和其余四指的指腹，相对用力紧捏一定部位的手法。用五指进行捏拿的又称抓法。

08.055 捏法 pinching manipulation
手掌自然分开，四指并拢，拇指外展和四指成钳形，对合用力挤按肢体肌肉或其他组织，间断或不间断用力的手法。可循肢体纵轴方向运动或固定在一处操作。有促进萎缩肌肉张力恢复、消除气血凝滞、组织肿胀和肌肉酸胀，缓解肌肉及肌腱痉挛等作用。

08.056　拍打法　clapping manipulation
用虚掌或手指,有节律地平稳拍打体表一定部位的手法。具有促进气血运行,消除肌肉疲劳以及解痉止痛等作用。拍打背部还有助于痰液的排出。

08.057　掐法　finger-nail pressing
又称"爪法"。用手指端或指甲以较重的力按压一定部位和穴位的手法。具有开窍醒脑、提神解痉、行气通络的作用。

08.058　揉法　kneading manipulation
用手指指腹或手掌掌面紧贴于治疗部位上,带动该处皮下组织,做轻柔缓和的直线或回旋揉动的手法。有祛瘀活血、消肿散结、缓痛解痉及松解粘连等作用。

08.059　揉捏法　kneading and pinching manipulation
为揉法和捏法的综合手法。操作时手掌自然张开,拇指外展,其余四指并拢,紧贴于皮肤上,以拇指或掌根做揉的动作,其余四指做捏的动作,边揉边捏向前做螺旋形推进。用于四肢及腰背部软组织损伤。

08.060　提弹法　lifting and flicking reduction
用手或拇、示指指腹将肌腱或肌肉提起,然后再迅速放开,并用手指弹拨筋肉的手法。适用于胸锁乳突肌、斜方肌、肱二头肌、三角肌、背阔肌、背伸肌群、腰肌及跟腱等的扭挫伤及劳损。通常较短的肌腱用提法,较长的肌腱提弹并施。

08.061　推压法　pulling and pressing manipulation
手掌自然伸开,四指并拢,拇指外展,手呈钳形,以掌根和小鱼际紧贴于皮肤上,做直线向前的单向推压动作的手法。

08.062　胸背部扳法　thoracic pulling manipulation
患者坐位,两手交扣于颈部,操作者在其体后两手托住患者两肘部,一侧膝部顶住患者背部,嘱患者自行俯仰,俯身时呼气,后仰时吸气,在患者后仰伸腰时双手向后牵引扩胸的治疗手法。

08.063　腰部扳法　lumbar pulling manipulation
用于舒通腰部筋络、纠正解剖位置失常、松解粘连、拉伸挛缩、恢复关节功能的治疗手法。包括腰部斜扳法、腰部旋转扳法和腰部后伸扳法。

08.064　腰部后伸扳法　lumbar posterior extension pulling manipulation
操作者一手托住俯卧位患者两侧膝部或一侧膝部,缓缓向上提起,另一手压在腰部患处,当腰后伸至最大限度时,两手同时做相反方向扳动的治疗手法。

08.065　腰部斜扳法　lumbar obliquely pulling manipulation
患者侧卧位,下侧腿伸直,上侧腿屈膝屈髋,下侧手自然放置,上侧手置于体后;操作者一手抵住患者肩前部,另一手抵住臀部,使腰部被动旋转至最大限度后,两手同时用力做相反方向扳动的治疗手法。

08.066　腰部旋转扳法　lumbar rotation manipulation
通过旋转患者腰部以治疗其伤患的手法。包括直腰旋转扳法和弯腰旋转扳法。

08.067　直腰旋转扳法　unbending lumbar rotation manipulation
患者坐位分腿,操作者在其体侧,侧对患者并用腿夹住患者一侧下肢,一手抵住患者近已侧的肩后部,另一手从患者对侧腋下伸入抵住肩前部,两手同时用力做方向相反的扳动的治疗手法。

08.068 弯腰旋转扳法 bending lumbar rotation manipulation
患者坐位，固定其下肢及骨盆；操作者站于患者背后，用一手拇指按住需扳动的脊柱棘突（向左旋转时用右手），另一手从患者腋下伸出，勾扶住患者项背后（向左旋转时用左手），然后使其腰部向前屈曲再向患侧旋转后伸，当旋转后伸接近最大限度时加速，同时按住棘突的拇指用力向对侧推顶棘突的治疗手法。

08.069 摇法 rotating and shaking manipulation
一手握关节近端，另一手握关节远端肢体，使关节远端做被动的回旋转动或外展内收或（和）屈伸运动，以达到调和气血、滑利关节等作用的手法。缓慢摇动又称运法，大幅度转摇又称盘法。

08.070 医疗按摩 clinical massage
医者以手、腕、肘、前臂、脚、膝、头等部位，按照一定的技术要求施加于患者的身体，达到防治疾病目的的操作技能。

08.071 运动按摩 exercise massage
用于促进运动训练，调整和改善运动员心理情感状态，尽快消除运动疲劳，帮助提高运动成绩，预防及康复运动伤病的按摩。

08.072 运动前按摩 massage before exercise
在运动训练或比赛之前进行的按摩。能促进人体的神经、肌肉、内脏器官和心理情绪的兴奋，帮助运动员从生理和心理上为即将进行的训练或比赛做好准备，达到保持体能，增强信心，预防伤病的目的。

08.073 运动中按摩 massage during exercise
利用运动训练或比赛的间歇进行的按摩。可以促进淋巴液和血液的回流，消除组织中的酸性代谢产物，缓解肌肉过度紧张，从而帮助运动员缓解疲劳程度，提高肌肉运动能力，保持机体的兴奋性，有利于运动员在训练、比赛中尽量发挥技战术水平。

08.074 运动后按摩 massage after exercise
在运动训练或比赛后以帮助运动员消除疲劳、恢复体能的按摩。

08.075 掌侧击法 swipping manipulation
两手各指伸直，并自然微微分开，以左右手的尺侧缘交替叩击肌肉的手法。

08.076 振法 vibration manipulation
以一手手掌平放在治疗部位上，另一手握空拳对其手背做有节奏拍击，使治疗部位受到振动的手法。常用于胸胁内伤等症。

08.077 指压行气法 conducting qi by finger pressure
针刺行气法之一。用手指按压针刺穴位的前后来控制针感传导方向的方法。

08.078 指尖叩击 knock with the tip of a fingcr
各指略为分开，并微屈手指指关节，用指尖叩击身体部位的手法。

08.079 指压法 finger-pressing manipulation
用手指用力按压穴位的手法。常用的方法有2种：一种是滑动指压法，即用较强的压力抵紧穴位，然后顺着一定的方向反复滑动；另一种是持续指压法，即以中等强度的压力持续抵压穴位，手指不能滑动。

08.080 八段锦 baduanjin
中国古代流传下来的一种由八节肢体动作组成的气功动功功法。分为站式八段锦和坐式八段锦。

08.081　站式八段锦　baduanjin in standing
锻炼时采用站式的八段锦功法,由八节动作组成。其动作阐述为七言八句:双手托天理三焦,左右开弓似射雕;调理脾胃臂单举,五劳七伤向后瞧;攒拳怒目增气力,两手攀足固肾腰;摇头摆尾去心火,背后七颠诸病消。

08.082　坐式八段锦　baduanjin in sitting
锻炼时采用盘膝坐式的八锦段功法,由八节动作组成。功法动作名称为:宁神静坐、手抱昆仑、指敲玉枕、转头频频(微摆天柱)、推摩肾俞(手摩精门)、手转双轮(左右辘轳)、托按攀足、任督慢运。

08.083　导引　daoyin
以主动的肢体运动为主,并配合呼吸运动或自我推拿而进行的一种防病保健的方法。

08.084　调身　adjustment of posture
调整练功时身体的姿势,使其达到放松、舒适效果的过程。

08.085　调息　adjustment of breathing
通过调节呼吸以调理身体内气,使之逐步聚集储存于身体某一部位,再循经络路线运行,疏通经络气血,从而达到练气目的的气功基本方法。

08.086　调心　regulation of mental activity
练功时通过调整意识和精神状态,使之入静,以达到全身形体放松、气血调和和经络疏通目的的气功基本方法。

08.087　跌打内伤　traumatic internal injury
因跌仆、坠压、碰撞、用力举重、闪挫等外力造成的过重伤和肢体深部组织及脏腑、气血受损或失衡等病患的统称。

08.088　跌打损伤　traumatic injury
因各种外力作用而致的损伤。包括刀枪伤、跌坠伤、闪挫伤、砸压伤、刺伤、擦伤及运动性创伤等。

08.089　跌仆胁痛　hypochondriac pain from fall
由跌仆损伤、瘀血凝滞胁肋所致胁肋病疼痛。

08.090　动功　dynamic qigong
一种以柔和而有节奏的肢体运动和自我按摩为主的气功练习方法。

08.091　动静结合　integration of motion and stillness
通过动功和静功互相配合,以获得更为显著练功效果的气功和武术练功形式。

08.092　放松功　qigong in relaxing
以松为主,松静结合,将体势、呼吸、意守3种练功手段综合在一起的气功功法。

08.093　弓步桩　standing exercise of bow step
两手握拳于腰间拳心向上,两脚前后分开一大步,前腿屈膝半蹲,后腿挺膝伸直,两脚均全脚掌着地,成"前弓后箭"形的练功姿势。

08.094　马步桩　standing exercise of horse-ride step
两手握拳于腰间拳心向上,两脚开立略宽于肩,脚跟外蹬,脚趾极力抓地,膝关节弯曲为直角呈半蹲态的练功姿势。

08.095　练功十八法　qigong in eighteen exercises
有防治颈肩痛、腰背痛和臀腿痛作用的练功法。由3套动作18节组成。

08.096　内养功　internal qigong
通过特定的姿势、呼吸和意念的调练,以实现形体松适、呼吸调和、意念恬静等要求,从而起到静心宁神、培育正气、平衡阴阳、调和气血、疏经活络、协调脏腑作用的练功方法。

08.097　气功　qigong
一种中国独特的包含调身(姿势)、调心(意念和松静)、调息(呼吸)、自我按摩和肢体活动等内容的健身术。

08.098　入静　go into static
练功者在气功练习过程中,意念集中、神志清醒,出现高度安静、轻松、舒适的一种练功状态。

08.099　入魔　go into mental disorder
练功者因练功不当而导致的一类神形失常的现象。

08.100　伤筋　injury of the muscle and tendon
因各种暴力所致的肌肉、肌腱、关节囊、滑囊、关节软骨、周围神经及血管等软组织损伤的情况。

08.101　十二段锦　shi'erduanjin
由站式八段锦中衍化出来的以坐式进行的十二节动功。十二节动作为:叩齿、运舌、擦面、鸣天鼓、转辘轳、托天、左右开弓、低头扳足、擦丹田、擦肾俞、擦涌泉和蹬腿。

08.102　卧功　qigong in lying
采用卧位练习的气功功法。

08.103　五禽戏　wuqinxi
由我国后汉著名医学家华佗模仿虎、鹿、熊、猿、鸟(鹤)5种动物的姿态和动作而创编的一套强身健体的体育疗法。

08.104　易筋经　yijinjing
中国古代流传的一种锻炼肌肉筋骨的健身术。

08.105　意守　mind concentration
摄心归一,专其一处,即气功练习中,在身心安静的情况下,把意念"放"在身体的某一部位的练功形式。

08.106　意守丹田　mind concentrate in elixir field
气功练习时,把意念集中在脐下三寸关元穴部位的练功形式。

08.107　站功　qigong in standing
用站姿进行的气功练习方法。

08.108　站桩　standing stake excerise
两脚开立与肩同宽,髋膝微屈,上体正直,颏部微上仰不内收,松肩松腰,两臂上伸,掌心朝上的练功姿势。

08.109　坐功　qigong in sitting
采用坐姿进行的气功练习方法。

08.110　熏洗疗法　fumigation and soaking therapy
利用中药煎汤时产生的热蒸汽熏蒸患处,并用温热药液淋洗局部,以治疗伤病的方法。分为熏蒸疗法和烫洗疗法。

08.111　熏蒸疗法　fumigation and steaming therapy
利用中药加水煎沸后所产生的热蒸汽熏蒸患处以防治伤病的方法。

08.112　烫洗疗法　soaking therapy
用中药煎汤后制成的温热药液泡洗伤患处以防治伤病的方法。

08.113　热敷疗法　hot medicated compress
将中药加热直接敷盖于伤患处或穴位以防治伤病的方法。

08.114　新伤药　xinshang yao, powder for acute injury

散瘀退热、消肿止痛的方剂。组成：黄柏、延胡索、大血藤、白芷、羌活、独活、木香、血竭。外敷用于闭合性运动损伤早期的局部疼痛、微肿微烧、活动不能着力者。

08.115　大成汤　dacheng tang, dacheng decoction

攻下逐瘀、活血行水的方剂。组成：大黄、川芒硝、红花、当归、苏木、枳壳、厚朴、陈皮、木通、甘草。用于运动所致的跌打损伤、瘀血蓄积于中下焦。

08.116　加味承气汤　jiawei chengqi tang, modified decoction for activating-qi

攻下逐瘀、活血理气的方剂。组成：大黄、芒硝、枳实、厚朴、红花、当归、甘草。用于运动所致的跌打损伤、瘀血停于中上焦。

08.117　桃核承气汤　taohe chengqi tang, decoction of peach kernel for activating-qi

破血下瘀的方剂。组成：桃核、大黄、桂枝、芒硝、炙甘草。用于运动所致的跌打损伤、瘀血停于下焦。

08.118　鸡鸣散　jiming san, cock crowing powder

攻下逐瘀、泻热通经的方剂。组成：大黄、桃仁、当归尾。用于运动所致的跌打损伤、胸腹蓄血。

08.119　复元活血汤　fuyuan huoxue tang, decoction for recovery and activating blood circulation

活血祛瘀、疏肝通络的方剂。组成：酒大黄、柴胡、当归、桃仁、红花、穿山甲、瓜蒌根。用于运动所致的跌打损伤、瘀血留滞胁下。

08.120　加味桃核承气汤　jiawei taohe chengqi tang, modified decoction of peach kernel for activating-qi

破血逐瘀、攻下燥结的方剂。组成：桃仁、桂枝、生大黄、芒硝、枳实、厚朴、炙甘草。用于运动所致的胸腰椎骨折早期合并肠麻痹。

08.121　三七散　sanqi san, powder of radix notoginseng

行气活血、通络止痛的方剂。组成：广三七、甘草、四制香附。用于运动所致的肌肉韧带伤、全身肌肉痛、尤其肋间肌和腰肌疼痛。

08.122　代抵当丸　daididang wan

破血逐瘀、通经活络的方剂。组成：桃仁、桂枝、生大黄、芒硝、枳实、厚朴、炙甘草。用于运动所致的跌打损伤、瘀血蓄积下半身。

08.123　活络效灵丹　huoluo xiaoling dan, pillets for miraculous activating energy flow in meridians and collaterals

行气消瘀、通络止痛的方剂。组成：当归、乳香、没药、丹参。用于运动所致的气滞血瘀的一切证候。

08.124　复元通气散　fuyuan tongqi san, powder for recovery and promoting circulation of qi

行气散结、通络止痛的方剂。组成：木香、陈皮、青皮、茴香、穿山甲、白芷、贝母、漏芦、甘草。用于运动所致的跌打损伤、气滞血瘀、以气滞为主者。

08.125　顺气活血汤　shunqi huoxue tang, decoction for promoting circulation of qi and blood

行气消瘀、活血止通的方剂。组成：苏梗、厚朴、枳壳、香附、木香、砂仁、桃仁、红花、当归尾、赤芍、苏木末。用于运动所致的跌打损伤、气滞血瘀、气滞和血瘀并重者。

08.126　柴胡疏肝散　chaihu shugan san, bu-

pleurum powder for relieving liver-qi
行气活血、疏肝止痛的方剂。组成：柴胡、
枳壳、陈皮、香附、川芎、白芍、甘草。用
于运动所致的肝气郁结偏实者。

08.127　逍遥散　xiaoyao san, ease powder
疏肝理气的方剂。组成：柴胡、当归、白芍、
白术、茯苓、甘草。用于运动所致的脾虚
肝郁。

08.128　加味乌药汤　jiawei wuyao tang,
modified decoction of lindera root
调气疏肝止痛的方剂。组成：乌药、玄胡、
香附、木香、缩砂仁、甘草。用于运动所致
的肝郁气滞和损伤后的气滞疼痛。

08.129　桃红四物汤　taohong siwu tang,
decoction of four ingredients with
peach kernel and safflower

祛瘀、活血、补血的方剂。组成：桃仁、红
花、当归、生地黄、赤芍、川芎。用于运动
所致的损伤血瘀（早期和中期），尤适于略有
偏虚者。

08.130　血府逐瘀汤　xuefu zhuyu tang, de-
coction for removing blood stasis in
the chest
活血祛瘀的方剂。组成：桃仁、红花、赤芍、
川芎、牛膝、止咳、柴胡、桔梗、甘草、当
归、生地。用于运动所致的瘀血阻滞。

08.131　膈下逐瘀汤　gexia zhuyu tang, de-
coction for dissipating blood stasis
under diaphram
活血祛瘀、调气疏肝的方剂。组成：桃仁、
红花、当归、五灵脂、玄胡、丹皮、赤芍、
川芎、香附、乌药、枳壳、甘草。用于运动
所致的气滞血瘀、瘀血结于膈下者。

09. 反 兴 奋 剂

09.01　《世界反兴奋剂条例》

09.001　反兴奋剂管理系统　The Anti-
Doping Administration and Manage-
ment System, ADAMS
一个基于网络的数据库管理工具。可用于数
据输入、储存、分享和报告，旨在协助各相
关权益方和世界反兴奋剂机构（WADA）在
反兴奋剂工作上与数据保护立法相一致的
数据库管理工具。

09.002　阳性检测结果　adverse analytical
finding
WADA 批准或认可的实验室，依照实验室
国际标准和相关技术文件，确认样本中有禁
用物质或其代谢物、标志物（包括超过标准
的内源性物质），或证明使用了禁用方法的

检测报告结果。

09.003　反兴奋剂组织　anti-doping organi-
zation
负责为启动、实施或执行兴奋剂管制过程中
任何部分工作而制订规则的签约方。包括国
际奥林匹克委员会、国际残疾人奥林匹克委
员会、其他在其赛事中实施兴奋剂检查的重
大赛事组织机构、世界反兴奋剂机构、国际
单项体育联合会及国家反兴奋剂组织。

09.004　运动员　athlete
任何参与国际级（以各国际单项体育联合会
的定义为准）或国家级（以各国家反兴奋剂
组织的定义为准，包括但不局限于注册检查

库中的当事人)体育运动的当事人；以及参与承认本条例的任何签约方、政府或其他体育组织所管理的体育比赛的任何当事人。

09.005 运动员辅助人员 athlete support personnel
同运动员一起工作,治疗或协助运动员参加或准备体育比赛的任何教练、体能教练、领队、经纪人、运动队工作人员、官员、医疗和医护人员、家长或其他当事人。

09.006 企图 attempt
有目的地参与构成预谋兴奋剂违规过程中的实质性步骤的行为。

09.007 非典型性结果 atypical finding
WADA 认可的或其批准的实验室,依照实验室国际标准和相关技术文件,在确定阳性检测结果前要求进行进一步调查的报告。

09.008 国际体育仲裁院 The Court of Arbitration for Sport, CAS
总部设立在瑞士洛桑的,专门为解决体育纠纷的国际性仲裁机构。

09.009 世界反兴奋剂条例 The World Anti-Doping Code
由各体育组织和政府机构签署实施的协调全球体育组织、公共机构间反兴奋剂政策、法规和规章的框架性文件。

09.010 违反反兴奋剂规则的后果 consequences of anti-doping rule violation
运动员或其他当事人违反反兴奋剂规则的行为可能导致一种或多种的后果。如①取消比赛成绩:运动员在某一特定比赛或赛事中的成绩无效,包括收回所有奖牌、积分和奖金;②禁赛:运动员或其他当事人在一段特定时间内被禁止参加接受任何世界反兴奋剂条例提及的比赛、其他活动或资助;③临时停赛:在世界反兴奋剂条例中规定的听证

会做出最终裁定之前,运动员或其他当事人暂时被禁止参加任何比赛。

09.011 兴奋剂管制 doping control
从兴奋剂检查分布计划的制定到最终处理上诉的全部步骤和过程。包括提供行踪信息、样本采集、样本的运送和保存、实验室检测、治疗用药豁免、结果管理和听证会。

09.012 赛事 event
由一个管理机构主办的一系列单个比赛的组合。如奥运会、国际泳联世界锦标赛或泛美运动会。

09.013 赛事期间 event period
根据赛事管理机构的规定,从赛事开始到赛事结束的时间。

09.014 赛内 in-competition
除非某国际单项体育联合会或相关赛事管理机构另有规定,赛内指从运动员计划参加比赛前 12h 开始到比赛和与比赛相关的样本采集结束的阶段。

09.015 独立观察员项目 independent observer program
在某些赛事上负责观察兴奋剂管制过程、提供指导并报告观察结果的、接受 WADA 管理的观察员队伍。

09.016 个人项目 individual sport
非集体项目的运动项目。

09.017 国际赛事 international event
由国际奥林匹克委员会、国际残疾人奥林匹克委员会、国际单项体育联合会、重大赛事组织机构或其他国际体育组织作为其管理机构的,或为其任命技术官员的赛事。

09.018 国际级运动员 international-level athlete

被一个或多个国际单项体育联合会选定,列入其注册检查库的运动员。

09.019 国际标准 international standard
世界反兴奋剂机构为支持世界反兴奋剂条例而批准采用的标准。遵循某一国际标准(相对于其他可替代的标准、实践或程序),就意味着准确无误地执行该国际标准中规定的程序。国际标准应包括根据国际标准发行的任何技术文件。

09.020 重大赛事组织机构 major event organizations
作为任何洲际、地区性或其他国际赛事的管理机构的各洲际国家奥委会协会和其他多项运动的国际组织组成的洲际联合会。

09.021 标志物 marker
显示使用了禁用物质或禁用方法的化合物、复合化合物或生物参数。

09.022 代谢物 metabolite
通过生物转化过程产生的任何物质。

09.023 未成年人 minor
依照其居住国法律规定,未达到成年年龄的男性或女性自然人。

09.024 国家反兴奋剂组织 national anti-doping organization
由国家指定的,最具权威性及拥有制定和实施反兴奋剂规则的管理职能,在国家层面上负责指导样本采集、结果管理及召开听证会的实体。如果公共主管当局未予指定,则该实体应为国家奥委会或其指定者。

09.025 国家奥林匹克委员会 National Olympic Committee
被国际奥委会承认的组织。国家奥委会专用语,应当包括在反兴奋剂领域担负起国家奥委会特有职责的国家单项体育协会。

09.026 无过错或无疏忽 no fault or negligence
运动员或其他当事人证实自己的确不知道或不曾怀疑,而且即使极其谨慎也不可能知道和怀疑自己曾使用或被别人施用禁用物质或禁用方法或违反了反兴奋剂规则。

09.027 无重大过错或无重大疏忽 no significant fault or negligence
当根据总体情况判断和考虑到无过错或无疏忽的标准时,运动员或其他当事人证实了自己的过错或疏忽与兴奋剂违规关系不大。

09.028 参赛者 participant
任何运动员或运动员辅助人员。

09.029 当事人 person
相关的自然人、组织或其他实体。

09.030 持有 possession
实际的、实质的持有,或推定持有(只有在该当事人对禁用物质或禁用方法有决定性控制权或拟行使控制权,或禁用物质或禁用方法已存在的前提下才应判定)。应当视具体情况而定,如果该当事人对禁用物质或禁用方法没有决定性控制权,或无法左右其存在与否,则只有在该当事人知道禁用物质或禁用方法的存在有意加以控制的情况下,才可认为推定持有。然而,如果在接到通知之前以任何方式得知自己已违规,该当事人已采取实际行动,证明自己从来无意持有禁用物质或明确向反兴奋剂组织宣称已放弃持有禁用物质,则此种行为不被认定为兴奋剂违规。当事人购买(包括通过电子方式或其他方式)禁用物质或禁用方法虽然与本定义不符,但仍被认为购买者持有禁用物质或禁用方法。

09.031 禁用清单 prohibited list
确定禁用物质和禁用方法的清单。

09.032 禁用方法 prohibited method

任何被列入禁用清单的方法。

09.033　禁用物质　prohibited substance
任何被列入禁用清单的物质。

09.034　临时听证会　provisional hearing
听证会召开之前，迅速举办的简短的听证会——给运动员发通知并为其提供以书面或口头方式进行陈述的机会。

09.035　注册检查库　registered testing pool
分别由各国际单项体育联合会建立的国际级和国家反兴奋剂组织建立的国家级优先监管的运动员的注册名录。作为该国际单项体育联合会和国家反兴奋剂组织检查计划的一部分，这些运动员既要接受赛内检查也要接受赛外检查，并要提供行踪信息。

09.036　样品　sample, specimen
为进行兴奋剂检查而采集的任何生物材料。

09.037　签约方　signatory
签署条例并同意遵守条例的实体。

09.038　切实协助　substantial assistance
包括：①在署名的书面文件中，透露他/她所掌握的全部兴奋剂违规信息；②积极配合调查和审判与该信息有关的案件，如果反兴奋剂组织或听证委员会提出要求，在听证会上作证。此外，提供的信息必须可靠，必须包括已经开始调查的案件的重要部分。如果案件调查还未开始，当事人必须提供案件调查所需的充分依据。

09.039　篡改　tampering
出于不正当目的，或以不正当手段所做的改变，致使产生不正常的影响；以不正当方式进行干扰；阻碍、误导或以欺骗行径，改变结果或妨碍正常程序的进行。

09.040　目标检查　target testing
根据检查和调查国际标准设定的标准挑选

特定运动员进行检查。

09.041　团体项目　team sport
比赛过程中允许替换队员的运动项目。

09.042　检查　testing
兴奋剂管制过程的组成部分。包括兴奋剂检查分布计划的制订、样本采集、样本收存，以及将样本运送至实验室。

09.043　交易　trafficking
运动员、运动员辅助人员或在反兴奋剂组织管辖下的其他当事人或亲自或以电子方式或其他方式向第三方出售、提供、运输、邮寄、递送或分发（或以任何这些目的持有）某种禁用物质或禁用方法；但是，不包括真实的医疗人员的工作，如将禁用物质用于真实合法的治疗目的或其他可接受的权限，也不包括使用赛外检查不禁止的禁用物质的行为，除非总体情形显示这些禁用物质并不真正用于真实合法的治疗目的或企图提高运动成绩。

09.044　使用　use
通过任何方式利用、应用、摄取、注射或消费任何禁用物质或禁用方法的行为。

09.045　联合国教科文组织国际公约
**　　　　UNESCO convention**
2005 年 10 月 19 日联合国教科文组织第 33 届大会通过了《反对在体育运动中使用兴奋剂国际公约》，其中包括缔约国采纳的所有对《公约》的修订以及缔约国大会对《反对在体育运动中使用兴奋剂国际公约》的修订。

09.046　世界反兴奋剂机构　World Anti-
**　　　　Doping Agency, WADA**
成立于 1999 年 11 月 10 日，总部目前设在加拿大蒙特利尔的一个独立的国际组织。该组织的任务主要是促进、协调和监管全球体育运动中的反兴奋剂工作，并负责《世界反兴奋剂条例》制定和修改。

09.047 部分样品 aliquot sample
用于检测程序的、从运动员体内采集的生物体液或组织（如尿液、血液等）的一部分样品。

09.048 分析检测 analytical testing
兴奋剂管制程序的一部分，包括自收到样品起实验室对样品的处置、分析和结果报告。

09.049 有证参照物质 certified reference material
附有证书的参照物质。该物质的一个或多个特殊属性经过了测量学的有效过程鉴定。该物质所附带的证书提供了这些特殊属性值、与其相应的不确定度和对测量方法溯源性的陈述。

09.050 确证程序 confirmation procedure
一种分析检测过程，旨在确定样品中一种或多种特定禁用物质、禁用物质的代谢物、使用禁用物质的标志物的浓度或禁用方法是否存在的分析检测过程。确证程序还可显示某种禁用物质的含量高于检测限和确定样品中某种禁用物质的实际含量。

09.051 灵活的认可范围 flexible scope of accreditation
在国内认可团体进行评估前，实验室对资格认可的适用范围在国家认可机构评审前进行并实施有限的修改。

09.052 中间精密度 intermediate precision
因实验室内的一个或多个因素（如时间、设备和操作人员）的变动而导致检测结果的变异。

09.053 初筛程序 initial testing procedure, screen testing procedure
一种分析检测程序，旨在鉴别那些样品中可能含有禁用物质、禁用物质的代谢物、使用禁用物质或禁用方法的标志物，或对超出规定限量的禁用物质、禁用物质的代谢物、使用禁用物质或禁用方法的标志物进行定量检测。

09.054 实验室内部监管链 laboratory internal chain of custody
监管样品或因检测而取的任何部分样品的人员的系列文件。一般以书面形式记录涉及样品或部分样品操作的时间、地点、操作活动和涉及人员。

09.055 实验室 laboratory
专指使用某种检测方法和程序对尿液和其他生物样品中含有的禁用清单上所列禁用物质、禁用方法和标志物提供数据，并对检测限物质根据需要进行定量分析的、获得世界反兴奋剂机构认可资格的实验室。

09.056 实验室文件包 laboratory documentation package
由实验室制作的、支持阳性检测结果的一整套文件资料。

09.057 重大赛事 major event
一系列在国际多项体育组织管理下进行的国际比赛（如奥林匹克运动会、泛美运动会等）。

09.058 操作能力最低要求 minimum required performance level, MRPL
要求兴奋剂检测实验室在日常常规检测中可以准确检测和确证的禁用物质、禁用物质的代谢物、使用禁用物质或禁用方法的标志物的浓度。

09.059 非检测限物质 non-threshold sub-

stance

列于禁用清单上的、任何含量的检出都被认为是违反兴奋剂控制规范的物质。

09.060 假定阳性检测结果 presumptive adverse analytical finding

在初筛程序中有异常发现的样品检测结果，但尚未经过确证实验验证的情况。

09.061 标准品库 reference collection

知其出处的一组样品，可用于确证与其中物质成分相同的未知物质。例如，从反复核实的药物服用研究中获得的一个完全鉴定的样品，可提供所获相同代谢物比对的学术资料。

09.062 标准物质 reference material

又称"参考物质"。经过试验验证适合用于测量程序的一种或多种特性非常均匀和稳定的物质。

09.063 重复性 repeatability

同一实验室由同一人操作同一台设备时，在短期内检测结果的变异。用 S_r 表示。

09.064 再现性 reproducibility

由不同实验室分析同一样品时检测结果的变异。用 S_R 表示。

09.065 撤销资格 revocation

永久取消实验室世界反兴奋剂机构认可资格的情况。

09.066 暂停资格 suspension

暂时取消实验室世界反兴奋剂机构认可资格的情况。

09.067 检查机构 testing authority

由《世界反兴奋剂条例》规定负责赛内或赛外样品检查和/或管理检测结果的机构。包括国际奥林匹克委员会、世界反兴奋剂机构、国际单项体育联合会、国家体育组织、国家反兴奋剂组织、国家奥林匹克委员会、重大赛事组织机构或其他官方机构。

09.068 检测限物质 treshold substance

列入禁用清单的物质。一旦经检测和定量发现其含量超出规定范围就被判定是阳性结果。一种外源性或内源性禁用物质，禁用物质的代谢物或标志物经定量检测，其检测结果（浓度、比值或分值）超过先前明确的结论限而构成阳性检测结果。

09.069 血检官 blood collection official, BCO

由样本采集机构授权，有资格对运动员进行血液样品采集的官员。

09.070 监管链 chain of custody

从样品收集至样品被实验室签收并进行检测的全过程中对样品负有责任的个人或组织的序列。

09.071 陪护员 chaperone

由样本采集机构培训并授权、执行特殊任务的官员，其职责由样本采集机构指定，包括以下至少一项：通知被选中的运动员接受样本采集；全程陪同并监护运动员到达检查站；陪同和/或监护在检查站的运动员；以及/或培训后具有资质，监督并核实运动员提供的样本。

09.072 兴奋剂检查官 doping control officer

由样本采集机构培训并授权，《检查和调查国际标准》中授予兴奋剂检查官责任的官员。

09.073 兴奋剂检查站 doping control station

实施兴奋剂检测样品采集的地点。

09.074 样品采集器材 sample collection

equipment

在样品采集的全过程中用以直接采集或存放运动员样品的容器或仪器。至少应包括：①用于采集刚离体尿样的器皿；用于妥善保存部分尿样的样本瓶，直到运动员能够提供更多的尿样；以及用于妥善保存和运送全部尿样的、可密封并能防篡改的样本瓶和瓶盖。②血样采集器材：采集血样的针具，存放和运送血样的可密封并能防止篡改样品的试管。

09.075　样品采集人员　sample collection personnel

经反兴奋剂组织授权、具备资格履行或协助履行样品采集职责的人员的总称。

09.076　样品采集环节　sample collection session

自运动员最初得到检查通知，直到其已提供样本并离开检查站，在此过程中直接涉及运动员的一系列活动。

09.077　治疗　therapeutic

针对某种医学状况，通过补充物质的方法进行的处置；或采取其他措施进行的辅助治疗。

09.078　治疗用药豁免　therapeutic use exemption, TUE

在使用含禁用物质或方法前由治疗用药豁免委员会根据医学材料特许使用的情况。

09.079　治疗用药豁免委员会　therapeutic use exemption committee, TUEC

由相关反兴奋剂组织任命的审核治疗用药豁免申请的专门小组。

09.080　世界反兴奋剂机构治疗性用药豁免委员会　WADA therapeutic use exemption committee, WADA TUEC

由世界反兴奋剂机构任命的审核治疗用药豁免申请的专门小组。

09.03　中华人民共和国《反兴奋剂条例》

09.081　体育运动　sport movement

竞技体育、学校体育、社会体育三大领域中的体育比赛、体育训练和体育表演活动。

09.082　体育运动参加者　sport movement participant

任何参加体育运动的自然人。包括专业运动员、业余运动员、参加学校体育比赛的学生、参加群众体育运动（包括群众体育比赛和健身活动）的公民等。

09.083　变相提供兴奋剂　administration or attempted administration of a prohibited substance or prohibited method to any athlete

组织、强迫、欺骗、教唆体育运动参加者使用兴奋剂，或者向体育运动参加者提供获得兴奋剂的渠道、方式等信息，以及其他导致体育运动参加者使用兴奋剂的任何行为。

09.084　体育社会团体　social sport group

公民自愿组成并经合法登记成立的从事体育健身、娱乐、竞技、科研等活动的群众性体育组织。我国的体育社会团体主要有中华全国体育总会、中国奥林匹克委员会、中国体育科学学会、全国性单项体育协会、各行业（系统）体育协会以及其他群众自发组织的基层体育协会等。

09.085　实施运动员注册管理的体育社会团体　social sports group exercising athlete registration system

组织开展各种运动项目并有在本社团注册的运动员及其辅助人员的体育协会。如中国足球协会、中国登山协会等。

09.086 运动员管理单位 athlete administration organization
运动员所属单位或有资格代表运动员进行注册的单位。如各级体育总会、其他体育社会团体、体育俱乐部、企事业单位、学校等。

09.087 注册 registration
全国性单项体育协会根据自身章程和有关规定，对本项目运动员进行登记管理的行为。

09.088 兴奋剂检查规则 doping testing regulations
国务院体育主管部门或体育组织按照实际工作程序和要求制定的有关兴奋剂检查工作的一系列规章制度。

09.089 体育健身活动 physical activity
社会体育活动的重要部分,是公民自愿参加的、以增进身心健康为主要目的的群众性体育活动。

09.090 体育健身活动经营单位 physical activity running organization
从事以营利为目的、以提供体育健身活动服务为手段和内容而进行经营活动的实体。主要包括非公益性的健身中心、健身房、健身俱乐部、康体城等。

09.091 兴奋剂检查计划 testing distribution planning
国务院体育主管部门依据《反兴奋剂条例》和兴奋剂检查规则,在与有关单项体育联合会、竞赛组委会进行磋商的基础上,对兴奋剂检查工作做出的计划部署和具体安排。包括确定受检运动员的数量、挑选受检运动员的方法等。

09.092 高危险项目 high-risk sports
兴奋剂检测阳性率水平比较高的项目。即通常所说的八大项目——田径、游泳、举重、摔跤、柔道、赛艇、自行车和皮划艇。

09.093 高危险阶段 high-risk phase
运动成绩处于上升期或者运动成绩异常变化的阶段。

09.094 赛内兴奋剂检查 in-competition testing
简称"赛内检查"。专为某次运动会或某次比赛而进行的兴奋剂检查。可以在运动会比赛前或者运动员到达比赛地点后进行,也可以在比赛期间以及比赛结束后进行。

09.095 全国性体育竞赛 national event
在全国范围内举行的体育赛事。包括全国综合性运动会和全国单项体育竞赛。

09.096 省级体育竞赛 province-level event
在某省范围内举行的体育赛事。包括地方综合性运动会和地方单项体育竞赛。

09.097 赛外兴奋剂检查 out-of-competition testing
简称"赛外检查",又称"飞行检查"。在非比赛期间进行的、不事先通知的、突击性的兴奋剂检查。

09.098 兴奋剂检查证件 licence of doping control officer
兴奋剂检查工作人员的资格证书。在赛内检查中可用赛事组委会印发的工作证代替。

09.099 兴奋剂检测 doping control analysis
经国务院体育主管部门依照国际标准确定的专门实验室的专业检测技术人员,运用科学技术手段和有关专门知识对运动员受检样本进行科学分析的活动。对于准确认定运动员使用兴奋剂的事实以及处理违规行为至关重要。

09.100　兴奋剂检测机构　doping control analysis organization

经国务院体育主管部门确定,能够承担兴奋剂检测任务的机构,一般是科研单位。

09.101　取消比赛资格　disqualification

取消运动员参加某场比赛的资格。适用于赛前发现运动员违反《反兴奋剂条例》,特别是被查出使用了某种兴奋剂的情形。

09.102　取消比赛成绩　cancel score

取消运动员某场比赛的成绩。适用于在比赛期间(包括比赛刚结束)发现运动员违反《反兴奋剂条例》,特别是被查出使用了某种兴奋剂的情形。

09.103　禁赛　ineligibility

禁止运动员在一定期限内参加比赛。既适用于赛前,也适用于比赛期间(包括比赛刚结束)。

英汉索引

A

ALPSA 前盂唇及骨膜套袖状撕裂 03.102

ALRI 膝外侧向前旋转不稳 03.305

alveolar dead space *肺泡无效腔 02.109

alveolar ventilation 肺泡通气量 02.108

AMBRI 非创伤性肩关节多方向不稳 03.113

ambulation training 步行训练 07.112

amino acid 氨基酸 04.054

amino acid pool 氨基酸库 04.055

amino acid score 氨基酸评分，*蛋白质化学评分 05.047

aminopeptidase 氨基肽酶 04.083

aminotransferase 氨基转移酶 04.084

ammonia threshold 血氨阈 04.207

AMP-activated protein kinase AMP 活化蛋白激酶 04.205

AMPK AMP 活化蛋白激酶 04.205

AMRI 膝内侧向前旋转不稳 03.307

anaerobic endurance 无氧耐力 02.160

anaerobic energy supply 无氧供能过程 04.197

anaerobic power 无氧功率 02.162

anaerobic threshold 无氧阈 02.156

anaerobic working capacity 无氧工作能力 02.161

analytical testing 分析检测 09.048

anatomical dead space 解剖无效腔 02.105

anatomical neck 解剖颈 01.117

anatomical position 解剖学姿势，*标准解剖学姿势 01.051

android-type obesity 男性型肥胖 06.019

angiotensin converting enzyme 血管紧张素转换酶 04.148

ankle arthroscopy 踝关节镜术 03.461

ankle clonus test 踝阵挛试验 07.029

ankle joint *踝关节 01.273

annular ligament of radius 桡骨环状韧带 01.242

annulus fibrosus 纤维环 01.217

anorexia nervosa syndrome 神经性厌食综合征 05.118

antagonist 拮抗肌，*对抗肌 01.404

anterior cruciate ligament 前交叉韧带 01.266

anterior cruciate ligament partial reconstruction 前交叉韧带部分重建术 03.276

anterior cruciate ligament reconstruction 前交叉韧带重建术 03.273

anterior dislocation of the sternoclavicular joint 胸锁关节前脱位 03.117

anterior drawer test 前抽屉试验 03.271

anterior interosseous nerve paralysis 前臂掌侧骨神经麻痹 03.514

anterior labral periosteal sleeve avulsion 前盂唇及骨膜套袖状撕裂 03.102

anterior longitudinal ligament 前纵韧带 01.218

anterior shoulder dislocation 肩关节前脱位 03.098

anterior superior iliac spine 髂前上棘 01.151

anterior talofibular ligament 距腓前韧带 01.274

anterior tibial compartment 胫前间隔 03.382

anterior tibial compartment syndrome 胫前间隔综合征 03.383

antero-lateral rotatory instability of the knee 膝外侧向前旋转不稳 03.305

antero-medial rotatory instability of the knee 膝内侧向前旋转不稳 03.307

anthropometric measurement 身体形态测量 06.058

anticodon 反密码子 04.113

anti-doping organization 反兴奋剂组织 09.003

antioncogene 抑癌基因 03.050

antioxidant enzyme 抗氧化酶 04.188

antioxidant nutrient 抗氧化营养素 05.008

antioxidase 抗氧化酶 04.188

antisense oligonucleotide 反义寡核苷酸 04.092

anti-spastic position 抗痉挛位 07.035

apolipoprotein 脱脂载脂蛋白 04.042

arch of foot 足弓 01.279

arcuate line 弓状线 01.156

arterial [blood] pressure 动脉血压 02.079

arterial pulse 动脉脉搏 02.080

arthrography 关节造影术 03.078

arthroscope 关节镜 03.079

arthroscopy 关节镜手术 03.080

articular capsule 关节囊 01.200

articular cartilage 关节软骨 03.001

articular cavity 关节腔 01.201

articular disc 关节盘 01.202

articular labrum 关节唇 01.203

articular meniscus 关节半月板 01.265，01.202

articular process 关节突 01.075

articular surface 关节面 01.199

articulation 关节 01.198

artificial ligament 人工韧带 03.028

artificial menstrual cycle 人工月经周期 06.111

ascorbic acid *抗坏血酸 05.026

aseptic necrosis of humeral capitulum epiphysis 肱骨小头骨骺无菌性坏死 03.158

aseptic necrosis of metatarsal head   跖骨头无菌性坏死   03.456

aseptic necrosis of the femoral head in athlete   运动员股骨头无菌性坏死   03.213

aseptic necrosis of the lunate bone   月骨无菌性坏死   03.494

aseptic necrosis of the navicular bone   足舟骨无菌性坏死   03.493

ASO   等位基因特异性寡核苷酸   04.093

assistive exercise   助力运动   07.086

AT   无氧阈   02.156

athlete   运动员   09.004

athlete administration organization   运动员管理单位   09.086

athlete of upper respiratory tract infection   运动员上呼吸道感染   06.166

athletes' disease-causing behavior of weight control   运动员致病性控体重行为   05.120

athlete support personnel   运动员辅助人员   09.005

athletic cold injury   运动性冻伤   06.154

athletic menstrual cycle irregularity   运动性月经失调   06.147

athletic trainer   运动防护师   07.010

athletic training   运动防护   07.011

atlantoaxial joint   寰枢关节   01.226

atlantooccipital joint   寰枕关节   01.225

atlas   寰椎   01.077

ATP   腺苷三磷酸   04.193

atraumatic multidirectional, often bilateral, shoulder instability requiring rehabilitation and occasionally inferior capsular shift   非创伤性肩关节多方向不稳   03.113

atrial systole   心房收缩期   02.046

attempt   企图   09.006

atypical finding   非典型性结果   09.007

augmented feedback   追加反馈, *外在反馈   02.201

autologous chondrocyte implantation   自体软骨细胞移植   03.009

autorhythmic cell   自律细胞   02.061

autorhythmicity   自动节律性   02.062

avascular necrosis of the talus   距骨缺血性坏死   03.426

avulsion fracture of the anterior inferior iliac spine   髂前下棘撕脱骨折   03.206

avulsion fracture of the anterior superior iliac spine   髂前上棘撕脱骨折   03.205

avulsion fracture of the calcaneal epiphysis   跟骨骨骺撕脱骨折   03.457

avulsion fracture of the greater tubercle of the humerus   肱骨大结节撕脱骨折   03.090

avulsion fracture of the intercondylar eminence   髁间棘撕脱骨折   03.269

avulsion fracture of the ischial tuberosity   坐骨结节撕脱骨折   03.207

avulsion fracture of the posterior cruciate ligament from the tibia   后交叉韧带下止点撕脱骨折   03.289

avulsion fracture of the tibial tuberosity   胫骨结节撕脱骨折   03.255

axillary fossa   腋窝   01.347

axis   枢椎   01.078

axon   轴突   01.037

B

baby Bennett fracture   小儿贝内特骨折   03.172

baduanjin   八段锦   08.080

baduanjin in sitting   坐式八段锦   08.082

baduanjin in standing   站式八段锦   08.081

Baker's cyst   *贝克囊肿   03.354

balance   平衡性   06.007

balanced diet   平衡膳食, *合理膳食   05.071

balanced dietary guideline for athlete   运动员平衡膳食指南   05.074

balanced dietary pyramid   平衡膳食宝塔   05.072

balance function   平衡功能   07.036

balance threshold   稳定极限   07.039

balance training   平衡训练   07.110

ball and socket joint   球窝关节   01.207

Bankart lesion   班卡特损伤   03.100

basal metabolic rate   基础代谢率   02.123

basal metabolism   基础代谢   02.122

baseball finger   *垒球指   03.178

base pair   碱基对   04.090

BCO   血检官   09.069

bean product   豆类制品   05.064

beating with empty-hand   空拳盖击   08.050

bending lumbar rotation manipulation   弯腰旋转扳法   08.068

Bennett fracture 贝内特骨折 03.170

Berlin edema *柏林水肿 03.530

BIA 生物电阻抗法 06.072

biceps brachii 肱二头肌 01.322

biceps femoris 股二头肌 01.374

bioelectric impedance analysis 生物电阻抗法 06.072

bioelectricity 生物电 02.001

biofeedback therapy 生物反馈疗法 07.150

biological age 生物学年龄 06.054

biological contamination of food 食品生物污染 05.106

biological value 生物价 05.045

biomechanical characteristics of articular cartilage 关节软骨生物力学特性 03.040

biomechanical characteristics of bone 骨组织生物力学特性 03.039

biomechanical characteristics of collagen tissue 胶原组织生物力学特性 03.041

biomechanical characteristics of knee joint 膝关节生物力学特性 03.042

biomechanics 生物力学 03.038

2,3-bisphosphoglycerate 2,3-双磷酸甘油酸 04.011

black eye *乌眼 03.527

blood capillary 毛细血管 02.072

blood collection official 血检官 09.069

blood glucose 血糖 05.088

blood-letting puncturing and cupping 刺血拔罐，*刺络拔罐 08.027

blood pressure 血压 02.077

blood supply of meniscus 半月板血液供应 03.013

Blumensaat line 布鲁门萨线 03.252

BMI 体重指数 06.018

BMR 基础代谢率 02.123

Bobath technique 博巴斯技术 07.122

body composition 身体成分 05.086

body fat rate 体脂率 06.016

body height 身高 06.060

body mass index 体重指数 06.018

body posture 身体姿势 06.075

body weight 体重，*人体的质量 06.059

bone age 骨龄 06.055

bone lamella 骨板 01.022

bone marrow 骨髓 01.066

bone matrix 骨基质 01.021

bone mineral density 骨密度，*骨骼矿物质密度 06.033

bone-patellar tendon-bone autograft 自体骨–髌腱–骨 03.278

bone trabecula 骨小梁 01.064

Borg score of perceived exertion 主观用力程度计分 07.045

boutonniere injury of the finger extensor tendon 伸指肌腱钮孔样断裂 03.179

bowler's thumb 保龄球拇指 03.517

boxer's face *拳击面 03.525

boxer's fracture 拳击者骨折 03.173

boxer's knuckle 拳击者关节 03.174

boxing-knock out 拳击击昏 03.505

2,3-BPG 2,3-双磷酸甘油酸 04.011

brace 矫形器，*支具 03.075

brachialis 肱肌 01.324

brachioradialis 肱桡肌 01.326

branched-chain amino acid 支链氨基酸 04.058

branched-chain keto acid 支链酮酸 04.044

breath training 呼吸训练 07.100

Brunnstrom technique 布伦斯特伦技术 07.124

bucket-handle tear of the meniscus 半月板桶柄样裂 03.315

bupleurum powder for relieving liver-qi 柴胡疏肝散 08.126

burn rehabilitation 烧伤康复 07.175

bursitis of the greater trochanter 股骨大粗隆滑囊炎 03.222

BV 生物价 05.045

C

CA 儿茶酚胺 04.167

cadence 步频 07.061

calcaneal apophysitis 跟骨骨骺炎 03.458

calcaneal osteophyte 跟骨下骨刺 03.451

calcaneofibular ligament 跟腓韧带 01.276

calcaneus 跟骨 01.184

calcification and ossification of surrounding soft tissue of the elbow joint 肘关节周围软组织钙化或骨化 03.165

calcification of medial collateral ligament 内侧副韧带

钙化 03.260

calcific tendinitis of the rotator cuff 肩袖钙化性肌腱炎 03.125

calcitonin-gene-related peptide 降钙素基因相关肽 04.181

caloric restriction *热量限制 05.094

cAMP 环腺苷酸，*环腺苷一磷酸 04.121

cancel score 取消比赛成绩 09.102

cancer rehabilitation 癌症康复 07.176

capacitance vessel 容量血管 02.070

capitate bone 头状骨 01.143

capitulum of humerus 肱骨小头 01.123

capsular ligament *囊韧带 01.193

carbohydrate *碳水化合物 04.002

carbohydrate loading 糖原填充法，*糖原负荷 05.136

carbohydrate supplementation to athlete 运动员补糖 05.135

carbonic anhydrase 碳酸酐酶 02.132

cardiac cycle 心动周期 02.068

cardiac hypertrophy 心脏肥大 02.086

cardiac index 心指数 02.055

cardiac muscle 心肌 01.031

cardiac output 心输出量 02.054

cardiac pump reserve *心泵功能储备 02.058

cardiac reserve 心力储备 02.058

cardiopulmonary function 心肺机能 06.022

cardiopulmonary rehabilitation 心肺康复 07.155

cardiovascular and pulmonary function 心肺血管机能 06.005

carnitine 肉碱 04.039

carnitine shuttle system 肉[毒]碱穿梭系统 04.051

β-carotene β-胡萝卜素 04.154

carpal bone 腕骨 01.137

carpal canal 腕管 01.351

carpal tunnel syndrome 腕管综合征 03.515

carpometacarpal joint 腕掌关节 01.247

cartilage injury of the femoral trochlea 股骨滑车部软骨损伤 03.341

cartilage tissue 软骨组织，*软骨 01.012

cartilaginous joint 软骨连结 01.194

CAS 国际体育仲裁院 09.008

casein 酪蛋白 05.016

catalase 过氧化氢酶 04.149

catecholamine 儿茶酚胺 04.167

Caton index 卡顿指数 03.237

cell 细胞 01.001

cell dedifferentiation 细胞去分化 03.047

cell differentiation 细胞分化 03.046

cell membrane 细胞膜，*质膜 01.002

central venous pressure 中心静脉压 02.082

cephalin 脑磷脂 04.035

cerebral contusion 脑挫伤 03.500

certified reference material 有证参照物质 09.049

cervical disc herniation 颈椎间盘突出症 03.198

cervical localized rotation manipulations 颈部旋转定位扳法 08.049

cervical obliquely pulling manipulation 颈部斜扳法 08.048

cervical spondylosis 颈椎病 03.199

cervical traction 颈椎牵引 07.128

cervical vertebra 颈椎 01.076

CGRP 降钙素基因相关肽 04.181

chaihu shugan san 柴胡疏肝散 08.126

chain of custody 监管链 09.070

chaperone 陪护员 09.071

Chargaff's rule 夏格夫法则 04.127

chemical contamination of food 食品化学污染 05.107

chest percussion 胸部叩击 07.106

child 儿童 06.076

choice reaction time 选择反应时 02.182

cholesterol 胆固醇 05.038

cholinergic urticaria 胆碱能性荨麻疹 06.165

chondral and osteochondral injury of capitulum of humerus 肱骨小头软骨损伤和骨软骨损伤 03.154

chondral fracture of the capitulum of humerus 肱骨小头软骨骨折 03.155

chondrocyte 软骨细胞 03.002

chondroitin sulfate 硫酸软骨素 04.082

chondromalacia patella 髌骨软化 03.247

chromatin 染色质 04.108

chromosome 染色体 04.109

chronic distal tibiofibular syndesmosis disruption 慢性下胫腓关节分离 03.398

chronic lateral instability of the ankle joint 慢性踝关节外侧不稳 03.396

chronic medial instability of the ankle joint 慢性踝关节内侧不稳 03.397

chronic metatarsophalangeal dislocation 慢性跖趾关节脱位 03.455

chronic slipped capital femoral epiphysis 慢性股骨头

costovertebral joint　肋椎关节　01.227

cough training　咳嗽训练　07.105

covalent modification　共价修饰　04.142

COX　环加氧酶　04.049

CP　磷酸肌酸　02.144

CPK　*肌酸磷酸激酶　04.204

CR　*热量限制　05.094

Crabtree effect　反巴斯德效应　04.209

creatine　肌酸　04.202

creatine kinase　肌酸激酶　04.204

creatine phosphate　磷酸肌酸　02.144

creatine phosphokinase　*肌酸磷酸激酶　04.204

creatinine　肌酐　04.201

creeping obesity　蠕变性肥胖　06.021

cross bridge　横桥　02.013

cross-growth　交叉生长　06.079

cross-sectional anatomy　解剖横断面　01.419

CS　硫酸软骨素　04.082

cubital fossa　肘窝　01.350

cuboid bone　骰骨　01.187

cuneiform bone　楔骨　01.186

cup moving　*推罐　08.025

cupping therapy　拔罐疗法　08.016

cupping with boiling water method　煮罐法　08.021

cup retaining　留罐　08.017

cutaneous needle therapy　皮肤针疗法　08.003

cyclic adenylic acid　环腺苷酸，*环腺苷一磷酸　04.121

cyclo-oxygenase　环加氧酶　04.049

cyst of the cruciate ligament　交叉韧带囊肿　03.303

cytokine　细胞因子　04.174

cytoplasm　细胞质，*胞浆　01.003

D

dacheng decoction　大成汤　08.115

dacheng tang　大成汤　08.115

daididang wan　代抵当丸　08.122

daoyin　导引　08.083

deafferentation procedure　传入阻断程序　02.186

decoction for dissipating blood stasis under diaphram　膈下逐瘀汤　08.131

decoction for promoting circulation of qi and blood　顺气活血汤　08.125

decoction for recovery and activating blood circulation　复元活血汤　08.119

decoction for removing blood stasis in the chest　血府逐瘀汤　08.130

decoction of four ingredients with peach kernel and safflower　桃红四物汤　08.129

decoction of peach kernel for activating-qi　桃核承气汤　08.117

decrepitude　衰老　06.099

degenerate codon　简并密码子　04.116

degeneration of the meniscus　半月板变性　03.321

degenerative meniscus injury　退变性半月板损伤　03.313

dehydration　脱水　05.113

delayed onset muscle soreness　延迟性肌肉酸痛　06.031

deltoid　三角肌　01.316

deltoid tuberosity　三角肌粗隆　01.121

dendrite　树突　01.036

dens　*齿突　01.078

dense connective tissue　致密结缔组织　01.009

deoxyribonucleic acid　脱氧核糖核酸　04.096

depolarization　去极化　02.007

descriptive knowledge of performance　描述性操作反馈　02.196

desmolase　碳链裂解酶，*胆固醇碳链裂解酶　04.047

development　发育　06.080

development feature of absolute strength　绝对力量发展特征　06.088

development feature of coordinated ability　协调能力发展特征　06.096

development feature of endurance quality　耐力素质发展特征　06.095

development feature of maximum run speed　最高跑速发展特征　06.094

development feature of reaction speed　反应速度发展特征　06.092

development feature of relative strength　相对力量发展特征　06.089

development feature of speed strength　速度力量发展特征　06.090

development feature of strength endurance　力量耐力发展特征　06.091

development feature of stride frequency　步频发展特

征 06.093

DEXA 双能 X 射线吸收法 06.073

Dial test *拨号试验 03.267

diaphragm 膈肌 01.305

diastolic pressure 舒张压 02.076

Diaz disease *迪亚斯病 03.426

dietary catering 膳食配餐 05.093

dietary fiber 膳食纤维 05.049

dietary guideline 膳食指南 05.073

dietary reference intake 膳食营养素参考摄入量 05.076

dietary restriction 饮食限制 05.094

dietary supplement 膳食补充剂 05.130

dietary survey 膳食调查 05.082

diffusion rate of gas 气体扩散速率 02.111

direct calorimetry 直接测热法 02.127

direct moxibustion 着肤灸，*直接灸 08.009

disability 残疾 07.012

discoid meniscus 盘状半月板 03.332

discrete motor skill 分离性运动技能，*非连续性运动技能 02.170

discrimination reaction time 辨别反应时 02.183

dislocation of the long head of biceps tendon 肱二头肌长头肌腱脱位 03.127

dislocation of the talus 距骨脱位，*距骨全脱位 03.422

dislocation of the tarsometatarsal joint 跖跗关节脱位 03.427

disqualification 取消比赛资格 09.101

distal radioulnar joint 桡尺远侧关节 01.239

DNA 脱氧核糖核酸 04.096

DNA chimera DNA 嵌合体 04.100

DNA double helix DNA 双螺旋 04.097

DNA fingerprint analysis DNA 指纹分析 04.126

doping contamination of food 食品兴奋剂污染 05.111

doping control 兴奋剂管制 09.011

doping control analysis 兴奋剂检测 09.099

doping control analysis organization 兴奋剂检测机构 09.100

doping control officer 兴奋剂检查官 09.072

doping control station 兴奋剂检查站 09.073

doping testing regulations 兴奋剂检查规则 09.088

double-bundle anterior cruciate ligament reconstruction 前交叉韧带双束重建术 03.275

double-bundle reconstruction of the posterior cruciate ligament 后交叉韧带双束重建术 03.294

double posterior cruciate ligament sign 双后交叉韧带征 03.316

double support time 双腿支撑时间 07.068

DRI 膳食营养素参考摄入量 05.076

dual-energy X-ray absorptiometry 双能 X 射线吸收法 06.073

Dugas sign 杜加斯征，*搭肩试验 03.106

dynamic balance 动态平衡 07.038

dynamic electromyography 动态肌电图检查，*表面肌电图 07.055

dynamic equilibrium 动态平衡 07.038

dynamic exercise 动力性运动 07.091

dynamic qigong 动功 08.090

dynamic strength training 动力性力量练习 06.052

dynamic work 动力工作 01.408

dystonia [肌]张力失常 07.024

E

EAR 平均需要量 05.077

ear acupuncture therapy 耳针疗法 08.006

ease powder 逍遥散 08.127

eating disorder 饮食失调 06.065

eccentric contraction 离心收缩 02.026

ECG 心电图 02.069

ECG exercise test 心电图运动试验 07.043

ectopic ossification 异位骨化 03.045

effective refractory period 有效不应期 02.065

efferent neuron *传出神经元 01.039

egg product 蛋类 05.061

ejection fraction 射血分数 02.056

ejection period 射血期 02.049

elastic cartilage 弹性软骨 01.018

elastic fiber 弹性纤维 01.014

elbow arthroscopy 肘关节镜 03.168

elbow dislocation 肘关节脱位 03.147

elbow extension against gravity test 伸肘抗重力试验 03.162

elbow joint 肘关节 01.235

electro-acupuncture 电针法 08.001

electrocardiogram 心电图 02.069

electromyogram 肌电图 02.040

electron transport chain 电子传递链，*呼吸链 04.196

electrotherapy 电疗法 07.135

ellipsoid joint 椭圆关节 01.209

EMG 肌电图 02.040

endomysium 肌内膜 01.284

energy bar 能量棒 05.134

energy conservation technique 能量保存技术 07.107

energy metabolism 能量代谢 02.124

energy-yielding nutrient 产能营养素 05.007

enthesiopathy at the calcaneal insertion of the Achilles tendon 跟骨跟腱止点末端病 03.446

enthesopathy 末端病 03.034

enthesopathy at the insertion of quadriceps femoris 股四头肌止点末端病 03.249

enthesopathy of the apex patellae 髌尖末端病 03.248

enthesopathy of the iliopsoas insertion at the lesser tro-chanter 髂腰肌小粗隆末端病 03.219

enzyme 酶 04.129

enzyme active unit 酶活力单位 04.132

epidermal growth factor 表皮生长因子 04.175

epidural hematoma 硬脑膜外血肿 03.502

epimysium 肌外膜 01.283

epiphyseal plate 骺板，*生长板 03.473

epiphyseal separation 骨骺分离 03.474

epiphyseal separation of lateral humeral condyle 肱骨外髁骨骺分离 03.477

epiphyseal separation of the anterior inferior iliac spine 髂前下棘骨骺分离 03.487

epiphyseal separation of the anterior superior iliac spine 髂前上棘骨骺分离 03.486

epiphyseal separation of the calcaneus 跟骨骨骺分离 03.488

epiphyseal separation of the distal end of the femur 股骨远端骨骺分离 03.482

epiphyseal separation of the distal end of the humerus 肱骨远端骨骺分离 03.478

epiphyseal separation of the distal end of the radius 桡骨远端骨骺分离 03.475

epiphyseal separation of the distal end of the tibia 胫骨远端骨骺分离 03.480

epiphyseal separation of the femoral head 股骨头骨骺分离 03.483

epiphyseal separation of the ischial tuberosity 坐骨结节骨骺分离 03.215

epiphyseal separation of the lesser femoral trochanter 股骨小粗隆骨骺分离 03.485

epiphyseal separation of the proximal humerus 肱骨上端骨骺分离 03.479

epiphyseal separation of the proximal tibia 胫骨上端骨骺分离 03.481

epiphyseal separation of the radial head 桡骨小头骨骺分离 03.476

epiphyseal separation of the tibial tubercle 胫骨结节骨骺分离 03.484

epiphysis 骨骺 03.018

epiphysitis of the capitellum of the humerus 肱骨小头骨骺炎 03.490

epiphysitis of the distal end of the radius and ulna 尺桡骨远端骨骺炎 03.491

epiphysitis of the femoral head 股骨头骨骺炎，*股骨头缺血性坏死 03.489

epiphysitis of the iliac ala 髂骨翼骨骺炎 03.214

epiphysitis of the ischial tuberosity 坐骨结节骨骺炎 03.492

epiphysitis of the vertebral body *椎体骨骺炎 03.202

EPO [促]红细胞生成素，*促红素 04.166

EPOC 运动后过量氧耗 02.166

equinus foot 马蹄足 03.468

erector spinae 竖脊肌 01.297

ERV 补呼气量，*呼气储备量 02.097

erythropoietin [促]红细胞生成素，*促红素 04.166

essential amino acid 必需氨基酸 04.056

essential fatty acid 必需脂肪酸 04.029

estimated average requirement 平均需要量 05.077

ethmoid bone 筛骨 01.089

event 赛事 09.012

event occlusion procedure 事件阻断程序 02.189

event period 赛事期间 09.013

eversion 外翻 01.401

exaltation in menstrual period 兴奋型月经期 06.108

excessive exercise 过度运动 06.053

excess post-exercise oxygen consumption 运动后过量氧耗 02.166

exchange vessel 交换血管 02.071

excitability 兴奋性 02.021

excitation 兴奋 02.020

excitation contraction coupling 兴奋收缩偶联

02.022

exercise 运动 07.071

exercise at anaerobic threshold 无氧阈训练 07.079

exercise biochemistry 运动生物化学 04.001

exercise duration 运动持续时间 06.043

exercise effect 运动效应 06.046

exercise energy expenditure 运动能量消耗 05.087

exercise evoked by electrical stimulation 电刺激运动 07.085

exercise frequency 运动频度 06.044

exercise-induced anaphylaxis 运动性过敏症 06.148

exercise-induced apsychia 运动性晕厥 06.135

exercise-induced asthma 运动性哮喘 06.144

exercise-induced dehydration 运动性脱水 05.114

exercise-induced gastrointestinal tract syndrome 运动性胃肠综合征 06.145

exercise-induced headache 运动性头痛 06.146

exercise-induced heatstroke 运动性中暑 06.150

exercise-induced hematuria 运动性血尿 06.137

exercise-induced hypertension 运动性高血压 06.133

exercise-induced myoglobinuria 运动性肌红蛋白尿 06.139

exercise-induced purpura 运动性紫癜 06.149

exercise-induced stomachache 运动性腹痛 06.141

exercise-induced sudden death 运动性猝死 06.140

exercise intensity 运动强度 06.045

exercise load test 运动负荷试验 06.024

exercise massage 运动按摩 08.071

exercise prescription 运动处方 06.042

exercise therapy 运动疗法 07.074

exercise training 运动训练 07.073

exercise training intensity 运动训练强度 07.076

exercise workload 运动负荷 02.033

exertional hemoglobinuria 运动性血红蛋白尿 06.138

expiration 呼气 02.090

expiratory reserve volume 补呼气量，*呼气储备量 02.097

extension 伸 01.394

extension type supracondylar humeral fracture 伸直型肱骨髁上骨折 03.140

extensor carpi radialis brevis 桡侧腕短伸肌 01.336

extensor carpi radialis longus 桡侧腕长伸肌 01.335

extensor carpi ulnaris 尺侧腕伸肌 01.339

extensor digiti minimi 小指伸肌 01.338

extensor digitorum 指伸肌 01.337

extensor digitorum longus 趾长伸肌 01.378

extensor indicis 示指伸肌 01.344

extensor pollicis brevis 拇短伸肌 01.342

extensor pollicis longus 拇长伸肌 01.343，蹞长伸肌 01.379

external auditory canal exostosis and osteomas 耳道骨瘤及骨疣 03.524

external occipital protuberance 枕外隆凸 01.101

external rotation injury of the ankle 踝外旋损伤 03.390

exteroceptor 外感受器 01.046

extracapsular ligament *囊外韧带 01.193

extrusion process 挤压法，*挤按法 08.047

eye movement recording technique 眼动记录技术 02.190

F

far fixed 远固定 01.410

fascia 筋膜 01.287

fast-twitch muscle fiber 快缩型肌纤维 02.038

fast weight loss 快速减体重 05.099

fat embolism syndrome 脂肪栓塞综合征 03.058

fatigue fracture of the accessory fibula 副腓骨疲劳性骨折 03.435

fatigue fracture of the fibula 腓骨疲劳性骨折 03.381

fatigue fracture of the medial malleolus 内踝疲劳骨折，*内踝应力性骨折 03.404

fatigue fracture of the metatarsal bone 跖骨疲劳性骨折 03.433

fatigue fracture of the navicular bone of the foot 足舟骨疲劳性骨折 03.434

fatigue fracture of the neck of the talus 距骨颈疲劳性骨折 03.436

fatigue fracture of the patella 髌骨疲劳骨折 03.233

fatigue fracture of the tibia 胫骨疲劳性骨折 03.380

fatigue periostitis of the metatarsal bone 跖骨疲劳性骨膜炎 03.432

fat pad injury 脂肪垫损伤 03.346

fat-soluble vitamin 脂溶性维生素 04.152

fatty acid 脂肪酸 04.026

feed-forward activation　前馈激活　04.138

femoral head　股骨头　01.167

femoral neck stress fracture in athlete　运动员股骨颈应力性骨折　03.209

femoral nerve paralysis　股神经麻痹　03.512

femoral triangle　股三角　01.390

femur　股骨　01.166

ferritin　铁蛋白　05.089

FFA　游离脂肪酸　04.031

fibrin　纤维蛋白　04.064

fibroblast growth factor　成纤维细胞生长因子　04.177

fibrocartilage　纤维软骨　01.019

fibrous ankylosis of the knee joint　膝关节纤维性强直　03.363

fibrous joint　纤维连结　01.190

fibula　腓骨　01.178

fibula fatigue periostitis　腓骨疲劳性骨膜炎　03.379

fibular collateral ligament　腓侧副韧带　01.268

fibular head　腓骨头　01.179

filling period　充盈期　02.048

fine motor skill　精细运动技能　02.169

finger-nail pressing　掐法，*爪法　08.057

finger-pointing manipulation　点穴法　08.038

finger-pressing manipulation　指压法　08.079

fire cupping　火罐法　08.018

fire throwing method　架火法　08.020

fire twinkling method　闪火法　08.019

fish and shrimp　鱼虾类　05.067

Fitts's law　*菲茨定律　02.174

fixator　固定肌　01.406

flash-cupping method　闪罐法　08.024

flat bone　扁骨　01.060

flexibility　柔韧性　06.034

flexible scope of accreditation　灵活的认可范围　09.051

flexion　屈　01.393

flexion type supracondylar humeral fracture　屈曲型肱骨髁上骨折　03.141

flexor carpi radialis　桡侧腕屈肌　01.328

flexor carpi ulnaris　尺侧腕屈肌　01.330

flexor digitorum longus　趾长屈肌　01.385

flexor digitorum profundus　指深屈肌　01.333

flexor digitorum superficialis　指浅屈肌　01.331

flexor hallucis longus　踇长屈肌　01.386

flexor pollicis longus　拇长屈肌　01.332

flexor tendon injury　屈指肌腱损伤　03.177

flex traction type insertion　牵拉屈曲型腱止点　03.036

fluid replacement in athlete　运动员补液　05.139

folic acid　叶酸　05.024

food-borne disease　食源性疾病　05.109

food contamination　食品污染　05.105

food hygiene　食品卫生　05.104

food nutrition fortification　食物营养强化　05.056

food poisoning　食物中毒　05.110

food safety　食品安全　05.101

food safety for athlete　运动员食品安全　05.102

food spoilage　食品腐败变质　05.103

food with high-glycemic index　高血糖指数食物　05.053

food with low-glycemic index　低血糖指数食物　05.052

force-velocity relation curve　张力–速度关系曲线　02.037

F-1,6-P　果糖-1,6-二磷酸　04.010

fracture　骨折　03.065

fracture and dislocation of the talus　距骨骨折脱位　03.424

fracture dislocation of the cervical spine　颈椎骨折脱位　03.180

fracture of the ankle joint　踝关节骨折　03.399

fracture of the anterosuperior calcaneus process　跟骨前上突骨折　03.430

fracture of the atlas　寰椎骨折　03.185

fracture of the clavicle　锁骨骨折　03.088

fracture of the fifth metatarsal tuberosity　第五跖骨结节骨折　03.428

fracture of the iliac ala　髂骨翼骨折　03.204

fracture of the lateral talar process　距骨外突骨折　03.425

fracture of the lesser trochanter　股骨小粗隆骨折　03.208

fracture of the proximal fifth metatarsal bone　第五跖骨近1/3段骨干骨折　03.429

fracture of the skull base　颅底骨折　03.498

fracture of the skull cap　颅盖骨折　03.497

fracture of the surgical neck of the humerus　肱骨外科颈骨折　03.091

fracture of the tibial plateau　胫骨平台骨折　03.358

fracture of the vertebral lamina in athlete　运动员脊椎椎板骨折　03.194

FRC 功能余气量 02.104

free fatty acid 游离脂肪酸 04.031

free radical 自由基 04.183

frontal axis 冠状轴 01.053

frontal bone 额骨 01.088

frontal plane 冠状面 01.056

frontal sinus 额窦 01.103

fructokinase 果糖激酶 04.014

fructose-1,6-diphosphate 果糖-1,6-二磷酸 04.010

fumigation and soaking therapy 熏洗疗法 08.110

fumigation and steaming therapy 熏蒸疗法 08.111

functional electric stimulation 功能性电刺激 07.151

functional position 功能位 07.034

functional residual capacity 功能余气量 02.104

fuscous vegetable 深色蔬菜 05.059

fuyuan huoxue tang 复元活血汤 08.119

fuyuan tongqi san 复元通气散 08.124

G

gait 步态 07.048

gait analysis 步态分析 07.049

gait cycle 步行周期 07.064

gait training with walking aides 辅助步行训练 07.114

gait width 步宽 07.060

galactose 半乳糖 04.006

gamekeeper's thumb *牧场看守人拇 03.175

gas exchange 气体交换 02.110

gastrocnemius 腓肠肌 01.382

gene 基因 04.101

gene localization 基因定位 04.104

gene mutation 基因突变 04.106

gene polymorphism 基因多态性，*遗传多态性 04.105

generalized motor program 概括化运动程序 02.176

gene therapy 基因治疗 03.051

genetic central dogma 遗传学中心法则 04.128

genetic code 遗传密码 04.111

geratic period 老年期 06.098

geriatric rehabilitation 老年康复 07.157

gexia zhuyu tang 膈下逐瘀汤 08.131

GI 血糖指数 05.051

GLAD 前下盂缘损伤 03.104

glenoid cavity 关节盂 01.114

glenolabral articular disruption 前下盂缘损伤 03.104

glial cell 神经胶质细胞，*神经胶质 01.034

globular actin *球状肌动蛋白 04.067

globulin 球蛋白 04.065

gluconeogenesis 糖异生 04.022

glucose 葡萄糖 02.130

glucose transporter 葡糖转运蛋白 04.078

GLUT 葡糖转运蛋白 04.078

glutamine 谷氨酰胺 04.060

glutathione peroxidase 谷胱甘肽过氧化物酶 04.190

glutathione reductase 谷胱甘肽还原酶 04.191

gluteal tuberosity 臀肌粗隆 01.171

gluteus maximus 臀大肌 01.356

gluteus medius 臀中肌 01.357

gluteus minimus 臀小肌 01.358

glycemic index 血糖指数 05.051

glycerol kinase 甘油激酶 04.046

α-glycerola-phosphate shuttle α-磷酸甘油穿梭 04.200

glycogen 糖原 04.008

glycogenesis 糖原生成 04.021

glycogenolysis 糖原分解 04.020

glycolysis 糖酵解 04.018

glycolytic system 酵解能系统 02.146

glycoprotein 糖蛋白 04.009

go into mental disorder 入魔 08.099

go into static 入静 08.098

G protein G 蛋白 04.161

gracilis 股薄肌 01.371

graded exercise test 分级运动试验 06.023

grain 谷类 05.065

grasping manipulation 拿法 08.054

gravitation shock 重力性休克 06.156

greater pelvis 大骨盆 01.258

greater sciatic foramen 坐骨大孔 01.253

greater sciatic notch 坐骨大切迹 01.154

greater trochanter 大转子 01.169

greater tubercle 大结节 01.118

gross motor skill 大肌肉运动技能 02.168

ground sanitation 场地卫生 06.121

growth 生长 06.078

growth spurt period　生长发育突增期　06.082

guidance hypothesis　指导假说　02.204

H

habitual dislocation of the elbow　肘关节习惯性脱位　03.148

habitual lateral dislocation of the elbow　肘关节习惯性侧方脱位　03.150

habitual patellar dislocation　习惯性髌骨脱位　03.244

habitual posterior dislocation of the elbow　肘关节习惯性后脱位　03.149

HACCP　危害分析及关键控制点　05.112

HAGL　盂肱下韧带肱骨止点撕脱损伤　03.103

hallux rigidus　踇僵症　03.471

hallux valgus　踇外翻　03.454

hamate bone　钩骨　01.144

hammer toe　锤状趾　03.472

haptoglobin　触珠蛋白　04.074

Harvard step test　哈佛台阶试验　06.155

Haversian lamella　哈弗斯骨板　01.025

hazard analysis and critical control point　危害分析及关键控制点　05.112

HDL　高密度脂蛋白　05.032

head of humerus　肱骨头　01.116

head of radius　桡骨头　01.126

head of ulna　尺骨头　01.135

health food　保健食品　05.132

health physical fitness　健康体适能　06.002

heart rate　心率　02.051

heart rate reserve　心率储备　06.048

heart sound　心音　02.059

heat acclimatization　热习服　06.160

heat apoplexy　热射病　06.151

heat cramp　热痉挛　06.153

heat shock protein　热激蛋白，*热休克蛋白　04.075

heat therapy　热疗法　07.134

heel bruise　足跟挫伤　03.447

heliosis　日射病　06.152

helper T cell subset　辅助 T 细胞亚群　04.170

HELP philosophy　HELP 哲学观　06.064

hemangioma of the knee joint　膝关节血管瘤　03.364

hematoma of the anterior tibia　胫骨前血肿　03.370

hematoma of the iliacus and paralysis of the quadriceps　髂肌血肿与股四头肌麻痹　03.217

gynoid-type obesity　女性型肥胖　06.020

hemoglobin　血红蛋白　04.073

Hesselbach triangle　海氏三角　01.315

heterotopic ossification of the quadriceps　*股四头肌异位骨化　03.230

hexokinase　己糖激酶　04.013

Hick's law　希克定律　02.181

high blood pressure at puberty　青春性高血压　06.085

high density lipoprotein　高密度脂蛋白　05.032

high energy food　高能量食物　05.054

high-energy phosphate compound　高能磷酸化合物　04.192

high quality protein　优质蛋白　05.010

high-risk phase　高危险阶段　09.093

high-risk sports　高危险项目　09.092

high tibial osteotomy　胫骨高位截骨术　03.344

high voltage field therapy　高压电位疗法　07.141

Hill-Sachs lesion　希尔-萨克斯损伤　03.105

hinge joint　屈戌关节，*滑车关节　01.210

hip arthroscopy　髋关节镜　03.228

hip bone　髋骨　01.147

hip joint　髋关节　01.260

HMβ　β-羟基 β-甲基丁酸盐　04.080

holding manipulation　端法　08.040

horizontal plane　水平面　01.057

horizontal tear of the meniscus　半月板层裂　03.319

hormone　激素　04.157

hormone receptor　激素受体　04.158

hormone-sensitive lipase　激素敏感性脂肪酶　04.045

hot medicated compress　热敷疗法　08.113

HR　心率　02.051

HRmax　最大心率　02.052

HSP　热激蛋白，*热休克蛋白　04.075

human gravity　人体重心　07.051

humeral avulsion of the inferior glenohumeral ligament　盂肱下韧带肱骨止点撕脱损伤　03.103

humeroradial joint　肱桡关节　01.237

humeroulnar joint　肱尺关节　01.236

humerus　肱骨　01.115

Humphrey ligament　*汉弗莱韧带　03.285

Hunter canal　*亨特管　01.391

huoluo xiaoling dan　活络效灵丹　08.123

hyaline cartilage　透明软骨　01.017

hydration　水合　04.156

hydrodensitometry　水下称重法　06.070

hydrotherapy　水疗法　07.118

β-hydroxy β-methyl butyrate　β-羟基 β-甲基丁酸盐　04.080

hyoid bone　舌骨　01.094

hyperabduction syndrome of the shoulder　肩关节过度外展综合征　03.137

hypertonia　肌张力过高　07.023

hyphema　前房积血　03.528

hypochondriac pain from fall　跌仆胁痛　08.089

hypoglycemia　低血糖　06.158

hyponatremia　低钠血症　05.116

hypopotassaemia　低钾血症　05.117

hypothenar　小鱼际　01.346

hypotonia　肌张力低下　07.025

hypoxia-inducible factor　低氧诱导因子　04.179

I

IC　深吸气量　02.099

ice compress　冰敷　03.071

ICF　国际功能、残疾和健康分类　07.015

Ig　免疫球蛋白　04.066

IGF　胰岛素样生长因子　04.176

ILAT　个体乳酸阈　02.158

iliac crest　髂嵴　01.150

iliac fossa　髂窝　01.155

iliacus　髂肌　01.354

iliofemoral ligament　髂股韧带　01.261

iliolumbar ligament　髂腰韧带　01.255

iliopsoas　髂腰肌　01.352

iliopsoas muscle spasm　髂腰肌痉挛　03.218

iliotibial tract friction syndrome　髂胫束摩擦综合征　03.355

ilium　髂骨　01.149

immediate-early gene　即早期基因　04.103

immobilization　制动　07.072

immunoglobulin　免疫球蛋白　04.066

in-competition　赛内　09.014

in-competition testing　赛内兴奋剂检查，*赛内检查　09.094

incomplete protein　不完全蛋白　05.013

incomplete tetanus　不完全强直收缩　02.030

independent observer program　独立观察员项目　09.015

index of nutrition quality　营养质量指数　05.090

indirect calorimetry　间接测热法　02.126

indirect moxibustion　隔物灸，*间接灸　08.010

individual lactate acid threshold　个体乳酸阈　02.158

individual sport　个人项目　09.016

inducible enzyme　诱导酶　04.137

ineligibility　禁赛　09.103

inferior fixed　下固定　01.412

infrapiriform foramen　梨状肌下孔　01.389

infrared therapy　红外线疗法　07.147

infraspinatus　冈下肌　01.318

infraspinous fossa　冈下窝　01.111

inguinal canal　腹股沟管　01.314

inguinal triangle　*腹股沟三角　01.315

initial length of muscle　肌肉初长度　02.031

initial testing procedure　初筛程序　09.053

initiation codon　起始密码子　04.114

initiative joint range of motion　主动关节活动度　06.036

injury of articular cartilage　关节软骨损伤　03.003

injury of epiphysis　骨骺损伤　03.021

injury of skeletal muscle　骨骼肌损伤　03.032

injury of the accessory navicular bone of the foot　足的副舟骨损伤　03.437

injury of the alar folds　*翼状皱襞损伤　03.347

injury of the alar ligament　翼状韧带损伤　03.347

injury of the brain stem　脑干损伤　03.501

injury of the calcaneonavicular coalition　跟舟骨桥损伤　03.460

injury of the calcaneus secundarius　第二跟骨损伤　03.431

injury of the coracoid　喙突损伤　03.096

injury of the interosseous tibiofibular ligament　胫腓骨间韧带损伤　03.395

injury of the lateral collateral ligament　外侧副韧带损伤　03.264

injury of the long thoracic nerve　胸长神经损伤　03.136

injury of the medial collateral ligament　内侧副韧带损伤　03.257

injury of the medial muscle-ligament complex of the elbow　肘关节内侧肌肉韧带装置损伤　03.151

injury of the meniscus　半月板损伤　03.311

injury of the muscle and tendon　伤筋　08.100

injury of the posterior cruciate ligament　后交叉韧带损伤　03.286

injury of the posterolateral complex　后外侧复合体损伤　03.266

injury of the posteromedial complex　后内侧复合体损伤　03.262

injury of the serratus anterior muscle　前锯肌损伤　03.131

injury of the subtalar joint　距下关节损伤　03.440

injury of the superior labrum anterior and posterior　上盂唇自前向后损伤　03.114

injury of the suprascapular nerve　肩胛上神经损伤　03.135

injury of the talocalcaneal coalition　跟距骨桥损伤　03.459

injury of the triquetral bone of the talus　距后三角骨损伤　03.438

inner circumferential lamella　内环骨板　01.024

INQ　营养质量指数　05.090

Insall index　英索尔指数　03.236

inspiration　吸气　02.089

inspiratory capacity　深吸气量　02.099

inspiratory reserve volume　补吸气量，*吸气储备量　02.096

instability of the knee joint　膝关节不稳　03.304

instability of the tarsometatarsal joint　跖跗关节不稳　03.443

insulin-like growth factor　胰岛素样生长因子　04.176

integration of motion and stillness　动静结合　08.091

intellectual age　*智力年龄　06.056

intercarpal joint　腕骨间关节　01.245

intercondylar eminence　髁间隆起　01.175

intercostales externi　肋间外肌　01.303

intercostales interni　肋间内肌　01.304

interference screw　界面螺钉　03.283

interferential electrotherapy　干扰电疗法　07.140

interferon　干扰素　04.172

interleukin　白细胞介素　04.171

intermediate precision　中间精密度　09.052

intermetacarpal joint　掌骨间关节　01.248

intermittent calf claudication in athlete　运动员小腿间歇性跛行　03.386

intermittent traction　间断牵引　07.131

intermittent venous claudication of the upper extremity　*上肢静脉间歇性跛行　03.134

internal qigong　内养功　08.096

international classification of functioning, disability and health　国际功能、残疾和健康分类　07.015

international event　国际赛事　09.017

international-level athlete　国际级运动员　09.018

international standard　国际标准　09.019

interoceptor　内感受器　01.047

interosseous membrane of forearm　前臂骨间膜　01.243

interspinal ligament　棘间韧带　01.221

interstitial lamella　间骨板　01.026

interval training at lactate threshold　乳酸阈上间歇训练　04.215

interval training in maximal lactate value　最高乳酸间歇训练　04.217

intervertebral disc　椎间盘　01.215

intervertebral foramen　椎间孔　01.072

intracapsular ligament　*囊内韧带　01.193

intracerebral hematoma　脑内血肿　03.504

intrapleural pressure　胸膜腔内压　02.095

intrapulmonary pressure　肺内压　02.094

introversion　内翻　01.402

inward roll of the foot　足内卷　03.464

irregular bone　不规则骨　01.061

irregular menses　月经失调　06.110

IRV　补吸气量，*吸气储备量　02.096

ischemia reperfusion injury to skeletal muscle　骨骼肌缺血再灌注损伤　03.033

ischial spine　坐骨棘　01.158

ischial tuberosity　坐骨结节　01.160

ischiofemoral ligament　坐股韧带　01.263

ischium　坐骨　01.157

isoenzyme　同工酶　04.134

isokinetic contraction　等动收缩，*等速收缩　02.028

isokinetic exercise　等速运动　07.090

isokinetic strength test　等速肌力评定　07.019

isometric contraction　等长收缩，*静力收缩　02.027

isometric exercise　等长运动　07.088

isometric strength test　等长肌力评定　07.018

isotonic exercise　等张运动　07.089

isovolumic contraction period　等容收缩期　02.044

isovolumic relaxation period　等容舒张期　02.043

lesser sciatic foramen　坐骨小孔　01.254

lesser sciatic notch　坐骨小切迹　01.159

lesser trochanter　小转子　01.170

lesser tubercle　小结节　01.119

levator scapulae　肩胛提肌　01.294

licence of doping control officer　兴奋剂检查证件　09.098

life norm　生活制度　06.127

lifting and flicking reduction　提弹法　08.060

ligament　韧带　01.193

ligamenta flava　黄韧带，*弓间韧带　01.220

ligament injury　韧带损伤　03.066

ligament reattachment　止点重建　03.026

ligamentum nuchae　项韧带　01.223

limiting amino acid　限制氨基酸　05.046

linea alba　腹白线　01.313

link　环节　01.421

link analysis method　环节受力分析法　01.422

lipid　脂质，*脂类　04.024

lipoid　类脂　04.032

lipoprotein　脂蛋白　04.041

β-lipotropin　β-促脂素　04.168

livestock meat product　畜产品　05.062

local injection　封闭治疗　03.073

locking of the knee　膝关节交锁　03.323

long bone　长骨　01.058

longitudinal tear of the meniscus　半月板纵裂　03.314

longitudinal tubular　纵管，*L 管　02.012

long plantar ligament　足底长韧带　01.278

low density lipoprotein　低密度脂蛋白　05.031

low energy food　低能量食物　05.055

low energy laser therapy　低能量激光疗法　07.149

low frequency electrotherapy　低频电疗法　07.136

lumbar disc herniation　腰椎间盘突出症　03.197

lumbar hyperextension in prone position　俯腰过伸法　08.044

lumbar obliquely pulling manipulation　腰部斜扳法　08.065

lumbar posterior extension pulling manipulation　腰部后伸扳法　08.064

lumbar pulling manipulation　腰部扳法　08.063

lumbar rotation manipulation　腰部旋转扳法　08.066

lumbar traction　腰椎牵引　07.129

lumbar vertebra　腰椎　01.080

lumbodorsal fascia　*腰背筋膜　01.298

lunate bone　月骨　01.139

lymphocyte subpopulation　淋巴细胞亚群　04.169

M

macronutrient　常量营养素　05.004

magnetic field therapy　磁场疗法　07.144

major event　重大赛事　09.057

major event organizations　重大赛事组织机构　09.020

malate-aspartate cycle　苹果酸–天冬氨酸循环，*苹果酸穿梭机制　04.199

mallet finger　锤状指　03.178

malnutrition　营养不良　05.127

malnutrition-related disease　营养失调性疾病　05.121

malondialdehyde　丙二醛　04.187

mandible　下颌骨　01.093

manual muscle test　徒手肌力评定　07.016

MAOD　最大氧亏积累　02.164

marasmus　消瘦　05.091

marker　标志物　09.021

massage　按摩，*推拿　08.028

massage after exercise　运动后按摩　08.074

massage before exercise　运动前按摩　08.072

massage during exercise　运动中按摩　08.073

matrix　基质，*细胞液　01.004

maturation　成熟　06.081

maxilla　上颌骨　01.096

maxillary sinus　上颌窦　01.105

maximal accumulated oxygen deficit　最大氧亏积累　02.164

maximal exercise　极量运动　07.077

maximal exercise intensity　最大运动强度　06.014

maximal heart rate　最大心率　02.052

maximal lactate steady state　最大乳酸稳态　04.216

maximal oxygen uptake　最大摄氧量，*最大吸氧量，*最大耗氧量　02.155

maximal voluntary ventilation　最大[自主]通气量　02.107

McConnell test　推髌抗阻试验　03.339

MCL　内侧副韧带　03.256

McMurray sign　麦氏征　03.325

mechanical growth factor 机械生长因子 04.178

medial collateral ligament 内侧副韧带 03.256

medial collateral ligament bursitis 内侧副韧带下滑囊炎 03.352

medial condyle *内侧髁 01.166

medial epicondylar fracture of the humerus 肱骨内上髁骨折 03.144

medial epicondyle *内上髁 01.166

medial longitudinal arch 内侧纵弓 01.280

medial malleolus 内踝 01.177

medial meniscus 内侧半月板 03.309

medial rotation 旋内 01.398

medical rehabilitation 医学康复 07.152

medicinal cupping method 药罐法 08.022

mediocarpal joint 腕中关节 01.246

medium frequency electrotherapy 中频电疗法 07.138

menarche 月经初潮 06.104

meniscal allograft transplantation 同种异体半月板移植 03.329

meniscal cyst 半月板囊肿 03.331

meniscofemoral ligament 半月板股骨韧带，*板股韧带 03.285

meniscus suture 半月板缝合 03.328

menopause 绝经 06.113

menopause physical health 更年期体育卫生 06.116

menstrual blood volume 经血量 06.103

menstrual cycle 月经周期 06.102

menstrual period physical health 月经期体育卫生 06.117

mental age 心理年龄 06.056

MET 代谢当量 02.125

metabolic equivalent 代谢当量 02.125

metabolic fatigue 代谢性疲劳 04.211

metabolic physical fitness 代谢性体适能 06.004

metabolism 新陈代谢 02.121

metabolite 代谢物 09.022

metacarpal bone 掌骨 01.145

metacarpophalangeal joint 掌指关节 01.249

metallothionein 金属硫蛋白 04.076

metatarsal bone 跖骨 01.188

metatarsalgia 跖痛症 03.448

metatarsalgia caused by congenital deformity 松弛性跖痛症 03.449

metatarsalgia caused by neuritis or neuroma 压迫性跖痛症 03.450

metatarsophalangeal joint bursitis 跖趾关节间滑囊炎 03.419

methionine 甲硫氨酸 04.059

3-methylhistidine 3-甲基组氨酸 04.079

MGF 机械生长因子 04.178

Michaelis constant 米氏常数 04.133

microfracture technique 微骨折技术 03.005

micronutrient 微量营养素 05.005

microwave therapy 微波疗法 07.143

mild-warm moxibustion 温和灸 08.012

milk product 奶制品 05.060

Mill's test 密尔试验 03.164

mind concentrate in elixir field 意守丹田 08.106

mind concentration 意守 08.105

minimally invasive surgery total knee arthroplasty 微创全膝置换术 03.367

minimum required performance level 操作能力最低要求 09.058

minor 未成年人 09.023

6 min walking test 6 分钟步行[试验]，*6 分钟步行测试 07.044

MIS-TKA 微创全膝置换术 03.367

mitochondrial biogenesis 线粒体生物合成，*线粒体生物发生 02.137

mitochondrial DNA 线粒体 DNA 04.098

mitochondrial dynamics 线粒体动态变化 02.138

mitochondrion 线粒体 02.136

mitogen-activated protein kinase 丝裂原活化蛋白激酶 04.144

MMT 徒手肌力评定 07.016

MMT grading 徒手肌力评定分级 07.017

moderate intensity exercise 中等强度运动 06.013

modified Ashworth scale 改良阿什沃思量表 07.028

modified carbohydrate loading 改良糖原填充法 05.138

modified decoction for activating-qi 加味承气汤 08.116

modified decoction of lindera root 加味乌药汤 08.128

modified decoction of peach kernel for activating-qi 加味桃核承气汤 08.120

molecular network regulation 分子网络调节 04.182

monopodia semisquat test 单足半蹲试验 03.340

monosaccharide 单糖 04.003

morphological index 形态指数 06.061

Morton's neuroma 跖间神经瘤病 03.452

motor end plate 运动终板 01.050

motor nerve ending 运动神经末梢 01.049

motor neuron 运动神经元 01.039

motor neuron recruitment 运动神经元募集 07.020

motor relearning technique 运动再学习技术 07.125

motor skill 运动技能 02.167

motor unit 运动单位 02.019

movement time 运动时间 02.184

moving cupping 走罐 08.025

moxa-cone moxibustion 艾炷灸 08.008

moxibustion 灸法 08.007

moxibustion with moxa sticks 艾条灸，*艾卷灸 08.011

moxibustion with moxibustioner 温灸器灸 08.015

MRPL 操作能力最低要求 09.058

mtDNA 线粒体 DNA 04.098

multi-articular muscle 多关节肌 01.415

multi-articular muscle initiative inadequate 多关节肌主动不足 01.416

multi-articular muscle less than a passive 多关节肌被动不足 01.417

multidirectional shoulder joint instability 肩关节多向不稳定 03.111

muscle belly 肌腹 01.282

muscle cndurancc 肌肉耐力 06.029

muscle endurance training 肌耐力训练 07.096

muscle fatigue 肌肉疲劳 06.032

muscle glycogen 肌糖原 02.131

muscle hernia 肌疝 03.387

muscle insertion 肌肉止点 01.291

muscle origin 肌肉起点 01.290

muscle outburst power 肌肉爆发力 06.028

muscle spasm 肌肉痉挛，*抽筋 06.142

muscle spindle 肌梭 02.141

muscle strength 肌力 06.025

muscle strength training 肌力训练 07.095

muscle tension line 肌拉力线 01.420

muscle tone 肌张力 07.021

muscle tone assessment 肌张力评定 07.022

muscle tonus 肌紧张，*紧张性牵张反射 02.143

muscular tissue 肌组织 01.028

musical electrotherapy 音乐电疗法 07.139

MVV 最大[自主]通气量 02.107

myelinated nerve fiber 有髓神经纤维 01.042

myofibril 肌原纤维 02.014

myoglobin 肌红蛋白 04.072

myokinase 肌激酶 04.203

myosin 肌球蛋白 04.070

N

namaste sign 念佛征 03.130

nasal bone 鼻骨 01.098

national anti-doping organization 国家反兴奋剂组织 09.024

national event 全国性体育竞赛 09.095

National Olympic Committee 国家奥林匹克委员会 09.025

nature gait 自然步态 07.050

navicular bone 足舟骨 01.185

nearly fixed 近固定 01.409

neck of femur 股骨颈 01.168

neck of fibula 腓骨颈 01.180

neck of radius 桡骨颈 01.127

negative transfer 负迁移 02.194

nerve ending 神经末梢 01.044

nerve fiber 神经纤维 01.041

nervous tissue 神经组织 01.032

neurofibril 神经原纤维 01.035

neurogenic hyperorexia syndrome 神经性食欲过盛综合征 05.119

neurological rehabilitation 神经康复 07.154

neuromuscular development technique 神经肌肉促进技术 07.120

neuron 神经元，*神经细胞 01.033

neutralizer 中和肌 01.405

new sit-and-reach test 新坐位体前屈试验 06.041

NF-κ B 核因子κ B 04.180

niacin *烟酸 05.025

nicotinic acid *尼克酸 05.025

nitric oxide synthase 一氧化氮合酶 04.150

nitrogen balance 氮平衡 05.040

nitrogenous hormone 含氮激素 04.165

no fault or negligence 无过错或无疏忽 09.026

no fixed 无固定 01.413

non-displaced fracture of the greater tubercle of the humerus 无移位肱骨大结节骨折 03.089

non-displaced fracture of the surgical neck of the humerus 裂纹型肱骨外科颈骨折 03.092

non-essential amino acid 非必需氨基酸 04.057

non-essential fatty acid 非必需脂肪酸 04.030

nonhomologous chromosome 非同源染色体 04.110

non-specific spastic flat foot 非特异性痉挛性平足 03.444

non-structural scoliosis 非结构性脊柱侧凸 06.040

non-technopathy sports injury 非运动技术伤 03.055

non-threshold substance 非检测限物质 09.059

normal in menstrual period 正常型月经期 06.106

NOS 一氧化氮合酶 04.150

no significant fault or negligence 无重大过错或无重大疏忽 09.027

nuclear factor-κB 核因子κB 04.180

nucleoside 核苷 04.089

5-nucleotidase 5-核苷酸酶 04.122

nucleus 细胞核 01.006

nucleus pulposus 髓核 01.216

nutrient 营养素 05.003

nutrient density 营养素密度 05.006

nutrient-fortified food 营养强化食物 05.057

nutrition 营养 05.002

nutritional assessment for athlete 运动员营养评价 05.084

nutritional deficiency disease 营养缺乏病 05.124

nutritional supplement 营养补剂 05.131

nutrition excess disease 营养过剩病 05.125

nutrition intervention 营养干预 05.092

nutritionist 营养师 05.069

nutrition prescription 营养处方 05.095

nutrition prescription for athlete 运动营养处方 05.096

nutrition survey 营养调查 05.083

nutritive value of food 食物营养价值 05.050

O

oblique tear of the meniscus 半月板斜裂 03.318

obliquus externus abdominis 腹外斜肌 01.306

obliquus internus abdominis 腹内斜肌 01.308

obturator externus 闭孔外肌 01.362

obturator foramen 闭孔 01.165

obturator internus 闭孔内肌 01.360

occipital bone 枕骨 01.091

ocular contusion 眼挫伤 03.527

O'Donoghue's triad *多诺霍三联征 03.302

odontoid fracture of the axis 枢椎齿状突骨折 03.182

odontoid fracture of the axis occurring with extension 伸展型枢椎齿状突骨折 03.183

odontoid fracture of the axis occurring with flexion 屈曲型枢椎齿状突骨折 03.184

Okazaki fragment 冈崎片段 04.125

olecranal bursitis 鹰嘴部滑囊炎 03.166

olecranon 鹰嘴 01.132

oligosaccharide 寡糖 04.004

oncogene 癌基因 03.049

open chain exercise 开链运动 07.093

open-loop control system 开环控制系统 02.179

open motor skill 开放性运动技能 02.172

optimal initial length 最适初长度 02.032

optimal preload 最适前负荷 02.035

organelle 细胞器 01.005

ornithine cycle 鸟氨酸循环 04.086

orthopedic rehabilitation 骨科康复 07.153

Osgood-Schlatter disease *奥斯古德–施拉特病 03.253

osseous tissue 骨组织 01.020

osteoarthritis 骨关节炎 03.048

osteoarthritis of the acromioclavicular joint 肩锁关节骨性关节炎 03.116

osteoarthritis of the ankle joint [运动员]踝关节骨关节病，*足球踝 03.405

osteoarthritis of the elbow joint 肘关节骨关节病 03.160

osteoarthritis of the hip joint 髋关节骨关节病 03.225

osteoarthritis of the posterior talocalcaneal joint 跟距后关节骨关节病 03.441

osteoarthritis of the talonavicular joint 距舟关节骨关节病 03.442

osteochondral allograft transplantation 同种异体骨软骨移植 03.007

osteochondral autograft transplantation 自体骨软骨移植 03.006

osteochondral fracture of the capitulum of humerus 肱骨小头骨软骨骨折 03.156

osteochondral fracture of the knee joint 膝关节骨软骨骨折 03.342

osteochondral fracture of the trochlea of the elbow 肘滑车关节骨软骨骨折 03.159

osteochondral lesion of the talus 距骨骨软骨损伤 03.408

osteochondritis dissecans of the capitulum of humerus 肱骨小头剥脱性骨软骨炎 03.157

osteochondritis dissecans of the femoral condyle 股骨髁剥脱性骨软骨炎 03.343

osteochondritis dissecans of the talus 距骨剥脱性骨软骨炎 03.409

osteochondritis of metatarsal head *跖骨头骨软骨炎 03.456

osteochondritis of the pubic symphysis in athlete 运动员耻骨联合骨软骨炎，*耻骨炎 03.216

osteochondropathy of the femoral condyle 股骨髁软骨病 03.333

osteochondropathy of the patella 髌骨软骨病 03.334

osteochondrosis of the tibial tuberosity 胫骨结节骨软骨炎 03.253

osteon 骨单位 01.027

outer circumferential lamella 外环骨板 01.023

out-of-competition testing 赛外兴奋剂检查，*赛外检查，*飞行检查 09.097

outward roll of the foot 足外卷 03.465

overstress 过度紧张 06.162

overtraining 过度训练 06.161

overuse injury 过劳损伤 03.056

oxidation energy system 氧化能系统，*有氧能系统 02.149

β-oxidation pathway β氧化途径 04.052

oxidative phosphorylation 氧化磷酸化 04.195

oxygenation 氧合 02.114

oxygen capacity 氧容量 02.118

oxygen content 氧含量 02.115

oxygen cost 氧价 07.056

oxygen debt 氧债 02.165

oxygen deficit 氧亏 02.163

oxygen dissociation curve 氧解离曲线 02.119

oxygen pulse 氧脉搏 02.117

oxygen requirement 需氧量 02.153

oxygen transport system 氧运输系统 02.113

oxygen uptake 摄氧量，*吸氧量，*耗氧量 02.154

oxyhemoglobin saturation 血氧饱和度 02.116

P

PA 磷脂酸 04.037

pain around the edge of the patella 髌缘[指压]痛 03.337

painful bipartite patella 疼痛性二分髌骨 03.234

pain syndrome of the spinous process of the vertebra in athlete 运动员脊椎棘突痛 03.196

palatine bone 腭骨 01.097

palmaris longus 掌长肌 01.329

paranasal sinus 鼻旁窦，*副鼻窦 01.102

parietal bone 顶骨 01.092

partial meniscectomy 半月板部分切除术 03.327

partial rupture of ligament 韧带部分断裂 03.022

partial rupture of the Achilles tendon 跟腱部分断裂 03.377

partial rupture of the medial collateral ligament 内侧副韧带部分断裂 03.258

partial rupture of the posterior cruciate ligament 后交叉韧带部分断裂 03.287

partial weight bearing gait training 减重步态训练 07.113

participant 参赛者 09.028

passive exercise 被动运动 07.083

passive joint range of motion 被动关节活动度 06.037

passive rang of motion 被动活动范围 07.033

Pasteur effect 巴斯德效应 04.208

patella 髌骨 01.173

patella alta 高位髌骨 03.235

patella baja 低位髌骨 03.238

patella compression test 压髌试验 03.335

patella grind test 磨髌试验 03.336

patellar apprehension test 髌骨恐惧试验 03.240

patellar avascular necrosis 髌骨缺血性坏死 03.250

patellar fracture 髌骨骨折 03.232

patellar ligament 髌韧带 01.270

patellar subluxation 髌骨半脱位 03.245

patella tilt 髌骨倾斜 03.246

pathologic type in menstrual period 病理型月经期 06.109

PC *磷脂酰胆碱 04.034

point-light technique　光点技术，*光标记技术
　　02.187

poking channels manipulation　弹拨法，*拨法
　　08.034

polarization　极化　02.006

polypeptide　多肽　05.018

polysaccharide　多糖　04.005

polysome　多核糖体　04.107

popliteal blood vessel injury of the knee joint　膝关节
　　腘血管损伤　03.360

popliteal cyst　腘窝囊肿　03.354

popliteal fossa　腘窝　01.392

positive transfer　正迁移　02.193

possession　持有　09.030

posterior arch fracture of the atlas　寰椎后弓骨折
　　03.187

posterior cruciate ligament　后交叉韧带　01.267

posterior cruciate ligament partial reconstruction　后交
　　叉韧带部分重建术　03.295

posterior drawer test　后抽屉试验　03.290

posterior impingement syndrome of the ankle joint　踝
　　关节后方撞击综合征　03.407

posterior interosseous nerve paralysis　前臂背侧骨神
　　经麻痹　03.513

posterior longitudinal ligament　后纵韧带　01.219

posterior superior iliac spine　髂后上棘　01.152

posterior talofibular ligament　距腓后韧带　01.275

posterolateral complex　后外侧复合体　03.265

posterolateral rotation test　小腿外旋试验　03.267

posterolateral rotatory instability of the knee　膝外侧
　　向后旋转不稳　03.306

posteromedial complex　后内侧复合体　03.261

posteromedial rotatory instability of the knee　膝内侧
　　向后旋转不稳　03.308

post exercise proteinuria　运动性蛋白尿　06.136

post joint surgery rehabilitation　关节手术后康复
　　07.174

postpartum physical health　产后体育卫生　06.115

post-translational modification regulation　翻译后修饰
　　调节　04.088

postural hypotension　体位性低血压　06.157

poultry meat product　禽肉类　05.063

powder for acute injury　新伤药　08.114

powder for recovery and promoting circulation of qi
　　复元通气散　08.124

powder of radix notoginseng　三七散　08.121

power　爆发力　06.009

pregnancy physical health　妊娠期体育卫生　06.114

preload　前负荷　02.034

premature failure　早衰　06.097

premature systole　期前收缩　02.067

prepatellar bursitis　髌前滑囊炎　03.351

prescription of traction　牵引处方　07.127

prescriptive knowledge of performance　说明性操作反
　　馈　02.197

pressure epiphysis　压力骨骺　03.019

pressure manipulation　按压法　08.031

pressure therapy　压力疗法　07.119

presumptive adverse analytical finding　假定阳性检测
　　结果　09.060

preventive and remedial massage　防治性按摩
　　08.041

previtamin　维生素原，*维生素前体　05.019

primary disability　原发性残疾　07.013

primary nutritional deficiency　原发性营养缺乏，*膳
　　食性营养缺乏　05.122

principle of step by step　循序渐进原则　06.123

principle of systematization　系统性原则　06.124

product regulation　产物调节　04.140

progressive resistance training　*渐进式阻力训练
　　06.050

progressive resistance training　渐进抗阻训练
　　07.097

prohibited list　禁用清单　09.031

prohibited method　禁用方法　09.032

prohibited substance　禁用物质　09.033

promoter　启动子　04.117

pronation　*旋前　01.398

pronation-abduction fracture of the ankle joint　旋前外
　　展型踝关节骨折　03.402

pronation-external rotation fracture of the ankle joint
　　旋前外旋型踝关节骨折　03.403

pronation injury of the ankle　踝旋前损伤　03.389

pronation of the foot　*旋前足　03.464

pronator quadratus　旋前方肌　01.334

pronator teres　旋前圆肌　01.327

proprioceptive neuromuscular facilitation technique　本
　　体促进技术　07.123

proprioceptor　本体感受器　01.048

protein　蛋白质　04.062

proteinase　蛋白酶，*蛋白水解酶　04.085

protein complementary action　蛋白质互补作用

05.043

protein digestibility　蛋白质消化率　05.041

protein kinase　蛋白激酶　04.143

protein net utilization　蛋白质净利用率　05.042

protein-sparing action　蛋白质节省作用　05.044

protein tyrosine phosphatase　蛋白酪氨酸磷酸酶　04.146

proteoglycan　蛋白聚糖　04.081

province-level event　省级体育竞赛　09.096

provisional hearing　临时听证会　09.034

provitamin A　维生素 A 原　05.021

proximal interphalangeal joint dislocation　指间关节脱位　03.176

proximal radioulnar joint　桡尺近侧关节　01.238

proximal tibiofibular joint sprain　上胫腓关节扭伤　03.362

PRP　心理不应期，*反应不应期　02.185

psoas major　腰大肌　01.353

psychological refractory period　心理不应期，*反应不应期　02.185

psychological stress　心理应激　06.067

pubic symphysis　耻骨联合　01.250

pubic tubercle　耻骨结节　01.163

pubis　耻骨　01.161

pubis stress fracture in athlete　运动员耻骨应力性骨折　03.210

pubofemoral ligament　耻股韧带　01.262

pulling and pressing manipulation　推压法　08.061

pulling manipulation　扳法，*搬法　08.032

pulmonary circulation　肺循环　02.087

pulmonary diffusion capacity　肺扩散容量　02.112

pulmonary ventilation volume　肺通气量　02.106

pulse pressure　脉搏压　02.078

punch drunkenness　拳击击醉　03.506

pursed-lip breathing training　缩唇呼气训练　07.101

PVNS　色素沉着绒毛结节性滑膜炎　03.349

pyruvate dehydrogenase system　丙酮酸脱氢酶系　04.017

pyruvic acid　丙酮酸　05.029

Q

Q angle　Q 角　03.241

qigong　气功　08.097

qigong in eighteen exercises　练功十八法　08.095

qigong in lying　卧功　08.102

qigong in relaxing　放松功　08.092

qigong in sitting　坐功　08.109

qigong in standing　站功　08.107

QS TKA　避开股四头肌全膝置换术　03.368

quadratus femoris　股方肌　01.361

quadratus lumborum　腰方肌　01.311

quadriceps femoris　股四头肌　01.364

quadriceps-sparing total knee arthroplasty　避开股四头肌全膝置换术　03.368

quadriceps tendon autograft　自体股四头肌腱　03.281

quadrilateral foramen　四边孔　01.349

quadrupled hamstring tendon autograft　自体四股腘绳肌腱　03.280

qualitative augmented feedback　定性化追加反馈　02.203

quantitative augmented feedback　定量化追加反馈　02.202

R

radial collateral ligament　桡侧副韧带　01.241

radial head fracture　桡骨头骨折　03.146

radial tear of the meniscus　半月板放射状裂　03.317

radial tuberosity　桡骨粗隆　01.128

radiocarpal joint　桡腕关节　01.244

radius　桡骨　01.125

range of motion　关节活动度，*关节活动范围　06.035

rapid ejection period　快速射血期　02.050

rate-limiting enzyme　限速酶　04.135

rate pressure product　心率–血压乘积　07.046

rating of perceived exertion　自觉疲劳程度量表，*主观疲劳评定量表　06.049

RDA　膳食营养素推荐供给量　05.075

reaction time　反应时　02.180

reactive nitrogen species　活性氮类　04.186

reactive oxygen species　活性氧类　04.185

recommended dietary allowance　膳食营养素推荐供

给量 05.075

recommended nutrient intake 推荐摄入量 05.078

reconstruction of ligament 韧带重建 03.025

reconstruction of the posterior cruciate ligament 后交叉韧带重建术 03.292

reconstruction of the posterior cruciate ligament through a single incision 单切口后交叉韧带重建术，*完全关节镜下后交叉韧带重建术 03.296

reconstruction of the posterior cruciate ligament through double incision 双切口后交叉韧带重建术 03.297

reconstruction of the posterior cruciate ligament with the tibial inlay technique 嵌入后交叉韧带重建术 03.299

reconstruction of the posterior cruciate ligament with the transtibial tunnel technique 经胫骨的后交叉韧带重建术 03.298

reconstruction using allogeneic tendon 同种异体肌腱移植 03.027

recreation therapy 文娱治疗 07.117

rectus abdominis 腹直肌 01.310

rectus femoris 股直肌 01.365

recurrent dislocation of the peroneal tendon 腓骨肌腱复发性脱位 03.413

recurrent patellar dislocation 复发性髌骨脱位 03.243

recurrent shoulder dislocation 肩关节复发性脱位 03.099

red and white zone of the meniscus 半月板红白区 03.015

red zone of the meniscus 半月板红区 03.014

reference collection 标准品库 09.061

reference material 标准物质，*参考物质 09.062

regeneration endurance training 恢复性耐力训练 04.213

registered testing pool 注册检查库 09.035

registration 注册 09.087

regulation of mental activity 调心 08.086

regulatory enzyme 调节酶 04.136

regulatory gene 调节基因 04.102

rehabilitation 康复 07.001

rehabilitation client 康复对象 07.006

rehabilitation evaluation 康复评定 07.007

rehabilitation goal 康复目标 07.005

rehabilitation medicine 康复医学 07.002

rehabilitation of bone fracture 骨折康复 07.166

rehabilitation of cerebral palsy 脑瘫康复 07.164

rehabilitation of cervical spondylosis 颈椎病康复 07.170

rehabilitation of chronic obstructive pulmonary disease 慢性阻塞性肺疾病康复 07.181

rehabilitation of coronary artery disease 冠心病康复 07.177

rehabilitation of heart failure 心力衰竭康复 07.180

rehabilitation of hypertension 高血压康复 07.179

rehabilitation of low back pain 腰痛康复 07.172

rehabilitation of meniscus injury 半月板损伤康复 07.167

rehabilitation of osteoarthritis 骨关节炎康复 07.168

rehabilitation of peripheral nerve injury 外周神经损伤康复 07.163

rehabilitation of rheumatoid arthritis 类风湿关节炎康复 07.169

rehabilitation of scoliosis 脊柱侧弯康复 07.173

rehabilitation of shoulder periarthritis 肩周炎康复 07.171

rehabilitation of spinal cord injury 脊髓损伤康复 07.160

rehabilitation of sports injury 运动损伤康复 07.165

rehabilitation program of spinal cord injury 脊髓损伤康复方案 07.162

rehabilitation program of stroke 脑卒中康复方案 07.159

rehabilitation team 康复团队 07.003

rehabilitation therapy 康复治疗 07.008

rehabilitative massage 恢复性按摩 08.046

relative muscle strength 相对肌力，*比肌力 06.027

relative refractory period 相对不应期 02.042

relaxation therapy 放松疗法 07.108

relocation test 复位试验 03.109

repair of articular cartilage 关节软骨损伤修复 03.004

repair of injury 损伤修复 03.044

repeatability 重复性 09.063

repolarization 复极化 02.008

repression in menstrual period 抑制型月经期 06.107

reproducibility 再现性 09.064

residual volume 余气量，*残气量 02.100

resistance exercise 抗阻运动 07.087

resistance vessel 阻力血管 02.073

resistive breathing training 抗阻呼吸训练 07.103

S

sample collection session 样品采集环节 09.076

sanqi san 三七散 08.121

sarcomere 肌节 02.016

sarcopenia 肌少症，*老年人肌力流失 06.101

sarcoplasmic reticulum *肌质网 02.012

sartorius 缝匠肌 01.363

saturated fatty acid 饱和脂肪酸 04.027

scaffolds artificial ligament 支架型人工韧带 03.031

scalp acupuncture therapy 头皮针疗法 08.005

scalp hematoma 头皮血肿 03.496

scalp laceration 头皮撕裂伤 03.495

scaphoid bone 手舟骨 01.138

scapula 肩胛骨 01.107

Schmidt's schema theory 施密特图式理论 02.175

scoliosis 脊柱侧凸 06.038

screen testing procedure 初筛程序 09.053

screw-home mechanism of knee joint 膝关节旋锁机制 03.043

secondary disability 继发性残疾 07.014

secondary nutritional deficiency 继发性营养缺乏，*条件性营养缺乏 05.123

secondary spastic flat foot 继发性痉挛性平足，*继发性腓骨肌痉挛性平足 03.445

second messenger 第二信使 04.160

segmental lung expansion training 局部呼吸训练 07.102

self-physical examination 自我身体检查 06.122

self-supervision 自我监督 06.132

sellar joint 鞍状关节 01.212

semicomplete protein 半完全蛋白 05.012

semiconservative replication 半保留复制 04.124

semimembranosus 半膜肌 01.376

semimembranosus bursitis 半膜肌滑囊炎 03.353

semitendinosus 半腱肌 01.375

semitendinosus and gracilis tendon autograft 自体半腱股薄肌腱 03.279

sensitive period of physical fitness growth 身体素质增长敏感期 06.087

sensory nerve ending 感觉神经末梢 01.045

sensory neuron 感觉神经元 01.038

separation of humeral medial epicondylar epiphysis 肱骨内上髁骨骺分离 03.145

separation of the bony fragment from the edge of the vertebral body 椎体缘离断症 03.202

separation of the humeral capitellum epiphysis 肱骨小头骨骺分离 03.143

scparation of the proximal humeral epiphysis 肱骨头骨骺分离症 03.095

serial motor skill 系列运动技能 02.173

serratus anterior 前锯肌 01.302

Sever's disease *塞弗病 03.458

shaking manipulation 抖法 08.039

sheath of rectus abdominis 腹直肌鞘 01.312

shi'erduanjin 十二段锦 08.101

shinbone fatigue periostitis 胫骨疲劳性骨膜炎 03.378

shock 休克 03.057

short bone 短骨 01.059

shoulder apprehension test 肩恐惧试验 03.107

shoulder arthrography 肩关节造影术 03.123

shoulder arthroscopy 肩关节镜 03.122

shoulder dislocation 肩关节脱位 03.097

shoulder girdle joint 肩带关节 03.081

shoulder girdle muscle 肩带肌肉 03.082

shoulder joint 肩关节 01.233

shoulder joint instability 肩关节不稳 03.110

shunqi huoxue tang 顺气活血汤 08.125

sickled foot 镰形足 03.463

signal transduction 信号转导 04.163

signatory 签约方 09.037

silicone-rubber implantation 硅橡胶移植 03.008

simple anterior dislocation and subluxation of the cervical spine 颈椎单纯前脱位与半脱位 03.188

simple enzyme 单纯酶 04.130

simple joint 单关节 01.204

simple synovitis of the hip joint 髋关节单纯性滑膜炎 03.226

Sinding-Larsen-Johansson disease *辛丁-拉森-约翰逊病 03.250

single-articular muscle 单关节肌 01.414

single-bundle anterior cruciate ligament reconstruction 前交叉韧带单束重建术 03.274

single-bundle reconstruction of the posterior cruciate ligament 后交叉韧带单束重建术 03.293

single nucleotide polymorphism 单核苷酸多态性 04.091

single support time 单腿支撑时间 07.067

single twitch 单收缩 02.024

skeletal muscle 骨骼肌 01.030

skier's thumb *滑雪拇 03.175

skill physical fitness 运动技能体适能 06.003

skinfold measurements 皮褶厚度法 06.074

skull 颅 01.087

SLAP injury 上盂唇自前向后损伤 03.114

sliding theory 滑行学说 02.023

slow-twitch muscle fiber 慢缩型肌纤维 02.039

slow weight loss 慢速减体重 05.100

smooth muscle 平滑肌 01.029

snack 零食 05.058

snapping hip 弹响髋 03.221

snapping of the oblique bundle of knee extensor retinac-
ulum 膝关节斜束弹响 03.254

snapping of the peroneal tendon 腓骨肌腱弹响
03.414

SNP 单核苷酸多态性 04.091

soaking therapy 烫洗疗法 08.112

social sport group 体育社会团体 09.084

social sports group exercising athlete registration system
实施运动员注册管理的体育社会团体 09.085

sodium-potassium pump 钠–钾泵，*钠泵 02.002

soft tissue impingement syndrome of the ankle joint
踝关节软组织撞击综合征 03.406

soft tissue injury 软组织损伤 03.060

soleus 比目鱼肌 01.383

somatotype 体型 06.062

soybean peptide 大豆多肽 05.017

soybean protein 大豆蛋白 05.015

sparrow-pecking moxibustion 雀啄灸 08.013

spasmrelaxation 分筋 08.042

spasticity 痉挛 07.026

specific dynamic action of food [食物的]特殊动力作
用 02.129

specimen 样品 09.036

speed 速度 06.010

speed-accuracy trade-off 速度–准确性权衡 02.174

sphenoidal sinus 蝶窦 01.104

sphenoid bone 蝶骨 01.090

spheroidal joint 杵臼关节 01.208

sphingolipid 鞘脂 04.038

spike potential 峰电位 02.005

spinal cord injury level 脊髓损伤平面 07.161

spine of scapula 肩胛冈 01.109

spinous process 棘突 01.073

splenius 夹肌 01.296

splint 夹板[固定] 03.077

spondylolisthesis 滑椎[症] 03.195

spongy bone 骨松质 01.063

spontaneous depolarization 自动去极化 02.064

sport movement 体育运动 09.081

sport movement participant 体育运动参加者 09.082

sports anemia 运动性贫血 06.143

sports dietary supplement 运动营养品 05.129

sports drink 运动饮料 05.133

sports injury 运动创伤 03.053

sports medical supervision 运动医务监督 06.131

sports nutrition 运动营养学 05.001

sports nutritionist 运动营养师 05.070

sports sanitation 运动卫生 06.118

sports training sanitation 运动训练卫生 06.119

sports traumatology 运动创伤学 03.052

sprain of the calcaneocuboid joint 跟骰关节扭伤
03.421

sprain of the lateral collateral ligament of the ankle 踝
外侧副韧带扭伤 03.392

sprain of the medial collateral ligament of the ankle 踝
内侧副韧带扭伤 03.394

sprain of the sacroiliac joint 骶髂关节扭伤 03.211

sprain of the talonavicular joint 距舟关节扭伤
03.420

sprint interval training 短冲间歇训练 04.212

stable thoracic and lumbar spine fracture 稳定型胸
腰椎骨折 03.192

stab wound 刺伤 03.062

stance phase 支撑相 07.065

standing exercise of bow step 弓步桩 08.093

standing exercise of horse-ride step 马步桩 08.094

standing stake excerise 站桩 08.108

StAR 类固醇激素合成急性调控蛋白 04.048

starch 淀粉 04.007

state standard for sports drink 运动饮料国家标准
05.140

static balance 静态平衡 07.037

static exercise 静力性运动 07.092

static strength training 静力性力量练习 06.051

static work 静力工作 01.407

steatolysis 脂肪分解，*脂肪水解 04.050

stem cell 干细胞 03.011

stents artificial ligament 加强型人工韧带 03.030

step length 步长 07.058

sternoclavicular joint 胸锁关节 01.230

sternocleidomastoid 胸锁乳突肌 01.299

sternocostal joint 胸肋关节 01.229

sternum 胸骨 01.085

sternum fracture 胸骨骨折 03.520

steroid hormonc　类固醇激素　04.164

steroidogenic acute regulation protein　类固醇激素合成急性调控蛋白　04.048

sterol　固醇　05.037

stop-training syndrome　停训综合征　06.163

strap　支持带　03.074

stress　应激　06.066

stress test　应激试验　07.042

stretching training　牵张训练　07.099

stride length　步幅　07.059

stroke manipulation　抚摩法　08.043

stroke rehabilitation　脑卒中康复　07.158

stroke volume　每搏输出量　02.053

stroke work　搏出功　02.057

structrural scoliosis　结构性脊柱侧凸　06.039

styloid process of radius　桡骨茎突　01.129

styloid process of ulna　尺骨茎突　01.136

subacromial bursa　肩峰下囊　03.086

subacromial impingement syndrome　肩峰下撞击综合征　03.118

subcutaneous bursitis of the malleolus　内外踝皮下滑囊炎　03.418

subdural hematoma　硬脑膜下血肿　03.503

subhealth state　亚健康状态　06.015

subluxation of the hip joint　髋关节半脱位　03.224

submaximal exercise　亚极量运动　07.078

sub-psoas bursitis and snapping　腰大肌下滑囊炎与弹响　03.220

subscapular bursitis　肩胛下滑囊炎　03.132

subscapular fossa　肩胛下窝　01.108

subscapularis　肩胛下肌　01.321

substantial assistance　切实协助　09.038

substrate regulation　底物调节　04.141

subtalar arthroscopy　距下关节镜术　03.462

subtalar joint　距下关节　01.277

subthreshold stimulus　阈下刺激　02.010

suction cupping method　抽气罐法　08.023

sugar　食糖　05.068

sugar alcohol　糖醇　05.048

sulcus for radial nerve　桡神经沟　01.122

sulcus sign　凹陷征　03.108

sunlight exercise　日光锻炼　06.128

supercompensation　超代偿，*超量恢复　04.210

superficial inguinal ring　腹股沟管浅环，*腹股沟管皮下环　01.307

superior fixed　上固定　01.411

superoxide dismutase　超氧化物歧化酶，*过氧化物歧化酶　04.189

superoxide radical　超氧自由基　04.184

supination　*旋后　01.399

supination-adduction fracture of the ankle joint　旋后内收型踝关节骨折　03.400

supination-external rotation fracture of the ankle joint　旋后外旋型踝关节骨折　03.401

supination injury of the ankle　踝旋后损伤　03.388

supinator　旋后肌　01.340

supracondylar humeral fracture　肱骨髁上骨折　03.139

suprapiriform foramen　梨状肌上孔　01.388

supraspinal ligament　棘上韧带　01.222

supraspinatus　冈上肌　01.317

supraspinous fossa　冈上窝　01.110

surgical neck　外科颈　01.120

suspension　暂停资格　09.066

suture　缝　01.192

suture repair of ligament　韧带缝合　03.024

sweater finger　*运动衫指　03.177

swimmer's shoulder　游泳肩　03.124

swing phase　摆动相　07.066

swiping with empty-hand　空拳竖击　08.051

swipping manipulation　掌侧击法　08.075

symphysial surface　耻骨联合面　01.164

symphysis　纤维软骨结合　01.196

synapse　突触　01.040

synchondrosis　透明软骨结合　01.195

syndesmosis　韧带连结　01.191

synosteosis　骨性结合　01.197

synovial bursa　滑膜囊　01.288

synovial plica syndrome　滑膜皱襞综合征　03.345

synthetic meniscus transplantation　人工半月板移植　03.330

systolic pressure　收缩压　02.075

T

talocrural joint　距小腿关节　01.273

talus　距骨　01.183

tampering　篡改　09.039

tangential osteochondral fracture of the talus　距骨骨

软骨切线骨折　03.410

taohe chengqi tang　桃核承气汤　08.117

taohong siwu tang　桃红四物汤　08.129

tardy ulnar nerve paralysis　尺神经迟延性麻痹　03.511

target heart rate　靶心率，*运动中适宜心率　06.047

target testing　目标检查　09.040

tarsal bone　跗骨　01.182

tarsal sinus syndrome　跗骨窦综合征　03.439

tarsal tunnel syndrome　跗管综合征，*踝管卡压症　03.453

task-intrinsic feedback　任务内部反馈　02.200

taurine　牛磺酸　05.030

TCA-cycle　三羧酸循环　04.019

team approach　团队模式　07.004

team sport　团体项目　09.041

technopathy sports injury　运动技术伤　03.054

teenager　少年　06.077

temporal occlusion procedure　时间阻断程序　02.188

tendinitis of the long head of biceps tendon　肱二头肌长头肌腱炎　03.126

tendinopathy of Achilles tendon　跟腱病　03.374

tendinous sheath　腱鞘　01.289

tendo calcaneus　跟腱　01.384

tendon　腱　01.286

tendon allograft　同种异体肌腱　03.282

tendon injury　肌腱损伤　03.067

tendon reattachment　止点重建　03.026

tendon spindle　腱梭　02.142

tennis elbow　网球肘　03.163

tennis leg　网球腿　03.371

TENS　经皮神经电刺激疗法　07.137

tensor fasciae latae　阔筋膜张肌　01.355

teres major　大圆肌　01.320

teres minor　小圆肌　01.319

terminal cistern　终池　02.011

terminal line　界线　01.257

termination codon　终止密码子　04.115

testing　检查　09.042

testing authority　检查机构　09.067

testing distribution planning　兴奋剂检查计划　09.091

TF　转录因子　04.119

the air displacement method　空气置换法　06.071

The Anti-Doping Administration and Management System　反兴奋剂管理系统　09.001

The Court of Arbitration for Sport　国际体育仲裁院　09.008

the female athlete triad syndrome　女运动员三联征　05.126

thenar　鱼际　01.345

the principle of different treat　区别对待原则　06.126

therapeutic　治疗　09.077

therapeutic exercise　运动疗法　07.074

therapeutic gymnastics　医疗体操　07.116

therapeutic manipulation for injured soft tissue　理筋手法　08.053

therapeutic massage　保健按摩，*保健推拿　08.033

therapeutic use exemption　治疗用药豁免　09.078

therapeutic use exemption committee　治疗用药豁免委员会　09.079

thermal equivalent　卡价，*热价　02.128

thermal equivalent of oxygen　氧热价　02.134

thermic effect of food　食物生热效应，*食物特殊动力作用　05.039

The World Anti-Doping Code　世界反兴奋剂条例　09.009

thiamin　*硫胺素　05.022

Thompson test　汤普森试验　03.376

thoracic and lumbar spine fracture　胸腰椎骨折　03.191

thoracic breathing　胸式呼吸　02.093

thoracic cage　胸廓　01.214

thoracic pulling manipulation　胸背部扳法　08.062

thoracic vertebra　胸椎　01.079

thoracolumbar fascia　胸腰筋膜　01.298

thoracolumbar fascitis　腰背部肌筋膜炎，*腰背肌肉劳损　03.201

three-dimensional motion analysis　三维运动分析　07.057

three-edged needle therapy　三棱针疗法　08.002

threshold　阈值，*阈强度　02.009

thrower's elbow　*投掷肘　03.160

throwing fracture of the humeral shaft　肱骨投掷骨折　03.138

tibia　胫骨　01.174

tibial collateral ligament　胫侧副韧带　01.269

tibialis anterior　胫骨前肌　01.377

tibialis posterior　胫骨后肌　01.387

tibial tuberosity　胫骨粗隆　01.176

tibiofibular joint　胫腓关节　01.271

tidal volume　潮气量　02.098

time difference reaction 时差反应 06.159

timed vital capacity 时间肺活量 02.102

tissue 组织 01.007

tissue-engineered cartilage 组织工程软骨 03.012

Titze disease *蒂策病 03.521

TKA 全膝置换术 03.366

TLC 肺总[容]量 02.103

toe out angle 足偏角 07.063

tolerable upper intake level 可耐受最高摄入量 05.080

total knee arthroplasty 全膝置换术 03.366

total lung capacity 肺总[容]量 02.103

total meniscectomy 半月板全切除术 03.326

traction 牵引 07.126

traction epiphysis 拉力骨骺 03.020

traction type insertion 牵拉型腱止点 03.037

trafficking 交易 09.043

training period 训练活动 07.081

transaminase *转氨酶 04.084

transcendental meditation 超觉静坐,*TM功 08.036

transcription 转录 04.118

transcription factor 转录因子 04.119

transcutaneous electrical nerve stimulation 经皮神经电刺激疗法 07.137

trans-fatty acid 反式脂肪酸 05.034

transfer of learning 学习迁移 02.192

transfer training 转移训练 07.115

translation 翻译 04.120

transmembrane protein 穿膜蛋白,*跨膜蛋白 04.162

transverse plane *横切面 01.057

transverse process 横突 01.074

transverse tubular 横管,*T管 02.017

transversus abdominis 腹横肌 01.309

trapezium bone 大多角骨 01.141

trapezius 斜方肌 01.292

trapezoid bone 小多角骨 01.142

traumatic anterior dislocation of the atlas 寰椎外伤性前脱位 03.181

traumatic complete knee dislocation 膝关节外伤性全脱位 03.359

traumatic dislocation of the peroneal tendon 腓骨肌腱外伤性脱位 03.412

traumatic dislocation of the tibialis posterior tendon 胫后肌腱外伤性脱位 03.415

traumatic injury 跌打损伤 08.088

traumatic internal injury 跌打内伤 08.087

traumatic meniscus injury 创伤性半月板损伤 03.312

traumatic myositis ossificans of the quadriceps 股四头肌创伤性骨化性肌炎 03.230

traumatic osteoarthritis 创伤性骨关节炎 03.070

traumatic patellar dislocation 髌骨创伤性脱位 03.239

traumatic perforation of the ear drum 外伤性鼓膜穿孔 03.523

traumatic synovitis of elbow 肘关节创伤性滑膜炎 03.153

traumatic synovitis of the knee joint 膝关节创伤性滑膜炎 03.348

traumatic unidirectional Bankart lesion requiring surgery 创伤性单方向班卡特损伤 03.112

treading manipulation 踩法 08.035

treshold substance 检测限物质 09.068

triad thrible 三联管结构 02.018

tricarboxylic acid cycle 三羧酸循环 04.019

triceps brachii 肱三头肌 01.325

triceps muscle of the crus injury 小腿三头肌损伤 03.372

triceps surae 小腿三头肌 01.381

triglyceride 甘油三酯,*三酰甘油 04.025

trilateral foramen 三边孔 01.348

trochlea of humerus 肱骨滑车 01.124

trochlear notch 滑车切迹 01.131

trochlear type insertion 滑车型腱止点 03.035

trochoid joint 车轴关节 01.211

tropomyosin 原肌球蛋白 02.015

troponin 肌钙蛋白 04.071

TT-TG value *TT-TG值 03.242

tuber 薯类 05.066

tubercle of iliac crest 髂结节 01.153

TUBS 创伤性单方向班卡特损伤 03.112

TUE 治疗用药豁免 09.078

TUEC 治疗用药豁免委员会 09.079

twisting manipulation 搓法 08.037

U

U　酶活力单位　04.132

UKA　膝单髁置换术　03.365

UL　可耐受最高摄入量　05.080

ulna　尺骨　01.130

ulnar collateral ligament　尺侧副韧带　01.240

ulnar collateral ligament injury of the thumb metacar-pophalangeal joint　拇指掌指关节尺侧副韧带损伤　03.175

ulnar collateral ligament rupture of the elbow　肘关节尺侧副韧带断裂　03.152

ulnar nerve injury in bicycle rider　自行车运动员尺神经损伤　03.508

ulnar tuberosity　尺骨粗隆　01.134

ulnar tunnel syndrome　尺管综合征　03.516

ultra short wave therapy　超短波疗法　07.142

ultrasound therapy　超声疗法　07.145

ultraviolet therapy　紫外线疗法　07.148

unbending lumbar rotation manipulation　直腰旋转扳法　08.067

uncoupling protein　解偶联蛋白　04.077

UNESCO convention　联合国教科文组织国际公约　09.045

unhappy triad knee injury　膝关节三联损伤　03.302

unicompartmental knee arthroplasty　膝单髁置换术　03.365

unmyelinated nerve fiber　无髓神经纤维　01.043

unsaturated fatty acid　不饱和脂肪酸　04.028

unstable thoracic and lumbar spine fracture　不稳定型胸腰椎骨折　03.193

urea cycle　*尿素循环　04.086

use　使用　09.044

V

value of the tibial tuberosity-trochlear groove distance　胫骨结节–股骨滑车值　03.242

vastus intermedius　股中间肌　01.368

vastus lateralis　股外侧肌　01.367

vastus medialis　股内侧肌　01.366

VC　肺活量　02.101

vegetarian　素食者　05.081

venous return　静脉回心血量　02.081

ventilatory threshold　通气阈　02.159

ventricular diastole　心室舒张期　02.047

ventricular systole　心室收缩期　02.045

vertebrae　椎骨　01.067

vertebral arch　椎弓　01.071

vertebral body　椎体　01.068

vertebral canal　椎管　01.070

vertebral column　脊柱　01.213

vertebral foramen　椎孔　01.069

vertical axis　垂直轴　01.052

vibration manipulation　振法　08.076

vigorous exercise　剧烈运动　06.012

visual search　视觉搜索　02.191

vital capacity　肺活量　02.101

vitamin　维生素　04.151

vitamin A　维生素 A　05.020

vitamin B_1　维生素 B_1　05.022

vitamin B_2　维生素 B_2　05.023

vitamin C　维生素 C　05.026

vitamin D　维生素 D　05.027

vitamin E　维生素 E　05.028

vitamin loading test　维生素负荷试验　05.085

vitamin PP　维生素 PP，*维生素 B_3，*抗癞皮病因子　05.025

vomer　犁骨　01.095

$\dot{V}O_{2max}$　最大摄氧量，*最大吸氧量，*最大耗氧量　02.155

VT　通气阈　02.159

W

WADA　世界反兴奋剂机构　09.046

WADA therapeutic use exemption committee　世界反兴奋剂机构治疗性用药豁免委员会　09.080

WADA TUEC　世界反兴奋剂机构治疗性用药豁免委员会　09.080

waist-to-hip ratio　腰臀比指数　06.069

walk velocity　步速　07.062

warming needle moxibustion　温针灸　08.014

X

Y

Z

汉 英 索 引

A

B

被动运动　passive exercise　07.083

本体促进技术　proprioceptive neuromuscular facilitation technique　07.123

本体感受器　proprioceptor　01.048

鼻骨　nasal bone　01.098

鼻旁窦　paranasal sinus　01.102

*比肌力　relative muscle strength　06.027

比目鱼肌　soleus　01.383

必需氨基酸　essential amino acid　04.056

必需脂肪酸　essential fatty acid　04.029

闭环控制系统　closed-loop control system　02.178

闭孔　obturator foramen　01.165

闭孔内肌　obturator internus　01.360

闭孔外肌　obturator externus　01.362

闭链运动　close chain exercise　07.094

闭锁性运动技能　closed motor skill　02.171

避开股四头肌全膝置换术　quadriceps-sparing total knee arthroplasty, QS TKA　03.368

扁骨　flat bone　01.060

*变老　aging　06.100

变相提供兴奋剂　administration or attempted administration of a prohibited substance or prohibited method to any athlete　09.083

辨别反应时　discrimination reaction time　02.183

标志物　marker　09.021

*标准解剖学姿势　anatomical position　01.051

标准品库　reference collection　09.061

标准物质　reference material　09.062

*表面肌电图　dynamic electromyography　07.055

表皮生长因子　epidermal growth factor　04.175

别构调节　allosteric regulation　04.139

髌骨　patella　01.173

髌骨半脱位　patellar subluxation　03.245

髌骨创伤性脱位　traumatic patellar dislocation　03.239

髌骨骨折　patellar fracture　03.232

髌骨恐惧试验　patellar apprehension test　03.240

髌骨疲劳骨折　fatigue fracture of the patella　03.233

髌骨倾斜　patella tilt　03.246

髌骨缺血性坏死　patellar avascular necrosis　03.250

髌骨软骨病　osteochondropathy of the patella　03.334

髌骨软化　chondromalacia patella　03.247

髌尖末端病　enthesopathy of the apex patellae　03.248

髌腱断裂　rupture of patellar tendon　03.251

髌前滑囊炎　prepatellar bursitis　03.351

髌韧带　patellar ligament　01.270

髌缘[指压]痛　pain around the edge of the patella　03.337

冰敷　ice compress　03.071

丙二醛　malondialdehyde　04.187

丙酮酸　pyruvic acid　05.029

丙酮酸脱氢酶系　pyruvate dehydrogenase system　04.017

病理型月经期　pathologic type in menstrual period　06.109

*拨法　poking channels manipulation　08.034

*拨号试验　Dial test　03.267

博巴斯技术　Bobath technique　07.122

搏出功　stroke work　02.057

补呼气量　expiratory reserve volume, ERV　02.097

补体　complement　04.173

补吸气量　inspiratory reserve volume, IRV　02.096

不饱和脂肪酸　unsaturated fatty acid　04.028

不规则骨　irregular bone　01.061

不完全蛋白　incomplete protein　05.013

不完全强直收缩　incomplete tetanus　02.030

不稳定型胸腰椎骨折　unstable thoracic and lumbar spine fracture　03.193

布鲁门萨线　Blumensaat line　03.252

布伦斯特伦技术　Brunnstrom technique　07.124

步长　step length　07.058

步幅　stride length　07.059

步宽　gait width　07.060

步频　cadence　07.061

步频发展特征　development feature of stride frequency　06.093

步速　walk velocity　07.062

步态　gait　07.048

步态分析　gait analysis　07.049

步行训练　ambulation training　07.112

步行周期　gait cycle　07.064

部分样品　aliquot sample　09.047

C

擦伤　abrasion　03.061

踩法　treading manipulation　08.035

D

第五跖骨结节骨折　fracture of the fifth metatarsal tuberosity　03.428

第五跖骨近 1/3 段骨干骨折　fracture of the proximal fifth metatarsal bone　03.429

*蒂策病　Titze disease　03.521

点穴法　finger-pointing manipulation　08.038

电刺激运动　exercise evoked by electrical stimulation　07.085

电疗法　electrotherapy　07.135

电针法　electro-acupuncture　08.001

电子传递链　electron transport chain　04.196

淀粉　starch　04.007

跌打内伤　traumatic internal injury　08.087

跌打损伤　traumatic injury　08.088

跌仆胁痛　hypochondriac pain from fall　08.089

蝶窦　sphenoidal sinus　01.104

蝶骨　sphenoid bone　01.090

顶骨　parietal bone　01.092

定量化追加反馈　quantitative augmented feedback　02.202

定性化追加反馈　qualitative augmented feedback　02.203

动功　dynamic qigong　08.090

动静结合　integration of motion and stillness　08.091

动力工作　dynamic work　01.408

动力性力量练习　dynamic strength training　06.052

*动力性收缩　concentric contraction　02.025

动力性运动　dynamic exercise　07.091

动力学分析　kinetics analysis　07.054

动脉脉搏　arterial pulse　02.080

动脉血压　arterial [blood] pressure　02.079

动态肌电图检查　dynamic electromyography　07.055

动态平衡　dynamic balance, dynamic equilibrium　07.038

动作电位　action potential　02.004

动作效果假说　action effect hypothesis　02.177

*冻结肩　periarthritis humeroscapularis　03.133

抖法　shaking manipulation　08.039

豆类制品　bean product　05.064

独立观察员项目　independent observer program　09.015

杜加斯征　Dugas sign　03.106

端法　holding manipulation　08.040

短冲间歇训练　sprint interval training　04.212

短骨　short bone　01.059

短收肌　adductor brevis　01.372

*对抗肌　antagonist　01.404

多关节肌　multi-articular muscle　01.415

多关节肌被动不足　multi-articular muscle less than a passive　01.417

多关节肌主动不足　multi-articular muscle initiative inadequate　01.416

多核糖体　polysome　04.107

*多诺霍三联征　O' Donoghue's triad　03.302

多肽　polypeptide　05.018

多糖　polysaccharide　04.005

E

鹅足　pes anserinus　03.284

鹅足滑囊炎　pes anserinus bursitis　03.350

鹅足腱弹响症　pes anserinus snapping　03.357

额窦　frontal sinus　01.103

额骨　frontal bone　01.088

*额状面　coronal plane　01.056

*额状轴　coronal axis　01.053

腭骨　palatine bone　01.097

儿茶酚胺　catecholamine, CA　04.167

儿童　child　06.076

儿童康复　pediatric rehabilitation　07.156

耳道骨瘤及骨疣　external auditory canal exostosis and osteomas　03.524

耳针疗法　ear acupuncture therapy　08.006

F

发育　development　06.080

翻译　translation　04.120

翻译后修饰调节　post-translational modification regulation　04.088

反巴斯德效应　Crabtree effect　04.209

反密码子　anticodon　04.113

反式脂肪酸　trans-fatty acid　05.034

反兴奋剂管理系统　The Anti-Doping Administration and Management System, ADAMS　09.001

反兴奋剂组织　anti-doping organization　09.003

反义寡核苷酸　antisense oligonuclcotidc　04.092

*反应不应期　psychological refractory period, PRP　02.185

反应时　reaction time, RT　02.180

反应速度发展特征　development feature of reaction speed　06.092

反转录酶　reverse transcriptase　04.123

泛醌　coenzyme Q, CoQ　04.155

防治性按摩　preventive and remedial massage　08.041

放松功　qigong in relaxing　08.092

放松疗法　relaxation therapy　07.108

*飞行检查　out-of-competition testing　09.097

非必需氨基酸　non-essential amino acid　04.057

非必需脂肪酸　non-essential fatty acid　04.030

非创伤性肩关节多方向不稳　atraumatic multidirectional, often bilateral, shoulder instability requiring rehabilitation and occasionally inferior capsular shift, AMBRI　03.113

非典型性结果　atypical finding　09.007

非检测限物质　non-threshold substance　09.059

非结构性脊柱侧凸　non-structural scoliosis　06.040

*非连续性运动技能　discrete motor skill　02.170

非特异性痉挛性平足　non-specific spastic flat foot　03.444

非同源染色体　nonhomologous chromosome　04.110

非运动技术伤　non-technopathy sports injury　03.055

*菲茨定律　Fitts's law　02.174

腓侧副韧带　fibular collateral ligament　01.268

腓肠肌　gastrocnemius　01.382

腓骨　fibula　01.178

腓骨短肌　peroneus brevis　01.380

腓骨肌腱断裂　rupture of the peroneal tendon　03.416

腓骨肌腱复发性脱位　recurrent dislocation of the peroneal tendon　03.413

腓骨肌腱弹响　snapping of the peroneal tendon　03.414

腓骨肌腱外伤性脱位　traumatic dislocation of the peroneal tendon　03.412

腓骨颈　neck of fibula　01.180

腓骨疲劳性骨膜炎　fibula fatigue periostitis　03.379

腓骨疲劳性骨折　fatigue fracture of the fibula　03.381

腓骨头　fibular head　01.179

腓骨外侧支持带　lateral fibula retinaculum　03.411

肺活量　vital capacity, VC　02.101

肺扩散容量　pulmonary diffusion capacity　02.112

肺内压　intrapulmonary pressure　02.094

肺泡通气量　alveolar ventilation　02.108

*肺泡无效腔　alveolar dead space　02.109

肺通气量　pulmonary ventilation volume　02.106

肺循环　pulmonary circulation　02.087

肺总[容]量　total lung capacity, TLC　02.103

分级运动试验　graded exercise test　06.023

分筋　adhesion separation manipulation, spasmrelaxation　08.042

分离性运动技能　discrete motor skill　02.170

分析检测　analytical testing　09.048

*6分钟步行测试　6 min walking test　07.044

6分钟步行[试验]　6 min walking test　07.044

分子网络调节　molecular network regulation　04.182

粉碎型肱骨髁上骨折　comminuted supracondylar humeral fracture　03.142

封闭治疗　local injection　03.073

峰电位　spike potential　02.005

缝　suture　01.192

缝匠肌　sartorius　01.363

跗骨　tarsal bone　01.182

跗骨窦综合征　tarsal sinus syndrome　03.439

跗管综合征　tarsal tunnel syndrome　03.453

抚摩法　stroke manipulation　08.043

俯腰过伸法　lumbar hyperextension in prone position　08.044

辅肌动蛋白　actinin　04.069

*辅酶Q　coenzyme Q, CoQ　04.155

辅助步行训练　gait training with walking aides　07.114

辅助T细胞亚群　helper T cell subset　04.170

负迁移　negative transfer　02.194

复发性髌骨脱位　recurrent patellar dislocation　03.243

复关节　compound joint　01.205

复极化　repolarization　02.008

复苏　resuscitation　03.059

复位试验　relocation test　03.109

复元活血汤　fuyuan huoxue tang, decoction for recovery and activating blood circulation　08.119

复元通气散　fuyuan tongqi san, powder for recovery and promoting circulation of qi　08.124

*副鼻窦　paranasal sinus　01.102

副腓骨疲劳性骨折　fatigue fracture of the accessory

fibula 03.435

腹白线 linea alba 01.313

腹股沟管 inguinal canal 01.314

*腹股沟管皮下环 superficial inguinal ring 01.307

腹股沟管浅环 superficial inguinal ring 01.307

*腹股沟三角 inguinal triangle 01.315

腹横肌 transversus abdominis 01.309

腹内斜肌 obliquus internus abdominis 01.308

腹式呼吸 abdominal breathing 02.092

腹式呼吸训练 abdominal breathing training 07.104

腹外斜肌 obliquus externus abdominis 01.306

腹直肌 rectus abdominis 01.310

腹直肌鞘 sheath of rectus abdominis 01.312

G

改良阿什沃思量表 modified Ashworth scale 07.028

改良糖原填充法 modified carbohydrate loading 05.138

概括化运动程序 generalized motor program 02.176

甘油激酶 glycerol kinase 04.046

甘油二酯 triglyceride 04.025

感觉神经末梢 sensory nerve ending 01.045

感觉神经元 sensory neuron 01.038

干扰电疗法 interferential electrotherapy 07.140

干扰素 interferon 04.172

干细胞 stem cell 03.011

冈崎片段 Okazaki fragment 04.125

冈上肌 supraspinatus 01.317

冈上窝 supraspinous fossa 01.110

冈下肌 infraspinatus 01.318

冈下窝 infraspinous fossa 01.111

高弓足 pes cavus 03.467

高密度脂蛋白 high density lipoprotein, HDL 05.032

高能量食物 high energy food 05.054

高能磷酸化合物 high-energy phosphate compound 04.192

高危险阶段 high-risk phase 09.093

高危险项目 high-risk sports 09.092

高位髌骨 patella alta 03.235

高血糖指数食物 food with high-glycemic index 05.053

高血压康复 rehabilitation of hypertension 07.179

高压电位疗法 high voltage field therapy 07.141

隔物灸 indirect moxibustion 08.010

膈肌 diaphragm 01.305

*膈式呼吸 abdominal breathing 02.092

膈下逐瘀汤 gexia zhuyu tang, decoction for dissipating blood stasis under diaphram 08.131

个人卫生 personal hygiene 06.120

个人项目 individual sport 09.016

个体乳酸阈 individual lactate acid threshold, ILAT 02.158

跟腓韧带 calcaneofibular ligament 01.276

跟骨 calcaneus 01.184

跟骨跟腱止点末端病 enthesiopathy at the calcaneal insertion of the Achilles tendon 03.446

跟骨骨骺分离 epiphyseal separation of the calcaneus 03.488

跟骨骨骺撕脱骨折 avulsion fracture of the calcaneal epiphysis 03.457

跟骨骨骺炎 calcaneal apophysitis 03.458

跟骨前上突骨折 fracture of the anterosuperior calcaneus process 03.430

跟骨下骨刺 calcaneal osteophyte 03.451

跟腱 tendo calcaneus 01.384

跟腱病 tendinopathy of Achilles tendon 03.374

跟腱部分断裂 partial rupture of the Achilles tendon 03.377

跟腱断裂 rupture of the Achilles tendon 03.375

跟腱腱围炎 Achilles peritendinitis 03.373

跟距骨桥损伤 injury of the talocalcaneal coalition 03.459

跟距后关节骨关节病 osteoarthritis of the posterior talocalcaneal joint 03.441

跟骰关节扭伤 sprain of the calcaneocuboid joint 03.421

跟舟骨桥损伤 injury of the calcaneonavicular coalition 03.460

更年期 climacteric period 06.112

更年期体育卫生 menopause physical health 06.116

弓步桩 standing exercise of bow step 08.093

*弓间韧带 ligamenta flava 01.220

弓状线 arcuate line 01.156

*TM功 transcendental meditation 08.036

功能位 functional position 07.034

功能性电刺激 functional electric stimulation 07.151

功能余气量 functional residual capacity, FRC 02.104

肱尺关节 humeroulnar joint 01.236

肱二头肌 biceps brachii 01.322

肱二头肌长头肌腱断裂 rupture of the long head of biceps tendon 03.128

肱二头肌长头肌腱脱位 dislocation of the long head of biceps tendon 03.127

肱二头肌长头肌腱炎 tendinitis of the long head of biceps tendon 03.126

肱二头肌远端止点断裂 rupture of the distal insertion of the biceps brachii 03.167

肱骨 humerus 01.115

肱骨大结节撕脱骨折 avulsion fracture of the greater tubercle of the humerus 03.090

肱骨滑车 trochlea of humerus 01.124

肱骨髁上骨折 supracondylar humeral fracture 03.139

肱骨内上髁骨骺分离 separation of humeral medial epicondylar epiphysis 03.145

肱骨内上髁骨折 medial epicondylar fracture of the humerus 03.144

肱骨上端骨骺分离 epiphyseal separation of the proximal humerus 03.479

肱骨头 head of humerus 01.116

肱骨头骨骺分离症 separation of the proximal humeral epiphysis 03.095

肱骨投掷骨折 throwing fracture of the humeral shaft 03.138

肱骨外科颈骨折 fracture of the surgical neck of the humerus 03.091

肱骨外髁骨骺分离 epiphyseal separation of lateral humeral condyle 03.477

*肱骨外上髁炎 lateral humeral epicondylitis 03.163

肱骨小头 capitulum of humerus 01.123

肱骨小头剥脱性骨软骨炎 osteochondritis dissecans of the capitulum of humerus 03.157

肱骨小头骨骺分离 separation of the humeral capitellum epiphysis 03.143

肱骨小头骨骺无菌性坏死 aseptic necrosis of humeral capitulum epiphysis 03.158

肱骨小头骨骺炎 epiphysitis of the capitellum of the humerus 03.490

肱骨小头骨软骨骨折 osteochondral fracture of the capitulum of humerus 03.156

肱骨小头软骨骨折 chondral fracture of the capitulum of humerus 03.155

肱骨小头软骨损伤和骨软骨损伤 chondral and osteochondral injury of capitulum of humerus 03.154

肱骨远端骨骺分离 epiphyseal separation of the distal end of the humerus 03.478

肱肌 brachialis 01.324

肱桡关节 humeroradial joint 01.237

肱桡肌 brachioradialis 01.326

肱三头肌 triceps brachii 01.325

肱三头肌肌腱断裂 rupture of triceps tendon 03.161

共轭亚油酸 conjugated linoleic acid, CLA 05.036

共价修饰 covalent modification 04.142

钩骨 hamate bone 01.144

谷氨酰胺 glutamine 04.060

谷胱甘肽过氧化物酶 glutathione peroxidase 04.190

谷胱甘肽还原酶 glutathione reductase 04.191

谷类 grain 05.065

股薄肌 gracilis 01.371

股二头肌 biceps femoris 01.374

股方肌 quadratus femoris 01.361

股骨 femur 01.166

股骨大粗隆滑囊炎 bursitis of the greater trochanter 03.222

股骨滑车部软骨损伤 cartilage injury of the femoral trochlea 03.341

股骨颈 neck of femur 01.168

股骨髁剥脱性骨软骨炎 osteochondritis dissecans of the femoral condyle 03.343

股骨髁软骨病 osteochondropathy of the femoral condyle 03.333

股骨头 femoral head 01.167

股骨头骨骺分离 epiphyseal separation of the femoral head 03.483

股骨头骨骺炎 epiphysitis of the femoral head 03.489

*股骨头缺血性坏死 epiphysitis of the femoral head 03.489

股骨小粗隆骨骺分离 epiphyseal separation of the lesser femoral trochanter 03.485

股骨小粗隆骨折 fracture of the lesser trochanter 03.208

股骨远端骨骺分离 epiphyseal separation of the distal end of the femur 03.482

股内侧肌 vastus medialis 01.366

股三角　femoral triangle　01.390

股神经麻痹　femoral nerve paralysis　03.512

股四头肌　quadriceps femoris　01.364

股四头肌创伤性骨化性肌炎　traumatic myositis ossificans of the quadriceps　03.230

股四头肌肌腱断裂　rupture of the quadriceps tendon　03.231

*股四头肌异位骨化　heterotopic ossification of the quadriceps　03.230

股四头肌止点末端病　enthesopathy at the insertion of quadriceps femoris　03.249

股外侧肌　vastus lateralis　01.367

股直肌　rectus femoris　01.365

股中间肌　vastus intermedius　01.368

骨板　bone lamella　01.022

骨单位　osteon　01.027

骨骼肌　skeletal muscle　01.030

骨骼肌缺血再灌注损伤　ischemia reperfusion injury to skeletal muscle　03.033

骨骼肌损伤　injury of skeletal muscle　03.032

*骨骼矿物质密度　bone mineral density　06.033

骨关节炎　osteoarthritis　03.048

骨关节炎康复　rehabilitation of osteoarthritis　07.168

骨骺　epiphysis　03.018

骨骺分离　epiphyseal separation　03.474

骨骺损伤　injury of epiphysis　03.021

骨基质　bone matrix　01.021

骨科康复　orthopedic rehabilitation　07.153

骨龄　bone age　06.055

骨密度　bone mineral density　06.033

骨密质　compact bone　01.062

骨膜　periosteum　01.065

骨膜移植　periosteum transplantation　03.010

骨盆　pelvis　01.256

*骨盆牵引　pelvic traction　07.129

骨松质　spongy bone　01.063

骨髓　bone marrow　01.066

骨小梁　bone trabecula　01.064

骨性结合　synosteosis　01.197

骨折　fracture　03.065

骨折康复　rehabilitation of bone fracture　07.166

骨组织　osseous tissue　01.020

骨组织生物力学特性　biomechanical characteristics of bone　03.039

固醇　sterol　05.037

固定肌　fixator　01.406

寡糖　oligosaccharide　04.004

关节　articulation　01.198

关节半月板　articular meniscus　01.265，01.202

关节唇　articular labrum　01.203

关节活动度　range of motion, ROM　06.035

*关节活动范围　range of motion, ROM　06.035

关节镜　arthroscope　03.079

关节镜手术　arthroscopy　03.080

关节面　articular surface　01.199

关节囊　articular capsule　01.200

关节盘　articular disc　01.202

关节牵引　joint traction　07.130

关节腔　articular cavity　01.201

关节软骨　articular cartilage　03.001

关节软骨生物力学特性　biomechanical characteristics of articular cartilage　03.040

关节软骨损伤　injury of articular cartilage　03.003

关节软骨损伤修复　repair of articular cartilage　03.004

关节手术后康复　post joint surgery rehabilitation　07.174

关节松动手法　joint mobilization　07.109

关节突　articular process　01.075

关节突关节　zygapophysial joint　01.224

关节盂　glenoid cavity　01.114

关节造影术　arthrography　03.078

*L 管　longitudinal tubular　02.012

*T 管　transverse tubular　02.017

冠脉循环　coronary circulation　02.084

冠突　coronoid process　01.133

冠心病康复　rehabilitation of coronary artery disease　07.177

冠心病康复训练分期　phase of coronary artery disease rehabilitation　07.178

冠状面　frontal plane　01.056

冠状轴　frontal axis　01.053

*光标记技术　point-light technique　02.187

光点技术　point-light technique　02.187

光疗法　phototherapy　07.146

硅橡胶移植　silicone-rubber implantation　03.008

滚法　rolling manipulation　08.045

国际标准　international standard　09.019

国际功能、残疾和健康分类　international classification of functioning, disability and health, ICF　07.015

国际级运动员　international-level athlete　09.018

国际赛事　international event　09.017

国际体育仲裁院　The Court of Arbitration for Sport, CAS　09.008

国家奥林匹克委员会　National Olympic Committee　09.025

国家反兴奋剂组织　national anti-doping organization　09.024

*腘窝　popliteal fossa　01.392

*腘窝囊肿　popliteal cyst　03.354

果糖-1, 6-二磷酸　fructose-1, 6-diphosphate, F-1, 6-P　04.010

果糖激酶　fructokinase　04.014

过度紧张　overstress　06.162

过度训练　overtraining　06.161

过度运动　excessive exercise　06.053

过劳损伤　overuse injury　03.056

过氧化氢酶　catalase　04.149

*过氧化物歧化酶　superoxide dismutase　04.189

H

哈佛台阶试验　Harvard step test　06.155

哈弗斯骨板　Haversian lamella　01.025

海氏三角　Hesselbach triangle　01.315

含氮激素　nitrogenous hormone　04.165

*汉弗莱韧带　Humphrey ligament　03.285

*耗氧量　oxygen uptake　02.154

*合理膳食　balanced diet　05.071

核苷　nucleoside　04.089

5-核苷酸酶　5-nucleotidase　04.122

*核黄素　riboflavin　05.023

核糖核酸　ribonucleic acid, RNA　04.094

核糖体 RNA　ribosomal RNA, rRNA　04.095

核因子κB　nuclear factor-κB, NF-κB　04.180

*亨特管　Hunter canal　01.391

横管　transverse tubular　02.017

横桥　cross bridge　02.013

*横切面　transverse plane　01.057

横突　transverse process　01.074

红外线疗法　infrared therapy　07.147

骺板　epiphyseal plate　03.473

后抽屉试验　posterior drawer test, PDT　03.290

后负荷　afterload　02.036

后交叉韧带　posterior cruciate ligament　01.267

后交叉韧带部分重建术　posterior cruciate ligament partial reconstruction　03.295

后交叉韧带部分断裂　partial rupture of the posterior cruciate ligament　03.287

后交叉韧带重建术　reconstruction of the posterior cruciate ligament　03.292

后交叉韧带单束重建术　single-bundle reconstruction of the posterior cruciate ligament　03.293

后交叉韧带翻修重建术　revision reconstruction of the posterior cruciate ligament　03.300

后交叉韧带全断裂　complete rupture of the posterior cruciate ligament　03.288

后交叉韧带双束重建术　double-bundle reconstruction of the posterior cruciate ligament　03.294

后交叉韧带损伤　injury of the posterior cruciate ligament　03.286

后交叉韧带下止点撕脱骨折　avulsion fracture of the posterior cruciate ligament from the tibia　03.289

后内侧复合体　posteromedial complex, PMC　03.261

后内侧复合体损伤　injury of the posteromedial complex　03.262

后外侧复合体　posterolateral complex, PLC　03.265

后外侧复合体损伤　injury of the posterolateral complex　03.266

后纵韧带　posterior longitudinal ligament　01.219

呼气　expiration　02.090

*呼气储备量　expiratory reserve volume, ERV　02.097

呼吸　respiration　02.088

呼吸功能　respiratory function　07.047

*呼吸链　electron transport chain　04.196

呼吸商　respiratory quotient, RQ　02.135

呼吸调整中枢　pneumotaxic center　02.120

呼吸训练　respiration training, breath training　07.100

呼吸运动　respiratory movement　02.091

β-胡萝卜素　β-carotene　04.154

互补 DNA　complementary DNA　04.099

*滑车关节　hinge joint　01.210

滑车切迹　trochlear notch　01.131

滑车型腱止点　trochlear type insertion　03.035

滑膜囊　synovial bursa　01.288

滑膜皱襞综合征　synovial plica syndrome　03.345

滑行学说　sliding theory　02.023

*滑雪拇　skier's thumb　03.175

滑椎[症]　spondylolisthesis　03.195

J

肌酸激酶　creatinc kinasc, CK　04.204

*肌酸磷酸激酶　creatine phosphokinase, CPK　04.204

肌梭　muscle spindle　02.141

肌糖原　muscle glycogen　02.131

肌外膜　epimysium　01.283

肌原纤维　myofibril　02.014

肌张力　muscle tone　07.021

肌张力低下　hypotonia　07.025

肌张力过高　hypertonia　07.023

肌张力评定　muscle tone assessment　07.022

[肌]张力失常　dystonia　07.024

*肌质网　sarcoplasmic reticulum　02.012

肌组织　muscular tissue　01.028

鸡鸣散　jiming san, cock crowing powder　08.118

基础代谢　basal metabolism　02.122

基础代谢率　basal metabolic rate, BMR　02.123

基因　gene　04.101

基因定位　gene localization　04.104

基因多态性　gene polymorphism　04.105

基因突变　gene mutation　04.106

基因治疗　gene therapy　03.051

基质　matrix　01.004

激素　hormone　04.157

激素敏感性脂肪酶　hormone-sensitive lipase　04.045

激素受体　hormone receptor　04.158

极化　polarization　02.006

极量运动　maximal exercise　07.077

即早期基因　immediate-early gene　04.103

急性创伤　acute traumatic injury　03.068

急性肌肉酸痛　acute muscle soreness　06.030

急性上胫腓关节脱位　acute proximal tibiofibular-joint dislocation　03.361

急性腰扭伤　acute lumbar sprain　03.200

棘间韧带　interspinal ligament　01.221

*棘间韧带断裂　rupture of the interspinous ligament　03.196

棘上韧带　supraspinal ligament　01.222

棘突　spinous process　01.073

己糖激酶　hexokinase　04.013

*己糖磷酸支路　pentose phosphate pathway　04.023

*挤按法　extrusion process　08.047

挤压法　extrusion process　08.047

脊髓损伤康复　rehabilitation of spinal cord injury　07.160

脊髓损伤康复方案　rehabilitation program of spinal cord injury　07.162

脊髓损伤平面　spinal cord injury level　07.161

脊柱　vertebral column　01.213

脊柱侧凸　scoliosis　06.038

脊柱侧弯康复　rehabilitation of scoliosis　07.173

继发性残疾　secondary disability　07.014

*继发性腓骨肌痉挛性平足　secondary spastic flat foot　03.445

继发性痉挛性平足　secondary spastic flat foot　03.445

继发性营养缺乏　secondary nutritional deficiency　05.123

*绩效反馈　knowledge of performance, KP　02.195

加强型人工韧带　stents artificial ligament　03.030

加味承气汤　jiawei chengqi tang, modified decoction for activating-qi　08.116

加味桃核承气汤　jiawei taohe chengqi tang, modified decoction of peach kernel for activating-qi　08.120

加味乌药汤　jiawei wuyao tang, modified decoction of lindera root　08.128

夹板[固定]　splint　03.077

夹肌　splenius　01.296

3-甲基组氨酸　3-methylhistidine　04.079

甲硫氨酸　methionine　04.059

假定阳性检测结果　presumptive adverse analytical finding　09.060

架火法　fire throwing method　08.020

间骨板　interstitial lamella　01.026

肩带关节　shoulder girdle joint　03.081

肩带肌肉　shoulder girdle muscle　03.082

肩峰　acromion　01.112

肩峰成形术　acromioplasty　03.120

肩峰下囊　subacromial bursa　03.086

肩峰下撞击综合征　subacromial impingement syndrome　03.118

肩峰形态　acromial morphology　03.087

肩关节　shoulder joint　01.233

肩关节不稳　shoulder joint instability　03.110

肩关节多向不稳定　multidirectional shoulder joint instability　03.111

肩关节复发性脱位　recurrent shoulder dislocation　03.099

肩关节过度外展综合征　hyperabduction syndrome of the shoulder　03.137

肩关节镜　shoulder arthroscopy　03.122

肩关节前脱位　anterior shoulder dislocation　03.098

颈部斜扳法　cervical obliquely pulling manipulation　08.048

颈部旋转定位扳法　cervical localized rotation manipulations　08.049

颈椎　cervical vertebra　01.076

颈椎病　cervical spondylosis　03.199

颈椎病康复　rehabilitation of cervical spondylosis　07.170

颈椎单纯前脱位与半脱位　simple anterior dislocation and subluxation of the cervical spine　03.188

颈椎粉碎骨折　comminuted fracture of the cervical spine　03.190

颈椎骨折脱位　fracture dislocation of the cervical spine　03.180

颈椎间盘突出症　cervical disc herniation　03.198

颈椎牵引　cervical traction　07.128

颈椎椎体压缩骨折　compression fracture of the cervical spine　03.189

胫侧副韧带　tibial collateral ligament　01.269

胫腓骨间韧带损伤　injury of the interosseous tibiofibular ligament　03.395

胫腓关节　tibiofibular joint　01.271

胫骨　tibia　01.174

胫骨粗隆　tibial tuberosity　01.176

胫骨高位截骨术　high tibial osteotomy　03.344

胫骨后肌　tibialis posterior　01.387

胫骨结节–股骨滑车值　value of the tibial tuberosity-trochlear groove distance　03.242

胫骨结节骨骺分离　epiphyseal separation of the tibial tubercle　03.484

胫骨结节骨软骨炎　osteochondrosis of the tibial tuberosity　03.253

胫骨结节撕脱骨折　avulsion fracture of the tibial tuberosity　03.255

胫骨结节塌陷征　sag sign of the tibial tuberosity　03.291

胫骨疲劳性骨膜炎　shinbone fatigue periostitis　03.378

胫骨疲劳性骨折　fatigue fracture of the tibia　03.380

胫骨平台骨折　fracture of the tibial plateau　03.358

胫骨前挫伤　contusion of the anterior tibia　03.369

胫骨前肌　tibialis anterior　01.377

胫骨前血肿　hematoma of the anterior tibia　03.370

胫骨上端骨骺分离　epiphyseal separation of the proximal tibia　03.481

胫骨远端骨骺分离　epiphyseal separation of the distal end of the tibia　03.480

胫后肌腱断裂　rupture of the tibialis posterior tendon　03.417

胫后肌腱外伤性脱位　traumatic dislocation of the tibialis posterior tendon　03.415

胫前间隔　anterior tibial compartment　03.382

胫前间隔综合征　anterior tibial compartment syndrome　03.383

痉挛　spasticity　07.026

静力工作　static work　01.407

*静力收缩　isometric contraction　02.027

静力性力量练习　static strength training　06.051

静力性运动　static exercise　07.092

静脉回心血量　venous return　02.081

静态平衡　static balance　07.037

静息电位　resting potential　02.003

灸法　moxibustion　08.007

局部呼吸训练　segmental lung expansion training　07.102

剧烈运动　vigorous exercise　06.012

距腓后韧带　posterior talofibular ligament　01.275

距腓前韧带　anterior talofibular ligament　01.274

距骨　talus　01.183

距骨剥脱性骨软骨炎　osteochondritis dissecans of the talus　03.409

距骨骨软骨切线骨折　tangential osteochondral fracture of the talus　03.410

距骨骨软骨损伤　osteochondral lesion of the talus　03.408

距骨骨折脱位　fracture and dislocation of the talus　03.424

距骨颈疲劳性骨折　fatigue fracture of the neck of the talus　03.436

*距骨全脱位　dislocation of the talus　03.422

距骨缺血性坏死　avascular necrosis of the talus　03.426

距骨脱位　dislocation of the talus　03.422

距骨外突骨折　fracture of the lateral talar process　03.425

距骨周围脱位　peritalar dislocation of the talus　03.423

距后三角骨损伤　injury of the triquetral bone of the talus　03.438

距下关节　subtalar joint　01.277

距下关节镜术　subtalar arthroscopy　03.462

距下关节损伤　injury of the subtalar joint　03.440

距小腿关节　talocrural joint　01.273

距舟关节骨关节病　osteoarthritis of the talonavicular joint　03.442

距舟关节扭伤　sprain of the talonavicular joint　03.420

绝对不应期　absolute refractory period　02.041

绝对肌力　absolute muscle strength　06.026

绝对力量发展特征　development feature of absolute strength　06.088

绝经　menopause　06.113

K

卡顿指数　Caton index　03.237

卡价　thermal equivalent　02.128

开放性运动技能　open motor skill　02.172

开环控制系统　open-loop control system　02.179

开链运动　open chain exercise　07.093

康复　rehabilitation　07.001

康复对象　rehabilitation client　07.006

康复目标　rehabilitation goal　07.005

康复评定　rehabilitation evaluation　07.007

康复团队　rehabilitation team　07.003

康复医学　rehabilitation medicine　07.002

康复治疗　rehabilitation therapy　07.008

*抗坏血酸　ascorbic acid　05.026

抗痉挛位　anti-spastic position　07.035

*抗癞皮病因子　vitamin PP　05.025

抗氧化酶　antioxidant enzyme, antioxidase　04.188

抗氧化营养素　antioxidant nutrient　05.008

抗阻呼吸训练　resistive breathing training　07.103

抗阻运动　resistance exercise　07.087

髁间棘撕脱骨折　avulsion fracture of the intercondylar eminence　03.269

髁间隆起　intercondylar eminence　01.175

咳嗽训练　cough training　07.105

可耐受最高摄入量　tolerable upper intake level, UL　05.080

*克雷布斯循环　Krebs cycle　04.019

空气锻炼　air exercise　06.130

空气置换法　the air displacement method　06.071

空拳盖击　beating with empty-hand　08.050

空拳竖击　swiping with empty-hand　08.051

控体重　weight control　05.098

叩击法　percussion manipulation　08.052

*跨膜蛋白　transmembrane protein　04.162

快速减体重　fast weight loss　05.099

快速射血期　rapid ejection period　02.050

快缩型肌纤维　fast-twitch muscle fiber　02.038

髋骨　hip bone　01.147

髋关节　hip joint　01.260

髋关节半脱位　subluxation of the hip joint　03.224

髋关节单纯性滑膜炎　simple synovitis of the hip joint　03.226

髋关节骨关节病　osteoarthritis of the hip joint　03.225

髋关节镜　hip arthroscopy　03.228

髋臼　acetabulum　01.148

髋臼唇撕裂　acetabular labrum tear　03.227

眶部皮肤裂伤　periorbital laceration　03.525

阔筋膜张肌　tensor fasciae latae　01.355

廓清机制　clearance mechanism　07.052

L

拉赫曼试验　Lachman test　03.270

拉力骨骺　traction epiphysis　03.020

*莱格–佩尔特斯病　Legg-Perthes disease　03.489

老化　aging　06.100

老年康复　geriatric rehabilitation　07.157

老年期　geratic period　06.098

*老年人肌力流失　sarcopenia　06.101

酪蛋白　casein　05.016

雷诺丁受体　ryanodine receptor, RyR　04.159

*垒球指　baseball finger　03.178

肋骨　costal bone　01.086

肋骨骨折　rib fracture　03.518

肋间内肌　intercostales interni　01.304

肋间外肌　intercostales externi　01.303

肋软骨骨折　costochondral fracture　03.519

肋软骨炎　costochondritis　03.521

肋头关节　joint of costal head　01.228

肋椎关节　costovertebral joint　01.227

泪骨　lacrimal bone　01.099

类风湿关节炎康复　rehabilitation of rheumatoid arthritis 07.169

类固醇激素 steroid hormone 04.164

类固醇激素合成急性调控蛋白 steroidogenic acute regulation protein, StAR 04.048

类脂 lipoid 04.032

冷疗法 cold therapy 07.133

离心收缩 eccentric contraction 02.026

梨状肌 piriformis 01.359

梨状肌上孔 suprapiriform foramen 01.388

梨状肌下孔 infrapiriform foramen 01.389

梨状肌综合征 piriformis syndrome 03.223

犁骨 vomer 01.095

*里斯伯格韧带 Wrisberg ligament 03.285

理筋手法 therapeutic manipulation for injured soft tissue 08.053

力量耐力发展特征 development feature of strength endurance 06.091

联合国教科文组织国际公约 UNESCO convention 09.045

镰形足 sickled foot 03.463

练功十八法 qigong in eighteen exercises 08.095

裂纹型肱骨外科颈骨折 non-displaced fracture of the surgical neck of the humerus 03.092

*临床康复 clinic rehabilitation 07.152

临时听证会 provisional hearing 09.034

淋巴细胞亚群 lymphocyte subpopulation 04.169

α-磷酸甘油穿梭 α-glycerola-phosphate shuttle 04.200

磷酸果糖激酶 phosphofructokinase 04.015

磷酸化酶 phosphorylase 04.016

磷酸肌酸 creatine phosphate, CP 02.144

磷酸原系统 phosphagen system 02.145

磷脂 phospholipid 04.033

磷脂酸 phosphatidic acid, PA 04.037

*磷脂酰胆碱 phosphatidyl choline, PC 04.034

磷脂酰肌醇激酶 phosphatidylinositol kinase 04.147

磷脂酰丝氨酸 phosphatidylserine 04.036

灵活的认可范围 flexible scope of accreditation 09.051

灵敏性 agility 06.006

菱形肌 rhomboideus 01.295

零食 snack 05.058

留罐 cup retaining 08.017

留针拔罐 acupuncture cupping method 08.026

*硫胺素 thiamin 05.022

硫酸软骨素 chondroitin sulfate, CS 04.082

颅 skull 01.087

颅底骨折 fracture of the skull base 03.498

颅盖骨折 fracture of the skull cap 03.497

鲁德技术 Rood technique 07.121

卵磷脂 lecithin 04.034

罗兰多骨折 Rolando fracture 03.171

M

马步桩 standing exercise of horse-ride step 08.094

马蹄足 equinus foot 03.468

麦氏征 McMurray sign 03.325

脉搏压 pulse pressure 02.078

慢速减体重 slow weight loss 05.100

慢缩型肌纤维 slow-twitch muscle fiber 02.039

慢性创伤 chronic traumatic injury 03.069

慢性股骨头骨骺滑脱症 chronic slipped capital femoral epiphysis 03.212

慢性踝关节内侧不稳 chronic medial instability of the ankle joint 03.397

慢性踝关节外侧不稳 chronic lateral instability of the ankle joint 03.396

慢性下胫腓关节分离 chronic distal tibiofibular syndesmosis disruption 03.398

慢性跖趾关节脱位 chronic metatarsophalangeal dislocation 03.455

慢性阻塞性肺疾病康复 rehabilitation of chronic obstructive pulmonary disease 07.181

毛细血管 blood capillary 02.072

酶 enzyme 04.129

酶活力单位 enzyme active unit, U 04.132

每搏输出量 stroke volume 02.053

米氏常数 Michaelis constant 04.133

密尔试验 Mill's test 03.164

密码子 codon 04.112

免疫球蛋白 immunoglobulin, Ig 04.066

描述性操作反馈 descriptive knowledge of performance 02.196

摩法 rubbing manipulation 08.029

磨髌试验 patella grind test 03.336

末端病 enthesopathy 03.034

拇短伸肌 extensor pollicis brevis 01.342

拇长屈肌 flexor pollicis longus 01.332

拇长伸肌　extensor pollicis longus　01.343

拇长展肌　abductor pollicis longus　01.341

拇指掌指关节尺侧副韧带损伤　ulnar collateral ligament injury of the thumb metacarpophalangeal joint　03.175

拇长屈肌　flexor hallucis longus　01.386

蹈长伸肌　extensor pollicis longus　01.379

蹈僵症　hallux rigidus　03.471

蹈外翻　hallux valgus　03.454

目标检查　target testing　09.040

*牧场看守人拇　gamekeeper's thumb　03.175

N

拿法　grasping manipulation　08.054

*钠泵　sodium-potassium pump　02.002

钠–钾泵　sodium-potassium pump　02.002

奶制品　milk product　05.060

耐力素质发展特征　development feature of endurance quality　06.095

耐乳酸间歇训练　lactate tolerance interval training　04.214

男性型肥胖　android-type obesity　06.019

*囊内韧带　intracapsular ligament　01.193

*囊韧带　capsular ligament　01.193

*囊外韧带　extracapsular ligament　01.193

脑卒中康复　stroke rehabilitation　07.158

脑卒中康复方案　rehabilitation program of stroke　07.159

脑挫伤　cerebral contusion　03.500

脑干损伤　injury of the brain stem　03.501

脑磷脂　cephalin　04.035

脑内血肿　intracerebral hematoma　03.504

脑瘫康复　rehabilitation of cerebral palsy　07.164

脑震荡　concussion　03.499

内侧半月板　medial meniscus　03.309

内侧副韧带　medial collateral ligament, MCL　03.256

内侧副韧带部分断裂　partial rupture of the medial collateral ligament　03.258

内侧副韧带钙化　calcification of medial collateral ligament　03.260

内侧副韧带全断裂　complete rupture of the medial collateral ligament　03.259

内侧副韧带损伤　injury of the medial collateral ligament　03.257

内侧副韧带下滑囊炎　medial collateral ligament bursitis　03.352

*内侧髁　medial condyle　01.166

内侧纵弓　medial longitudinal arch　01.280

内翻　introversion　01.402

内翻足　pes varus　03.469

内感受器　interoceptor　01.047

内踝　medial malleolus　01.177

内踝疲劳骨折　fatigue fracture of the medial malleolus　03.404

*内踝应力性骨折　fatigue fracture of the medial malleolus　03.404

内环骨板　inner circumferential lamella　01.024

*内上髁　medial epicondyle　01.166

内收　adduction　01.395

内收型肱骨外科颈骨折　adduction fracture of the surgical neck of the humerus　03.094

内外踝皮下滑囊炎　subcutaneous bursitis of the malleolus　03.418

内养功　internal qigong　08.096

能量棒　energy bar　05.134

能量保存技术　energy conservation technique　07.107

能量代谢　energy metabolism　02.124

*尼克酸　nicotinic acid　05.025

*逆转录酶　reverse transcriptase　04.123

念佛征　namaste sign　03.130

鸟氨酸循环　ornithine cycle　04.086

*尿素循环　urea cycle　04.086

捏法　pinching manipulation　08.055

*柠檬酸循环　citric acid cycle　04.019

柠檬酸转运系统　citrate transport system　04.053

牛磺酸　taurine　05.030

女性型肥胖　gynoid-type obesity　06.020

女运动员三联征　the female athlete triad syndrome　05.126

P

拍打法　clapping manipulation　08.056

潘氏试验　Penn's test　07.030

盘状半月板　discoid meniscus　03.332

陪护员　chaperone　09.071

佩尔特斯损伤　Perthes lesion　03.101

*佩莱格里尼–斯蒂德病　Pellegrini-Stieda disease　03.260

皮肤针疗法　cutaneous needle therapy　08.003

皮褶厚度法　skinfold measurements　06.074

平衡功能　balance function　07.036

平衡膳食　balanced diet　05.071

平衡膳食宝塔　balanced dietary pyramid　05.072

平衡性　balance　06.007

平衡训练　balance training　07.110

平滑肌　smooth muscle　01.029

平均需要量　estimated average requirement, EAR　05.077

平面关节　plane joint　01.206

*苹果酸穿梭机制　malate-aspartate cycle　04.199

苹果酸–天冬氨酸循环　malate-aspartate cycle　04.199

葡糖转运蛋白　glucose transporter, GLUT　04.078

葡萄糖　glucose　02.130

葡萄糖–丙氨酸循环　alanine-glucose cycle　04.087

Q

期前收缩　premature systole　02.067

骑士捩伤　rider's sprain　03.229

企图　attempt　09.006

启动子　promoter　04.117

起始密码子　initiation codon　04.114

气功　qigong　08.097

气体交换　gas exchange　02.110

气体扩散速率　diffusion rate of gas　02.111

掐法　finger-nail pressing　08.057

髂股韧带　iliofemoral ligament　01.261

髂骨　ilium　01.149

髂骨翼骨骺炎　epiphysitis of the iliac ala　03.214

髂骨翼骨折　fracture of the iliac ala　03.204

髂后上棘　posterior superior iliac spine　01.152

髂肌　iliacus　01.354

髂嵴挫伤　contusion of the iliac crest　03.203

髂肌血肿与股四头肌麻痹　hematoma of the iliacus and paralysis of the quadriceps　03.217

髂嵴　iliac crest　01.150

髂结节　tubercle of iliac crest　01.153

髂胫束摩擦综合征　iliotibial tract friction syndrome　03.355

髂前上棘　anterior superior iliac spine　01.151

髂前上棘骨骺分离　epiphyseal separation of the anterior superior iliac spine　03.486

髂前上棘撕脱骨折　avulsion fracture of the anterior superior iliac spine　03.205

髂前下棘骨骺分离　epiphyseal separation of the ante-rior inferior iliac spine　03.487

髂前下棘撕脱骨折　avulsion fracture of the anterior inferior iliac spine　03.206

髂窝　iliac fossa　01.155

髂腰肌　iliopsoas　01.352

髂腰肌痉挛　iliopsoas muscle spasm　03.218

髂腰肌小粗隆末端病　enthesopathy of the iliopsoas insertion at the lesser trochanter　03.219

髂腰韧带　iliolumbar ligament　01.255

牵拉屈曲型腱止点　flex traction type insertion　03.036

牵拉型腱止点　traction type insertion　03.037

牵引　traction　07.126

牵引处方　prescription of traction　07.127

牵张训练　stretching training　07.099

签约方　signatory　09.037

前臂背侧骨神经麻痹　posterior interosseous nerve paralysis　03.513

前臂骨间膜　interosseous membrane of forearm　01.243

前臂卷缠损伤　coiling injury of the forearm　03.169

前臂掌侧骨神经麻痹　anterior interosseous nerve paralysis　03.514

前抽屉试验　anterior drawer test, ADT　03.271

前房积血　hyphema　03.528

前负荷　preload　02.034

前交叉韧带　anterior cruciate ligament　01.266

前交叉韧带部分重建术　anterior cruciate ligament

partial reconstruction 03.276

前交叉韧带重建术 anterior cruciate ligament reconstruction 03.273

前交叉韧带单束重建术 single-bundle anterior cruciate ligament reconstruction 03.274

前交叉韧带断裂 rupture of the anterior cruciate ligament 03.268

前交叉韧带翻修重建术 revision anterior cruciate ligament reconstruction 03.277

前交叉韧带双束重建术 double-bundle anterior cruciate ligament reconstruction 03.275

前锯肌 serratus anterior 01.302

前锯肌损伤 injury of the serratus anterior muscle 03.131

前馈激活 feed-forward activation 04.138

前下盂缘损伤 glenolabral articular disruption, GLAD 03.104

前盂唇及骨膜套袖状撕裂 anterior labral periosteal sleeve avulsion, ALPSA 03.102

前纵韧带 anterior longitudinal ligament 01.218

DNA 嵌合体 DNA chimera 04.100

嵌入后交叉韧带重建术 reconstruction of the posterior cruciate ligament with the tibial inlay technique 03.299

强直 rigidity 07.027

β-羟基 β-甲基丁酸盐 β-hydroxy β-methyl butyrate, HMβ 04.080

鞘脂 sphingolipid 04.038

切实协助 substantial assistance 09.038

禽肉类 poultry meat product 05.063

青春发育期 period of puberty development 06.084

青春性高血压 high blood pressure at puberty 06.085

球蛋白 globulin 04.065

球窝关节 ball and socket joint 01.207

*球状肌动蛋白 globular actin 04.067

区别对待原则 the principle of different treat 06.126

屈 flexion 01.393

屈曲型肱骨髁上骨折 flexion type supracondylar humeral fracture 03.141

屈曲型枢椎齿状突骨折 odontoid fracture of the axis occurring with flexion 03.184

屈戌关节 hinge joint 01.210

屈指肌腱损伤 flexor tendon injury 03.177

躯体应激 physical stress 06.068

取消比赛成绩 cancel score 09.102

取消比赛资格 disqualification 09.101

去极化 depolarization 02.007

全国性体育竞赛 national event 09.095

全或无式收缩 all or none contraction 02.063

全面性原则 comprehensive principle 06.125

全膝置换术 total knee arthroplasty, TKA 03.366

拳击击昏 boxing-knock out 03.505

拳击击醉 punch drunkenness 03.506

*拳击面 boxer's face 03.525

拳击者骨折 boxer's fracture 03.173

拳击者关节 boxer's knuckle 03.174

颧骨 zygomatic bone 01.100

雀啄灸 sparrow-pecking moxibustion 08.013

确证程序 confirmation procedure 09.050

R

染色体 chromosome 04.109

染色质 chromatin 04.108

桡侧副韧带 radial collateral ligament 01.241

桡侧腕短伸肌 extensor carpi radialis brevis 01.336

桡侧腕屈肌 flexor carpi radialis 01.328

桡侧腕长伸肌 extensor carpi radialis longus 01.335

桡尺近侧关节 proximal radioulnar joint 01.238

桡尺远侧关节 distal radioulnar joint 01.239

桡骨 radius 01.125

桡骨粗隆 radial tuberosity 01.128

桡骨环状韧带 annular ligament of radius 01.242

桡骨茎突 styloid process of radius 01.129

桡骨颈 neck of radius 01.127

桡骨头 head of radius 01.126

桡骨头骨折 radial head fracture 03.146

桡骨小头骨骺分离 epiphyseal separation of the radial head 03.476

桡骨远端骨骺分离 epiphyseal separation of the distal end of the radius 03.475

桡神经沟 sulcus for radial nerve 01.122

桡腕关节 radiocarpal joint 01.244

热敷疗法 hot medicated compress 08.113

热激蛋白 heat shock protein, HSP 04.075

*热价 thermal equivalent 02.128

热痉挛 heat cramp 06.153

*热量限制 caloric restriction, CR 05.094

热疗法　heat therapy　07.134

热射病　heat apoplexy　06.151

*热身活动　warm-up　07.080

热习服　heat acclimatization　06.160

*热休克蛋白　heat shock protein, HSP　04.075

人工半月板移植　synthetic meniscus transplantation　03.330

人工韧带　artificial ligament　03.028

人工月经周期　artificial menstrual cycle　06.111

*人体的质量　body weight　06.059

人体重心　human gravity　07.051

任务内部反馈　task-intrinsic feedback　02.200

韧带　ligament　01.193

韧带部分断裂　partial rupture of ligament　03.022

韧带重建　reconstruction of ligament　03.025

韧带断裂　rupture of ligament　03.023

韧带缝合　suture repair of ligament　03.024

韧带连结　syndesmosis　01.191

韧带损伤　ligament injury　03.066

妊娠期体育卫生　pregnancy physical health　06.114

日光锻炼　sunlight exercise　06.128

*日历年龄　chronological age　06.057

日射病　heliosis　06.152

容量血管　capacitance vessel　02.070

柔韧性　flexibility　06.034

揉法　kneading manipulation　08.058

揉捏法　kneading and pinching manipulation　08.059

肉[毒]碱穿梭系统　carnitine shuttle system　04.051

肉碱　carnitine　04.039

蠕变性肥胖　creeping obesity　06.021

乳清蛋白　lactalbumin　05.014

乳酸　lactic acid　02.147

乳酸脱氢酶　lactate dehydrogenase, LDH　02.148

乳酸阈　lactate acid threshold, LAT　02.157

乳酸阈上间歇训练　interval training at lactate threshold　04.215

乳糖不耐受　lactose intolerance　05.128

入静　go into static　08.098

入魔　go into mental disorder　08.099

*软骨　cartilage tissue　01.012

软骨连结　cartilaginous joint　01.194

软骨膜　perichondrium　01.016

软骨细胞　chondrocyte　03.002

软骨组织　cartilage tissue　01.012

软组织损伤　soft tissue injury　03.060

S

*塞弗病　Sever's disease　03.458

赛内　in-competition　09.014

*赛内检查　in-competition testing　09.094

赛内兴奋剂检查　in-competition testing　09.094

赛事　event　09.012

赛事期间　event period　09.013

*赛外检查　out-of-competition testing　09.097

赛外兴奋剂检查　out-of-competition testing　09.097

三边孔　trilateral foramen　01.348

三角肌　deltoid　01.316

三角肌粗隆　deltoid tuberosity　01.121

三棱针疗法　three-edged needle therapy　08.002

三联管结构　triad thribble　02.018

三七散　sanqi san, powder of radix notoginseng　08.121

三羧酸循环　tricarboxylic acid cycle, TCA-cycle　04.019

三维运动分析　three-dimensional motion analysis　07.057

*三酰甘油　triglyceride　04.025

色素沉着绒毛结节性滑膜炎　pigmented villonodular synovitis, PVNS　03.349

筛骨　ethmoid bone　01.089

闪罐法　flash-cupping method　08.024

闪火法　fire twinkling method　08.019

膳食补充剂　dietary supplement　05.130

膳食调查　dietary survey　05.082

膳食配餐　dietary catering　05.093

膳食纤维　dietary fiber　05.049

*膳食性营养缺乏　primary nutritional deficiency　05.122

膳食营养素参考摄入量　dietary reference intake, DRI　05.076

膳食营养素推荐供给量　recommended dietary allowance, RDA　05.075

膳食指南　dietary guideline　05.073

伤筋　injury of the muscle and tendon　08.100

上固定　superior fixed　01.411

上颌窦　maxillary sinus　01.105

上颌骨　maxilla　01.096

food   02.129
食物生热效应   thermic effect of food   05.039
*食物特殊动力作用   thermic effect of food   05.039
食物营养价值   nutritive value of food   05.050
食物营养强化   food nutrition fortification   05.056
食物中毒   food poisoning   05.110
食源性疾病   food-borne disease   05.109
矢状面   sagittal plane   01.055
矢状轴   sagittal axis   01.054
使用   use   09.044
示指伸肌   extensor indicis   01.344
世界反兴奋剂机构   World Anti-Doping Agency, WADA   09.046
世界反兴奋剂机构治疗性用药豁免委员会   WADA therapeutic use exemption committee, WADA TUEC   09.080
世界反兴奋剂条例   The World Anti-Doping Code   09.009
事件阻断程序   event occlusion procedure   02.189
视觉搜索   visual search   02.191
视网膜脱离   retinal detachment   03.529
视网膜震荡   commotio retinae   03.530
适宜刺激   adequate stimulus   02.139
适宜摄入量   adequate intake, AI   05.079
收肌管   adductor canal   01.391
收肌结节   adductor tubercle   01.172
收缩压   systolic pressure   02.075
手舟骨   scaphoid bone   01.138
瘦体重   lean body mass   06.017
枢椎   axis   01.078
枢椎齿状突骨折   odontoid fracture of the axis   03.182
舒张压   diastolic pressure   02.076
薯类   tuber   05.066
树突   dendrite   01.036
竖脊肌   erector spinae   01.297
衰老   decrepitude   06.099
摔跤耳   wrestler's ear   03.522
双后交叉韧带征   double posterior cruciate ligament

sign   03.316
2, 3-双磷酸甘油酸   2, 3-bisphosphoglycerate, 2, 3-BPG   04.011
DNA 双螺旋   DNA double helix   04.097
双能 X 射线吸收法   dual-energy X-ray absorptiometry, DEXA   06.073
双切口后交叉韧带重建术   reconstruction of the posterior cruciate ligament through double incision   03.297
双腿支撑时间   double support time   07.068
水锻炼   water exercise   06.129
水合   hydration   04.156
水疗法   hydrotherapy   07.118
水平面   horizontal plane   01.057
水溶性维生素   water-soluble vitamin   04.153
水下称重法   hydrodensitometry   06.070
水中毒   water intoxication   05.115
顺气活血汤   shunqi huoxue tang, decoction for promoting circulation of qi and blood   08.125
顺式脂肪酸   cis-fatty acid   05.033
说明性操作反馈   prescriptive knowledge of performance   02.197
丝裂原活化蛋白激酶   mitogen-activated protein kinase   04.144
撕裂伤   laceration   03.063
四边孔   quadrilateral foramen   01.349
松弛性跖痛症   metatarsalgia caused by congenital deformity   03.449
素食者   vegetarian   05.081
速度   speed   06.010
速度力量发展特征   development feature of speed strength   06.090
速度–准确性权衡   speed-accuracy trade-off   02.174
髓核   nucleus pulposus   01.216
损伤修复   repair of injury   03.044
缩唇呼气训练   pursed-lip breathing training   07.101
锁骨   clavicle   01.106
锁骨骨折   fracture of the clavicle   03.088

T

肽   peptide   04.061
弹拨法   poking channels manipulation   08.034
弹响髋   snapping hip   03.221
弹性软骨   elastic cartilage   01.018

弹性纤维   elastic fiber   01.014
碳链裂解酶   desmolase   04.047
*碳水化合物   carbohydrate   04.002
碳酸酐酶   carbonic anhydrase   02.132

W

外侧半月板　lateral meniscus　03.310

外侧副韧带　lateral collateral ligament, LCL　03.263

外侧副韧带损伤　injury of the lateral collateral ligament　03.264

*外侧髁　lateral condyle　01.166

*外侧纵弓　lateral longitudinal arch　01.281

外翻　eversion　01.401

外翻足　pes valgus　03.470

外感受器　exteroceptor　01.046

外踝　lateral malleolus　01.181

外环骨板　outer circumferential lamella　01.023

外科颈　surgical neck　01.120

外伤性鼓膜穿孔　traumatic perforation of the ear drum　03.523

*外上髁　lateral epicondyle　01.166

*外在反馈　augmented feedback　02.201

外展　abduction　01.396

外展型肱骨外科颈骨折　abduction fracture of the surgical neck of the humerus　03.093

外周化学感受器　peripheral chemoreceptor　02.085

外周静脉压　peripheral venous pressure　02.083

外周神经损伤康复　rehabilitation of peripheral nerve injury　07.163

外周阻力　peripheral resistance　02.074

弯腰旋转扳法　bending lumbar rotation manipulation　08.068

豌豆骨　pisiform bone　01.140

完全蛋白　complete protein　05.011

*完全关节镜下后交叉韧带重建术　reconstruction of the posterior cruciate ligament through a single incision　03.296

完全强直收缩　complete tetanus　02.029

腕骨　carpal bone　01.137

腕骨间关节　intercarpal joint　01.245

腕管　carpal canal　01.351

腕管综合征　carpal tunnel syndrome　03.515

腕掌关节　carpometacarpal joint　01.247

腕中关节　mediocarpal joint　01.246

网球腿　tennis leg　03.371

网球肘　tennis elbow　03.163

网状纤维　reticular fiber　01.015

网状组织　reticular tissue　01.010

危害分析及关键控制点　hazard analysis and critical control point, HACCP　05.112

微波疗法　microwave therapy　07.143

微创全膝置换术　minimally invasive surgery total knee arthroplasty, MIS-TKA　03.367

微骨折技术　microfracture technique　03.005

微量营养素　micronutrient　05.005

违反反兴奋剂规则的后果　consequences of anti-doping rule violation　09.010

维生素　vitamin　04.151

维生素 A　vitamin A　05.020

维生素 B₁　vitamin B₁　05.022

维生素 B₂　vitamin B₂　05.023

*维生素 B₃　vitamin PP　05.025

维生素 C　vitamin C　05.026

维生素 D　vitamin D　05.027

维生素 E　vitamin E　05.028

维生素 PP　vitamin PP　05.025

维生素负荷试验　vitamin loading test　05.085

*维生素前体　previtamin　05.019

维生素原　previtamin　05.019

维生素 A 原　provitamin A　05.021

尾骨　coccyx　01.084

未成年人　minor　09.023

温和灸　mild-warm moxibustion　08.012

温灸器灸　moxibustion with moxibustioner　08.015

温针灸　warming needle moxibustion　08.014

文娱治疗　recreation therapy　07.117

稳定极限　balance threshold　07.039

稳定型胸腰椎骨折　stable thoracic and lumbar spine fracture　03.192

卧功　qigong in lying　08.102

*乌眼　black eye　03.527

无固定　no fixed　01.413

无过错或无疏忽　no fault or negligence　09.026

无髓神经纤维　unmyelinated nerve fiber　01.043

无氧工作能力　anaerobic working capacity　02.161

无氧功率　anaerobic power　02.162

无氧供能过程　anaerobic energy supply　04.197

无氧耐力　anaerobic endurance　02.160

无氧阈　anaerobic threshold, AT　02.156

无氧阈训练　exercise at anaerobic threshold　07.079

无移位肱骨大结节骨折　non-displaced fracture of the greater tubercle of the humerus　03.089

消瘦　marasmus　05.091

小多角骨　trapezoid bone　01.142

小儿贝内特骨折　baby Bennett fracture　03.172

小骨盆　lesser pelvis　01.259

小结节　lesser tubercle　01.119

小腿三头肌　triceps surae　01.381

小腿三头肌损伤　triceps muscle of the crus injury　03.372

小腿外侧间隔　lateral compartment of the leg　03.384

小腿外侧间隔综合征　lateral compartment syndrome of the leg　03.385

小腿外旋试验　posterolateral rotation test　03.267

小鱼际　hypothenar　01.346

小圆肌　teres minor　01.319

小指伸肌　extensor digiti minimi　01.338

小转子　lesser trochanter　01.170

楔骨　cuneiform bone　01.186

协调功能　coordination function　07.040

协调能力发展特征　development feature of coordinated ability　06.096

协调性　coordination　06.008

协调训练　coordination training　07.111

协调运动障碍　coordination dysfunction　07.041

斜方肌　trapezius　01.292

*心泵功能储备　cardiac pump reserve　02.058

心电图　electrocardiogram, ECG　02.069

心电图运动试验　ECG exercise test　07.043

心动周期　cardiac cycle　02.068

心房收缩期　atrial systole　02.046

心肺机能　cardiopulmonary function　06.022

心肺康复　cardiopulmonary rehabilitation　07.155

心肺血管机能　cardiovascular and pulmonary function　06.005

心肌　cardiac muscle　01.031

心理不应期　psychological refractory period, PRP　02.185

心理年龄　mental age　06.056

心理应激　psychological stress　06.067

心力储备　cardiac reserve　02.058

心力衰竭康复　rehabilitation of heart failure　07.180

心率　heart rate, HR　02.051

心率储备　heart rate reserve　06.048

心率–血压乘积　rate pressure product, RPP　07.046

心室收缩期　ventricular systole　02.045

心室舒张期　ventricular diastole　02.047

心输出量　cardiac output　02.054

心音　heart sound　02.059

心音图　phonocardiogram　02.060

心脏肥大　cardiac hypertrophy　02.086

心指数　cardiac index　02.055

*辛丁–拉森–约翰逊病　Sinding-Larsen-Johansson disease　03.250

新陈代谢　metabolism　02.121

新伤药　xinshang yao, powder for acute injury　08.114

新坐位体前屈试验　new sit-and-reach test　06.041

信号转导　signal transduction　04.163

兴奋　excitation　02.020

兴奋剂管制　doping control　09.011

兴奋剂检测　doping control analysis　09.099

兴奋剂检测机构　doping control analysis organization　09.100

兴奋剂检查官　doping control officer　09.072

兴奋剂检查规则　doping testing regulations　09.088

兴奋剂检查计划　testing distribution planning　09.091

兴奋剂检查站　doping control station　09.073

兴奋剂检查证件　licence of doping control officer　09.098

兴奋收缩偶联　excitation contraction coupling　02.022

兴奋型月经期　exaltation in menstrual period　06.108

兴奋性　excitability　02.021

形态指数　morphological index　06.061

胸背部扳法　thoracic pulling mani-pulation　08.062

胸部叩击　chest percussion　07.106

胸长神经损伤　injury of the long thoracic nerve　03.136

胸大肌　pectoralis major　01.300

胸大肌断裂　rupture of the pectoralis major　03.129

胸骨　sternum　01.085

胸骨骨折　sternum fracture　03.520

胸廓　thoracic cage　01.214

胸肋关节　sternocostal joint　01.229

胸膜腔内压　intrapleural pressure　02.095

胸式呼吸　thoracic breathing　02.093

胸锁关节　sternoclavicular joint　01.230

胸锁关节前脱位　anterior dislocation of the sternoclavicular joint　03.117

胸锁乳突肌　sternocleidomastoid　01.299

胸小肌　pectoralis minor　01.301

胸小肌综合征　pectoralis minor syndrome　03.134
胸腰筋膜　thoracolumbar fascia　01.298
胸腰椎骨折　thoracic and lumbar spine fracture　03.191
胸椎　thoracic vertebra　01.079
休克　shock　03.057
需氧量　oxygen requirement　02.153
畜产品　livestock meat product　05.062
*旋后　supination　01.399
旋后肌　supinator　01.340
旋后内收型踝关节骨折　supination-adduction fracture of the ankle joint　03.400
旋后外旋型踝关节骨折　supination-external rotation fracture of the ankle joint　03.401
旋内　medial rotation　01.398
*旋前　pronation　01.398
旋前方肌　pronator quadratus　01.334
旋前外旋型踝关节骨折　pronation-external rotation fracture of the ankle joint　03.403
旋前外展型踝关节骨折　pronation-abduction fracture of the ankle joint　03.402
旋前圆肌　pronator teres　01.327
*旋前足　pronation of the foot　03.464

旋外　lateral rotation　01.399
旋转　rotation　01.397
选择反应时　choice reaction time　02.182
穴位注射疗法　point injection therapy　08.004
学习迁移　transfer of learning　02.192
血氨阈　ammonia threshold　04.207
血府逐瘀汤　xuefu zhuyu tang, decoction for removing blood stasis in the chest　08.130
血管紧张素转换酶　angiotensin converting enzyme　04.148
血红蛋白　hemoglobin　04.073
血检官　blood collection official, BCO　09.069
血糖　blood glucose　05.088
血糖指数　glycemic index, GI　05.051
血压　blood pressure　02.077
血氧饱和度　oxyhemoglobin saturation　02.116
熏洗疗法　fumigation and soaking therapy　08.110
熏蒸疗法　fumigation and steaming therapy　08.111
循环抗阻训练　circuit weight lift training, circular resistance training　07.098
循序渐进原则　principle of step by step　06.123
训练活动　training period　07.081

Y

压髌试验　patella compression test　03.335
压力骨骺　pressure epiphysis　03.019
压力疗法　pressure therapy　07.119
压迫包扎　compression　03.072
压迫性跖痛症　metatarsalgia caused by neuritis or neuroma　03.450
亚极量运动　submaximal exercise　07.078
亚健康状态　subhealth state　06.015
*烟酸　niacin　05.025
延迟性肌肉酸痛　delayed onset muscle soreness　06.031
眼挫伤　ocular contusion　03.527
眼动记录技术　eye movement recording technique　02.190
阳性检测结果　adverse analytical finding　09.002
氧含量　oxygen content　02.115
氧合　oxygenation　02.114
氧化磷酸化　oxidative phosphorylation　04.195
氧化能系统　oxidation energy system　02.149
β氧化途径　β-oxidation pathway　04.052

氧价　oxygen cost　07.056
氧解离曲线　oxygen dissociation curve　02.119
氧亏　oxygen deficit　02.163
氧脉搏　oxygen pulse　02.117
氧热价　thermal equivalent of oxygen　02.134
氧容量　oxygen capacity　02.118
氧运输系统　oxygen transport system　02.113
氧债　oxygen debt　02.165
样品　sample, specimen　09.036
样品采集环节　sample collection session　09.076
样品采集器材　sample collection equipment　09.074
样品采集人员　sample collection personnel　09.075
腰背部肌筋膜炎　thoracolumbar fascitis　03.201
*腰背肌肉劳损　thoracolumbar fascitis　03.201
*腰背筋膜　lumbodorsal fascia　01.298
腰部扳法　lumbar pulling manipulation　08.063
腰部后伸扳法　lumbar posterior extension pulling manipulation　08.064
腰部斜扳法　lumbar obliquely pulling manipulation　08.065

腰部旋转扳法　lumbar rotation manipulation　08.066

腰大肌　psoas major　01.353

腰大肌下滑囊炎与弹响　sub-psoas bursitis and snapping　03.220

腰方肌　quadratus lumborum　01.311

腰痛康复　rehabilitation of low back pain　07.172

腰臀比指数　waist-to-hip ratio, WHR　06.069

腰椎　lumbar vertebra　01.080

腰椎间盘突出症　lumbar disc herniation　03.197

腰椎牵引　lumbar traction　07.129

摇法　rotating and shaking manipulation　08.069

药罐法　medicinal cupping method　08.022

叶酸　folic acid　05.024

腋窝　axillary fossa　01.347

一氧化氮合酶　nitric oxide synthase, NOS　04.150

医疗按摩　clinical massage　08.070

医疗体操　therapeutic gymnastics　07.116

医学康复　medical rehabilitation　07.152

胰岛素样生长因子　insulin-like growth factor, IGF　04.176

*遗传多态性　gene polymorphism　04.105

遗传密码　genetic code　04.111

遗传学中心法则　genetic central dogma　04.128

乙酰胆碱　acetylcholine　02.140

异位骨化　ectopic ossification　03.045

抑癌基因　antioncogene　03.050

抑制型月经期　repression in menstrual period　06.107

易筋经　yijinjing　08.104

意守　mind concentration　08.105

意守丹田　mind concentrate in elixir field　08.106

翼状肩胛　winged scapula　03.510

翼状韧带损伤　injury of the alar ligament　03.347

*翼状皱襞损伤　injury of the alar folds　03.347

音乐电疗法　musical electrotherapy　07.139

饮食失调　eating disorder　06.065

饮食限制　dietary restriction　05.094

英索尔指数　Insall index　03.236

鹰嘴　olecranon　01.132

鹰嘴部滑囊炎　olecranal bursitis　03.166

营养　nutrition　05.002

营养补剂　nutritional supplement　05.131

营养不良　malnutrition　05.127

营养处方　nutrition prescription　05.095

营养调查　nutrition survey　05.083

营养干预　nutrition intervention　05.092

营养过剩病　nutrition excess disease　05.125

营养强化食物　nutrient-fortified food　05.057

营养缺乏病　nutritional deficiency disease　05.124

营养失调性疾病　malnutrition-related disease　05.121

营养师　nutritionist　05.069

营养素　nutrient　05.003

营养素密度　nutrient density　05.006

营养质量指数　index of nutrition quality, INQ　05.090

应激　stress　06.066

应激试验　stress test　07.042

硬脑膜外血肿　epidural hematoma　03.502

硬脑膜下血肿　subdural hematoma　03.503

永久型人工韧带　permanent prostheses artificial ligament　03.029

优质蛋白　high quality protein　05.010

游离脂肪酸　free fatty acid, FFA　04.031

游泳肩　swimmer's shoulder　03.124

有髓神经纤维　myelinated nerve fiber　01.042

有效不应期　effective refractory period　02.065

*有氧[代谢]能力　aerobic capacity　06.022

有氧工作能力　aerobic working capacity　02.151

有氧供能过程　aerobic energy supply　04.198

有氧耐力　aerobic endurance　02.150

*有氧能系统　oxidation energy system　02.149

有氧训练　aerobic training　02.152

有氧氧化　aerobic oxidation　02.133

有证参照物质　certified reference material　09.049

诱导酶　inducible enzyme　04.137

余气量　residual volume, RV　02.100

盂肱下韧带肱骨止点撕脱损伤　humeral avulsion of the inferior glenohumeral ligament, HAGL　03.103

鱼际　thenar　01.345

鱼虾类　fish and shrimp　05.067

*阈强度　threshold　02.009

阈下刺激　subthreshold stimulus　02.010

阈值　threshold　02.009

原动肌　agonist　01.403

原发性残疾　primary disability　07.013

原发性营养缺乏　primary nutritional deficiency　05.122

原肌球蛋白　tropomyosin　02.015

远固定　far fixed　01.410

月骨　lunate bone　01.139

月骨无菌性坏死　aseptic necrosis of the lunate bone

joint 03.405

运动员脊椎棘突痛 pain syndrome of the spinous process of the vertebra in athlete 03.196

运动员脊椎椎板骨折 fracture of the vertebral lamina in athlete 03.194

运动员平衡膳食指南 balanced dietary guideline for athlete 05.074

运动员上呼吸道感染 athlete of upper respiratory tract infection 06.166

运动员食品安全 food safety for athlete 05.102

运动员小腿间歇性跛行 intermittent calf claudication in athlete 03.386

运动员营养评价 nutritional assessment for athlete 05.084

运动员致病性控体重行为 athletes' disease-causing behavior of weight control 05.120

运动再学习技术 motor relearning technique 07.125

运动中按摩 massage during exercise 08.073

*运动中适宜心率 target heart rate 06.047

运动终板 motor end plate 01.050

Z

再现性 reproducibility 09.064

暂停资格 suspension 09.066

早衰 premature failure 06.097

站功 qigong in standing 08.107

站式八段锦 baduanjin in standing 08.081

站桩 standing stake excerise 08.108

张力–速度关系曲线 force-velocity relation curve 02.037

掌侧击法 swipping manipulation 08.075

掌骨 metacarpal bone 01.145

掌骨间关节 intermetacarpal joint 01.248

掌长肌 palmaris longus 01.329

掌指关节 metacarpophalangeal joint 01.249

*爪法 finger-nail pressing 08.057

爪状趾 claw toe 03.466

HELP 哲学观 HELP philosophy 06.064

枕骨 occipital bone 01.091

枕外隆凸 external occipital protuberance 01.101

振法 vibration manipulation 08.076

整理活动 cooling-down 07.082

正常型月经期 normal in menstrual period 06.106

正迁移 positive transfer 02.193

支撑相 stance phase 07.065

支持带 strap 03.074

支架型人工韧带 scaffolds artificial ligament 03.031

*支具 brace 03.075

支链氨基酸 branched-chain amino acid 04.058

支链酮酸 branched-chain keto acid 04.044

脂蛋白 lipoprotein 04.041

*脂肪 adipose tissue 01.011

脂肪垫损伤 fat pad injury 03.346

脂肪分解 steatolysis 04.050

脂肪栓塞综合征 fat embolism syndrome 03.058

*脂肪水解 steatolysis 04.050

脂肪酸 fatty acid 04.026

脂肪组织 adipose tissue 01.011

*脂类 lipid 04.024

脂溶性维生素 fat-soluble vitamin 04.152

脂质 lipid 04.024

直接测热法 direct calorimetry 02.127

*直接灸 direct moxibustion 08.009

直腰旋转扳法 unbending lumbar rotation manipulation 08.067

*TT-TG 值 TT-TG value 03.242

植物化学物质 phytochemical substance 05.009

跖跗关节不稳 instability of the tarsometatarsal joint 03.443

跖跗关节脱位 dislocation of the tarsometatarsal joint 03.427

跖骨 metatarsal bone 01.188

跖骨疲劳性骨膜炎 fatigue periostitis of the metatarsal bone 03.432

跖骨疲劳性骨折 fatigue fracture of the metatarsal bone 03.433

*跖骨头骨软骨炎 osteochondritis of metatarsal head 03.456

跖骨头无菌性坏死 aseptic necrosis of metatarsal head 03.456

跖间神经瘤病 Morton's neuroma 03.452

跖痛症 metatarsalgia 03.448

跖趾关节间滑囊炎 metatarsophalangeal joint bursitis 03.419

止点重建 tendon reattachment, ligament reattachment 03.026

指导假说 guidance hypothesis 02.204

指骨 phalanx 01.146

紫外线疗法　ultraviolet therapy　07.148

自动节律性　autorhythmicity　02.062

自动去极化　spontaneous depolarization　02.064

自行车运动员尺神经损伤　ulnar nerve injury in bicycle rider　03.508

自行车运动员腓总神经损伤　common peroneal neuropathy in bicycle rider　03.509

自觉疲劳程度量表　rating of perceived exertion, RPE　06.049

自律细胞　autorhythmic cell　02.061

自然步态　nature gait　07.050

自体半腱股薄肌腱　semitendinosus and gracilis tendon autograft　03.279

自体股四头肌腱　quadriceps tendon autograft　03.281

自体骨–髌腱–骨　bone-patellar tendon-bone autograft　03.278

自体骨软骨移植　osteochondral autograft transplantation　03.006

自体软骨细胞移植　autologous chondrocyte implantation　03.009

自体四股腘绳肌腱　quadrupled hamstring tendon autograft　03.280

自我监督　self-supervision　06.132

自我身体检查　self-physical examination　06.122

自由基　free radical　04.183

纵管　longitudinal tubular　02.012

走罐　moving cupping　08.025

足的副舟骨损伤　injury of the accessory navicular bone of the foot　03.437

足底长韧带　long plantar ligament　01.278

足跟挫伤　heel bruise　03.447

足弓　arch of foot　01.279

足关节　joint of foot　01.272

足内卷　inward roll of the foot　03.464

足偏角　toe out angle　07.063

*足球踝　osteoarthritis of the ankle joint　03.405

足外卷　outward roll of the foot　03.465

足舟骨　navicular bone　01.185

足舟骨疲劳性骨折　fatigue fracture of the navicular bone of the foot　03.434

足舟骨无菌性坏死　aseptic necrosis of the navicular bone　03.493

阻力血管　resistance vessel　02.073

组织　tissue　01.007

组织工程软骨　tissue-engineered cartilage　03.012

*最大耗氧量　maximal oxygen uptake, $\dot{V}O_{2max}$　02.155

最大乳酸稳态　maximal lactate steady state　04.216

最大摄氧量　maximal oxygen uptake, $\dot{V}O_{2max}$　02.155

*最大吸氧量　maximal oxygen uptake, $\dot{V}O_{2max}$　02.155

最大心率　maximal heart rate, HRmax　02.052

最大氧亏积累　maximal accumulated oxygen deficit, MAOD　02.164

最大运动强度　maximal exercise intensity　06.014

最大[自主]通气量　maximal voluntary ventilation, MVV　02.107

最高跑速发展特征　development feature of maximum run speed　06.094

最高乳酸间歇训练　interval training in maximal lactate value　04.217

最适初长度　optimal initial length　02.032

最适前负荷　optimal preload　02.035

左旋肉碱　L-carnitine　05.035

坐功　qigong in sitting　08.109

坐股韧带　ischiofemoral ligament　01.263

坐骨　ischium　01.157

坐骨大孔　greater sciatic foramen　01.253

坐骨大切迹　greater sciatic notch　01.154

坐骨棘　ischial spine　01.158

坐骨结节　ischial tuberosity　01.160

坐骨结节骨骺分离　epiphyseal separation of the ischial tuberosity　03.215

坐骨结节骨骺炎　epiphysitis of the ischial tuberosity　03.492

坐骨结节撕脱骨折　avulsion fracture of the ischial tuberosity　03.207

坐骨小孔　lesser sciatic foramen　01.254

坐骨小切迹　lesser sciatic notch　01.159

坐式八段锦　baduanjin in sitting　08.082

(R-8384.01)

ISBN 978-7-03-062850-3

定价：118.00 元